保健艾灸师

培训教程

主　审　赵美玉

主　编　姚中进　宋宪元

副主编　张　雪　董　燕

编　者　（按姓氏笔画排序）

凡　蕾　吕立珍　刘美琳　李杰斌　谷云青　宋宪元
张　雪　陈　佳　武雅琼　招建华　郑雪霞　孟刚良
蚁　淳　姚中进　黄丹青　黄嘉慧　董　燕　谢碧娟

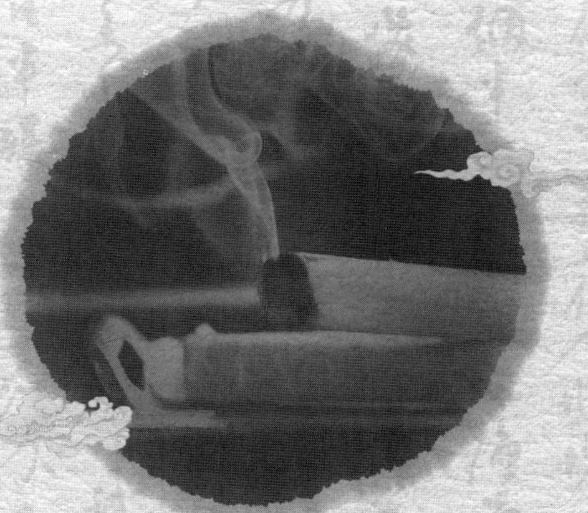

人民卫生出版社

·北　京·

图书在版编目（CIP）数据

保健艾灸师培训教程 / 姚中进，宋宪元主编 . 北京 ： 人民卫生出版社，2025. 5. -- ISBN 978-7-117-37877-2

Ⅰ. R245.81

中国国家版本馆 CIP 数据核字第 2025T2T702 号

保健艾灸师培训教程

Baojian Aijiushi Peixun Jiaocheng

主　　编：姚中进　宋宪元
出版发行：人民卫生出版社（中继线 010-59780011）
地　　址：北京市朝阳区潘家园南里 19 号
邮　　编：100021
E - mail：pmph @ pmph.com
购书热线：010-59787592　010-59787584　010-65264830
印　　刷：三河市国英印务有限公司
经　　销：新华书店
开　　本：787 × 1092　1/16　　印张：15
字　　数：365 千字
版　　次：2025 年 5 月第 1 版
印　　次：2025 年 6 月第 1 次印刷
标准书号：ISBN 978-7-117-37877-2
定　　价：50.00 元
打击盗版举报电话：010-59787491　E-mail：WQ @ pmph.com
质量问题联系电话：010-59787234　E-mail：zhiliang @ pmph.com
数字融合服务电话：4001118166　E-mail：zengzhi @ pmph.com

前言

《保健调理师(保健艾灸师)国家职业标准(试行)》是国家新的职业标准,以“职业活动为导向、职业技能为核心”为指导思想,对从业人员的职业活动内容进行了规范描述,对各等级从业者的技能水平和理论知识水平进行了明确规定。

《保健艾灸师培训教程》系响应国家号召,在卫生健康行政部门和中医药大学、卫生职业教育行业组织等指导下,参考《保健调理师(保健艾灸师)国家职业标准(试行)》的原则和要求编写而成。本教程主要供高职院校卫生健康类专业学生学习使用,也可作为大健康从业人员、养生保健从业人员或其他爱好者的学习参考用书。

本教程充分吸收了艾灸中医适宜技术最新成果,根据国家职业标准编写,全书分为三篇,共十三章。具有以下特点。

1. 规范性　本教程严格按照《保健调理师(保健艾灸师)国家职业标准(试行)》的内容进行编写,内容的章节划分按照职业标准等级,按照不同等级对应编写有关内容。

2. 实践性　本教程突出实践教学和学习,明确了实践操作的步骤、要求和注意事项,能够为学习者提供明确的指引。

3. 特色性　本教程在国家职业标准的基础上,充分体现中医药传承创新发展,增加了特色技能篇,即艾灸美容和抗衰。让学习者在学习规范的保健艾灸师技能基础上,能够在特色技术方面更加精进。

在本书编写过程中,得到了各位编者及有关专家的大力支持,尤其是宋宪元主编为全书的实践内容编写做了大量工作,在此一并表示衷心的感谢。

鉴于编者水平所限,本书难免存在不当和疏漏之处,恳请广大读者批评指正。

编者

2024 年 12 月

目录

第一篇

基 础 知 识

第一章 保健艾灸师职业概况

【学习目标】

1. 了解保健艾灸师职业的定义和职业能力特征。
2. 了解保健艾灸师的职业价值，加强对保健艾灸师职业的理解和认同。
3. 熟悉保健艾灸师的发展历程和发展前景。

保健艾灸师作为专业的健康服务职业，具有广阔的发展前景和重要的社会价值，对健康中国建设有着深远意义。本章内容旨在帮助学员了解艾灸保健师的职业概况，为学员进入后续学习奠定相关基础。

第一节 保健艾灸师职业定义

一、职业（工种）定义

保健艾灸师，即以中医理论为指导，使用艾灸灸材、灸具和相关介质等，运用一定的施灸技术，在顾客体表特定部位进行艾灸保健调理操作的人员。

二、职业能力特征

1. 具有一定的交流、理解、判断能力　无论是在艾灸前还是在艾灸期间，都要求保健艾灸师具备良好的表达能力和理解能力，以确保顾客能够充分理解并积极配合艾灸。

在进行艾灸之前，保健艾灸师需要了解顾客进行艾灸的需求及目的，并为其讲解各种灸法的作用原理及注意事项，以及解答顾客对艾灸项目的询问，帮助其建立正确的艾灸调理预期，为后续艾灸服务的顺利进行做好基础保障。同时，保健艾灸师应通过有效的沟通，深入了解顾客的健康状况，如顾客有无艾灸禁忌证、艾灸耐受程度及烫伤风险等，从而为顾客制订出更加精准、有效的艾灸调理方案。

在进行艾灸时，顾客可能会因为疑虑或不适，产生紧张、焦虑等情绪。保健艾灸师应通过耐心倾听和积极交流等方式，帮助顾客缓解紧张的情绪，提高顾客的依从性。同时，保健艾灸师还应对顾客出现的不良反应做到及时的识别和判断，正确处理顾客在艾灸时出现的异常情况，优化艾灸的保健效果。

2. 视力、色觉、嗅觉、温觉正常　艾灸效果的关键在于对相应穴位的准确定位和刺激。在为顾客进行艾灸之前，保健艾灸师需要仔细观察顾客的整体状况，包括面色、精神状态等，以评估顾客的体质和健康状况，从而准确选择适合的穴位进行艾灸。

拥有正常的嗅觉和温觉是保健艾灸师能够保障施灸过程安全、提升艾灸效果的重要因素之一。在施灸过程中，保健艾灸师可以通过自身的嗅觉和温觉来监测艾条的燃烧状态，感知艾条在燃烧过程中所散发的气味和产生的烟雾大小，判断艾火的温度是否适中，及时调整艾条与顾客皮肤的距离或艾火的强度，防止对顾客造成烫伤等问题，确保艾灸的安全和效果。

3. 手指、手臂灵活，动作协调　灵活协调的施灸手法是保健艾灸师专业能力的重要组成部分。为确保施灸的精准性，保健艾灸师需要迅速准确地定位相应穴位，避免因动作不协调而导致施灸穴位偏差。在艾灸过程中，艾火的温度和距离的控制至关重要。保健艾灸师需要通过手臂和手指的灵活操作来控制艾火的温度和距离，避免艾火过热或过远，确保艾火既能够产生足够的热力以渗透到顾客的穴位和经络中，又不会对顾客造成烫伤等问题，充分保障艾灸过程的安全和效果。

从顾客体验来看，流畅稳定的手法能够减轻顾客在艾灸过程中的不适，使顾客处于放松和舒适的状态，有利于增强顾客对保健艾灸师专业能力的信任程度，提高其配合度，保障艾灸调理的顺利进行。此外，动作协调的保健艾灸师能够更加迅速而准确地完成施灸过程，从而缩短顾客的等待和艾灸时间，这不仅提高了艾灸的效率，也减轻了顾客的身体负担，提升了顾客的艾灸体验。

第二节　保健艾灸师职业的发展

一、保健艾灸师职业的价值

1. 提升公众健康水平　进入现代文明社会后，人民生活逐渐富裕，随之出现了长时间静坐、饮食过量等不良生活方式，这使得慢性疾病的发病率不断上升。同时，这些疾病的疗愈是困难的，往往需要长期的调理。艾灸作为一种安全有效的保健方法，对慢性疾病的调理具有显著效果。保健艾灸师能够利用其扎实的中医药理论基础和丰富的实践经验，通过燃烧艾条或者艾叶，将热量准确传递到顾客相应的穴位上，不仅可以调理慢性疾病，改善身体疲劳、精神不振等状态，还能够提高机体抵抗力，预防疾病发生，在提升民众健康水平方面发挥着重要的作用。

然而，作为专业的健康服务人员，保健艾灸师的职责不仅仅是进行艾灸操作，还包括评估顾客具体健康状况的灸前管理，以及指导顾客饮食起居调养事宜的灸后处理等。其职业内容的个性化和全过程化，能够帮助患者预防和调理慢性疾病，建立健康的生活方式。

2. 传承与发展中医药文化　艾灸疗法作为中国传统医学的瑰宝之一，有着深厚悠久的历史底蕴。它体现了中医“治未病”的理念和“天人合一”的哲学思想，是中华儿女智慧的结晶。保健艾灸师继承了丰富的中医药文化与专业的中医药技能，肩负传承中医药文化的重要社会责任。首先，保健艾灸师在为顾客提供了优质的艾灸服务后，顾客对艾灸的信任度和满意度提高，对中医药文化的认知和认同也会加强。这不仅为民众普及了中医药知识，也增强了民族自豪感和文化自信。其次，保健艾灸师能通过不断探索创新，将传统艾灸疗法与地域特色、现代健康管理理念相结合，创造出更多元化的服务模式和产品，将充分推动中医药文化的创新发展。

二、保健艾灸师职业的发展

1. 保健艾灸师职业标准颁布历程　2023 年 6 月 17 日，“保健艾灸师”国家职业技能标准申报工作调研座谈会在湖北省蕲春县召开。为释放保健艾灸师的潜力，拓宽保健艾灸师职业发展路径，蕲春县聘请人力资源和社会保障部专家库专家团队编写《“保健艾灸师”国家职业技能标准》。2023 年 9 月 13 日，《“保健艾灸师”国家职业技能标准》启动式暨开发研讨会在蕲春召开。与会专家围绕标准框架、定位、内容展开热烈讨论，明确了标准的具体编写方向。2023 年 11 月 17 日，《“保健艾灸师”国家职业技能标准》初审会在武汉成功召开。在集中审议后，与会专家一致认为初审稿符合《国家职业标准编制技术规程》相关规定，并建议标准编写组按照审定意见修改完善后，形成征求意见稿，上报人力资源和社会保障部公示，这标志着保健艾灸师的职业化建设又向前迈进了一步。2024 年 3 月 25 日，《保健调理师（保健艾灸师）国家职业标准（征求意见稿）》在人力资源和社会保障部技能人才评价工作网公示。2024 年 5 月 21 日，《保健调理师（保健艾灸师）国家职业标准（试行）》正式颁布，标志着艾灸行业正式步入了规范化、标准化的轨道，为艾灸行业的发展提供了支持和保障。

2. 保健艾灸师职业发展前景

（1）健康观念转变：随着社会经济的快速增长，人们的生活水平不断提高，健康意识也普遍增强。大众对于“健康”的定义已经不再局限于无病无痛，而是延伸到了精神面貌、生活作息等多个方面。人们不仅仅追求延长预期寿命，同时还追求提高生命质量。这种健康观念的转变，使得越来越多的人开始关注养生保健。艾灸作为养生保健的重要手段，在帮助缓解各种疼痛、改善身体健康状况等方面的独特功效逐渐被人们所熟知和接受，越来越多人开始了解并尝试艾灸疗法，艾灸养生的认可度不断提高，这为保健艾灸市场提供了广阔的发展空间。

（2）疾病谱的改变：随着疾病谱和死亡谱的改变，慢性病成为威胁人们健康的主要疾病。根据《中国居民营养与慢性病状况报告（2020 年）》，我国慢性病患者基数仍在扩大，慢性病死亡人数占总死亡人数的 88.5%。这类疾病往往需要长期的治疗和管理，以控制病情、缓解症状并改善生活质量。近年来，艾灸在慢性病的治疗和管理中受到了越来越多的关注，其需求也得到迅速增长。通过点燃艾条产生的艾热，刺激人体特定穴位，激发经气的活动，调节人体紊乱的生理生化功能，有助于预防慢性疾病的发生，缓解慢性疾病的症状，提高民众健康水平。

（3）人口老龄化加剧：老年人由于身体机能的逐渐衰退，更容易受到各种疾病的困扰，因此对治疗和保健的需求更为迫切。据统计，我国 60 岁以上老年人口已近 3 亿，银发经济规模约 7 万亿元，占 GDP 比重约 6%。可以说，老龄健康产业中蕴含着巨大潜力与发展空间。艾灸作为中医传统的养生保健方法，具有温经散寒、扶阳固脱、消瘀散结等多种功效，对老年人的常见疾病如关节炎、肩周炎、颈椎病等有良好的缓解作用。由于艾灸与老年人特殊的身体阶段和强烈的保健需求相契合，在人口老龄化加剧的时代背景下，艾灸服务的需求大大增加，市场发展潜力巨大，前景广阔。

（4）中医药文化的普及：在国家相关政策的引导下，中医药文化在我国广泛普及。国家中医药管理局等八部门联合印发《"十四五"中医药文化弘扬工程实施方案》，明确提出应加大中医药文化保护传承和传播推广力度，推动中医药文化贯穿国民教育，融入群众生产生活，为中医药振兴发展厚植文化土壤，为健康中国建设注入源源不断的文化动力。在我国大力推进中医药文化建设的背景下，民众对中医药文化的认知与理解得到了大幅提升，中医药市场需求快速增长。艾灸作为一种传统的中医保健方法，因其独特的药理作用和保健效果，受到越来越多人的青睐。无论是中老年人还是年轻人，都开始关注并尝试使用艾灸疗法来调理身体，保健艾灸产业发展迅猛，延展出巨大的市场空间。在这样的发展态势下，对保健艾灸师的需求将会持续增长，既保障了保健艾灸师的职业发展，同时也保障了中医药文化的传承发展。

（5）职业认可度不断提高：为迎合不断增长的艾灸市场需求，推动保健艾灸行业健康发展，人力资源和社会保障部办公厅发布通知，将保健艾灸师纳入国家职业标准目录，这标志着保健艾灸行业正式步入了规范化、标准化的轨道。在就业市场上，具备专业技能的保健艾灸师能够具有较高的社会地位和职业认可度。持有国家职业资格证书的保健艾灸师将更具市场竞争力，能够在医院、诊所、保健机构等各个领域施展才华，具备更广阔的职业发展路径。

（姚中进　孟刚良　招建华）

本章练习

一、单选题

1. 保健艾灸师主要使用什么进行艾灸保健调理操作？（　　）
   A. 中药汤剂　　B. 艾灸灸材、灸具和相关介质
   C. 推拿手法　　D. 拔罐器具
2. 保健艾灸师在艾灸前需要了解顾客的哪项信息以确保艾灸的顺利进行？（　　）
   A. 顾客的饮食习惯　　B. 顾客的艾灸需求及目的
   C. 顾客的婚姻状况　　D. 顾客的宗教信仰
3. 下列哪项不是保健艾灸师职业能力特征的一部分？（　　）
   A. 具有良好的交流、理解、判断能力　　B. 视力、色觉、嗅觉、温觉正常
   C. 拥有高超的绘画技巧　　D. 手指、手臂灵活，动作协调
4. 保健艾灸师在提升公众健康水平方面发挥了什么重要作用？（　　）
   A. 治疗急性疾病　　B. 调理慢性疾病，预防疾病发生
   C. 进行大型手术　　D. 提供心理咨询
5. 保健艾灸师通过什么方式传承与发展中医药文化？（　　）
   A. 举办大型音乐会
   B. 为顾客提供优质的艾灸服务并创新服务模式
   C. 组织户外探险活动

D. 开设西医课程

6.《保健调理师(保健艾灸师)国家职业标准(试行)》是在哪一年正式颁布的?(　　)

A. 2024年　　B. 2023年

C. 2022年　　D. 2021年

7. 随着社会经济的增长,大众对“健康”的定义延伸到了哪些方面?(　　)

A. 财富积累和职业发展　　B. 精神面貌、生活作息等

C. 社交能力和人际关系　　D. 旅行体验和休闲娱乐

8. 下列哪项措施推动了保健艾灸师职业认可度的提高?(　　)

A. 禁止保健艾灸师在医院工作　　B. 限制保健艾灸师的职业发展路径

C. 减少保健艾灸师的培训时间　　D. 将保健艾灸师纳入国家职业标准目录

二、填空题

1. 本章介绍的保健艾灸师的职业能力特征包括(　　　　)、(　　　　)以及(　　　　)。

2. 本章介绍的保健艾灸师职业的价值包括(　　　　)、(　　　　)。

3. 随着社会经济的快速增长,人们的生活水平不断提高,(　　　　)也普遍增强。

4. 根据《中国居民营养与慢性病状况报告(2020年)》,我国慢性病死亡人数占总死亡人数的(　　　　)。

5. 我国60岁以上老年人口已近(　　)亿,银发经济规模约7万亿元。

6. 国家中医药管理局等(　　)部门联合印发《“十四五”中医药文化弘扬工程实施方案》。

7. 人力资源和社会保障部办公厅发布通知,将保健艾灸师纳入(　　　　)。

第二章 保健艾灸师职业道德

【学习目标】

1. 通过学习了解保健艾灸师职业道德含义、核心思想以及主要范畴，明确意识到其重要性；掌握提升保健师职业道德修养的有效途径。
2. 深刻理解保健艾灸师职业守则，树立正确的职业道德观念，培养良好的职业行为习惯。

2024年5月21日，人力资源和社会保障部正式颁布了《保健调理师（保健艾灸师）国家职业标准（试行）》，标志着保健艾灸师这一职业在促进人类健康、传承中医文化方面的重要地位得到了进一步确认。作为传统医学与现代健康服务的桥梁，保健艾灸师肩负着双重使命。在此背景下，良好的职业道德不仅是保健艾灸师个人职业发展的基石，更是保障民众健康与安全不可或缺的一环。本书深入剖析保健艾灸师的职业道德内涵，旨在为从业者提供一套全面、实用的行为准则与职业指导，助力其在职业生涯中不断成长，更好地服务于社会与民众。

第一节　保健艾灸师职业道德基本知识

保健艾灸师作为中医养生领域的专业从业者，其职业道德不仅关乎个人形象与职业操守，更直接影响顾客的艾灸效果与信任度，是行业发展的基石。职业道德基本知识是每位保健艾灸师必须掌握的基础知识，它犹如一座灯塔，指引着保健艾灸师在为顾客服务的航程中不迷失方向。本节将深入探讨保健艾灸师职业道德基本知识，旨在为保健艾灸师提供明确的职业行为指南，确保每一次艾灸都基于科学、合理的判断，为传承与发展中医艾灸文化贡献力量。

一、保健艾灸师职业道德的含义

职业道德是职业活动中应遵循的道德规范和行为准则，它体现了职业精神、责任和纪律。良好的职业道德要求从业者诚实守信、敬业爱岗、服务群众、奉献社会，以确保在追求个人职业发展的同时，维护公共利益，尊重他人权益，促进社会和谐与进步。职业道德不仅是个人职业素养的体现，也是行业健康发展的基石。保健艾灸师的职业道德是指保健艾灸师在从事保健艾灸工作过程中应遵循的与保健艾灸师职业相适应的行为规范，涵盖了专业精神的坚守、顾客至上的服务理念、持续学习的追求以及对行业规范的严格遵守。保健艾灸师应具备专业技能和良好的职业素养，以爱心和耐心对待每一位顾客，为其提供心理上的支持和安慰。良好的职业道德是推动保健艾灸行业健康发展的关键。

二、保健艾灸师职业道德的核心思想

保健艾灸师职业道德的核心思想是为人民健康服务，这与习近平总书记提出的“人民健康是社会主义现代化的重要标志”的理念紧密相连。保健艾灸师不仅承载着传播中医养生文化的重任，更直接关系到人民群众的健康福祉。在日常工作中，保健艾灸师应始终以人民的健康需求为中心，通过专业的技术和温馨的服务，为顾客提供个性化、高质量的艾灸体验。这不仅能够提升顾客的满意度，增强艾灸服务的吸引力，也是实现“治未病”健康理念的重要途径。

习近平总书记指出，中医药学凝聚着深邃的哲学智慧和中华民族几千年的健康养生理念及其实践经验，是中国古代科学的瑰宝。保健艾灸师的工作正是这一瑰宝的具体体现。他进一步强调：“人民对美好生活的向往，就是我们的奋斗目标。”保健艾灸师们应以实际行动响应这一号召，不断追求卓越，努力提高服务质量，让更多的人感受到中医养生的魅力，从中医药文化中获得幸福感和满足感。

三、保健艾灸师职业道德的重要性

当今社会，保健艾灸作为一种备受欢迎的传统养生方式，其作用日益凸显，而保健艾灸师作为这一领域的关键角色，强调保健艾灸师职业道德的重要性，对于提升服务质量、保障消费者权益、促进中医养生文化的传承和发展具有深远的意义。通过强调保健艾灸师职业道德的重要性，可以帮助保健艾灸师更好地理解这一职业的价值和责任，同时也有助于提升保健艾灸师自身的职业素养和行业整体的专业水平。

（一）提高服务质量和效益，保障患者安全

保健艾灸师的职业道德直接关系到保健艾灸的服务质量、效益和顾客的健康安全。首先它促使保健艾灸师严格遵守行业规范与操作流程，确保每项服务都达到专业标准。其次，高尚的职业道德促使保健艾灸师不断精进技艺，提升个人专业素养，从而提供更精准、更有效果的保健方案。再者，职业道德强调保健艾灸师在服务过程中的责任感和安全意识，确保艾灸操作的规范性和安全性，预防和减少艾灸实施过程中可能出现的风险和不良反应，有效保障了顾客的身心健康和安全。综上所述，保健艾灸师职业道德是提升服务质量、效益及保障顾客安全不可或缺的基石。

（二）提升保健艾灸师的职业形象，促进个人成长

保健艾灸师的职业道德对于提升其职业形象和促进个人成长至关重要。职业道德是保健艾灸师职业行为的准则，直接影响到顾客对保健艾灸师的信任和评价，当保健艾灸师遵守职业守则，如平等待人、尊重隐私、关爱健康等，他们不仅能够赢得顾客的尊重，也能够在行业内树立良好的口碑。其次，职业道德的践行有助于保健艾灸师的个人成长。它鼓励保健艾灸师不断钻研技术、创新艾灸技法，这样的追求精神促使保健艾灸师在专业技能上不

断进步，提高服务质量，同时也促进了他们在职业生涯中的个人发展。此外，职业道德的遵守还有助于保健艾灸师在职业生涯中避免违规行为，减少职业风险，这对于他们的长期职业发展同样重要。通过持续的职业道德教育和实践，保健艾灸师能够更好地理解自己的职业责任，从而在保健艾灸领域内实现可持续的职业成长和发展。

（三）推动保健艾灸行业乃至中医养生文化的健康发展

保健艾灸师职业道德在推动保健艾灸行业乃至中医养生文化健康发展中起着至关重要的作用。首先，职业道德构建了行业内部的信任基础，使顾客对艾灸服务产生信赖，进而促进了行业的可持续发展。其次，职业道德要求保健艾灸师不断提升专业技能和知识水平，为行业注入活力，推动技术和服务模式的创新，有助于行业整体形象的提升。同时，保健艾灸师作为中医养生文化的重要传承者，其职业道德的体现也是对中医养生文化的尊重和传承，通过高质量的服务和正面的形象展示，能让更多人了解和喜爱中医养生文化，为其继承与创新奠定坚实的基础。通过职业道德的引领，保健艾灸行业能够更好地服务于社会，满足人们对健康生活的追求，进而推动整个健康产业的繁荣。

四、保健艾灸师职业道德的主要范畴

保健艾灸师职业道德的主要范畴涵盖了职业纪律、职业责任、职业义务和职业良心，这些构成了保健艾灸师职业行为的核心。它们不仅是保健艾灸师个人品质的体现，也是维护顾客权益、提升服务质量、促进中医养生文化传承的基础。职业道德的践行对于保健艾灸师个人和整个行业的发展都至关重要。

（一）职业纪律

保健艾灸师的职业纪律，是其职业生涯中不可或缺的行为准则，包含遵纪守法、爱岗敬业以及保护顾客隐私等，它要求保健艾灸师严格遵守行业规定与操作规范，确保每一次艾灸都在安全、合法的框架内进行。例如，根据《保健调理师（保健艾灸师）国家职业标准（试行）》的规定，保健艾灸师在进行顾客接待服务时，需要能登记或核对顾客基本信息、与顾客沟通艾灸需求及目的、介绍艾灸项目及收费标准、解答顾客对艾灸项目的询问，同时保护顾客隐私，解除其思想顾虑。这些要求体现了保健艾灸师职业纪律的具体内容，旨在确保艾灸服务的专业性和规范性，保障顾客的权益，同时也维护了保健艾灸行业的健康发展。

（二）职业责任

保健艾灸师的职业责任是确保艾灸服务的安全性、有效性和适宜性。例如，根据《保健调理师（保健艾灸师）国家职业标准（试行）》的要求，保健艾灸师在进行艾灸前需要对顾客的健康状况进行详细询问，了解其有无艾灸禁忌证，以确保艾灸服务的安全性。保健艾灸师还需根据顾客的具体情况制订个性化的艾灸方案，选择合适的穴位和艾灸方法，确保艾灸的有效性。此外，保健艾灸师在服务结束后，还需要对顾客进行灸后指导，包括告知顾客灸后注意事项、可能出现的反应及应对措施，以及如何进行灸后的调养。上述都是保健艾灸师职业责任的一部分，通过这些细致入微的服务，保健艾灸师可以为顾客的健康保驾护航，为其带来更好的健康体验。

（三）职业义务

保健艾灸师的职业义务，不仅在于提供高质量的艾灸服务，更在于不断推动中医养生文化的传承与发展。他们应积极参与专业培训与学术交流，不断提升自身技能与知识水平，以更好地服务于顾客。

（四）职业良心

保健艾灸师的职业良心是指在职业活动中，保健艾灸师应以顾客的健康和利益为最高原则，诚实守信，不夸大艾灸效果，不误导顾客。例如，在服务中，面对顾客因误解而产生的焦虑情绪，保健艾灸师可以耐心解释艾灸的原理与过程，并通过温柔的话语和细致的手法，逐步缓解顾客的紧张情绪，确保艾灸顺利进行。以真心对待每一位顾客，用专业和良心为顾客的健康努力，这就是保健艾灸师职业良心的最好体现。保健艾灸师的职业良心是其职业行为的道德底线，也是提升整个保健艾灸行业服务质量的重要保障。

五、保健艾灸师职业道德修养提升途径

保健艾灸师的职业道德修养，是指其在职业活动中，依据保健艾灸行业的道德规范与原则，进行自我教育、自我改造和自我完善的过程，包括恪守医德、明透医理、专研医技，以顾客为中心，确保艾灸的安全与效果。其职业道德修养不仅关乎个人职业形象，更直接影响到顾客的健康福祉与中医文化的传播深度。因此，我们将从多个维度深入剖析提升保健艾灸师职业道德修养的有效途径。

（一）认真学习职业道德理论

保健艾灸师的职业道德修养提升，始于对职业道德理论的深入学习和理解。通过系统学习职业道德的基本知识和行为规范，保健艾灸师能够明确职业行为的道德边界，树立正确的职业价值观，并能深入探讨如何将“仁、义、礼、智、信”等儒家思想融入自己的服务中。正如习近平总书记所强调的：“人而无信，不知其可也。”因此，在学习过程中，保健艾灸师应重点关注如何将“仁、义、礼、智、信”等思想融入艾灸服务的每一个环节，包括与顾客的沟通、艾灸方案的制订，以及灸后服务等。此外，通过学习相关法律法规，保健艾灸师能够更好地理解其职业责任和义务，从而在实际工作中做出符合职业道德的决策。职业道德理论的学习，不仅能够提升保健艾灸师的专业形象，还能够促进其在职业生涯中的成长和发展。

（二）努力培养职业道德情感

职业道德情感的培养对于保健艾灸师而言至关重要。它要求保健艾灸师在服务中融入对顾客的真诚关怀和对职业的深厚热爱。正如习近平总书记所言：“乐民之乐者，民亦乐其乐；忧民之忧者，民亦忧其忧。”这句话是习近平总书记对人民情感的深刻理解和共鸣。保健艾灸师应当将这种情感融入工作中，以顾客的健康和满意度为己任，用心听取顾客的需求和反馈，以真诚和热情提供服务。这种情感的培养，将转化为更加贴心、专业的服务，有效提升其职业道德修养，赢得顾客的信任与尊重。

（三）积极参加职业道德修养提升实践

保健艾灸师作为传统医学的传承者，想要真正提升职业道德修养，必须积极投身于职业道德修养提升的实践中。其职业道德修养不仅关系到个人形象，更影响到患者的健康与信任。通过积极参加职业道德修养提升实践活动，如参加专业培训、参与社区健康讲座、进行同行交流等，保健艾灸师能够不断更新专业知识，提高服务技能。同时，实践中的互动与反馈有助于保健艾灸师深化对职业道德规范的理解，培养同理心和责任感。这种“知行合一”的过程，使保健艾灸师在实践中不断反思和自我完善，从而在服务中更好地体现出专业精神和人文关怀，有效提升职业道德修养。

（四）科学开展职业道德评价

科学开展职业道德评价对于提升保健艾灸师的职业道德修养有不可估量的价值。通过建立一套客观、公正的评价体系，可以对保健艾灸师的专业技能、服务态度、顾客反馈等进行综合评估。这种评价不仅能够激励保健艾灸师持续提升自身素质，还能及时发现并纠正不规范的行为。同时，评价结果的反馈机制，有助于保健艾灸师认识到自身的缺点和不足，从而有针对性地进行改进。此外，定期的职业道德提升培训和案例分析，结合实际评价结果，能够使保健艾灸师在实践中不断学习和成长，进而提高整个行业的服务水平和职业道德标准。

第二节　保健艾灸师职业守则

在保健艾灸师这一职业领域，职业守则不仅是对从业者行为的规范，更是对服务质量的一种保证。中共中央、国务院印发的《新时代公民道德建设实施纲要》中明确提出职业道德是公民道德建设的重要组成部分，它要求从业者在工作中展现出爱岗敬业、诚实守信、办事公道、热情服务和奉献社会的职业精神。保健艾灸师作为中医养生领域的重要职业，其职业守则不仅体现了对艾灸技术的精湛追求，更彰显了对顾客健康负责的道德承诺。因此，本节将着重介绍保健艾灸师职业守则。

一、爱岗敬业，遵纪守法

在保健艾灸这一传统与现代交融的行业中，“爱岗敬业，遵纪守法”不仅是保健艾灸师的职业守则，更是他们行动的准则和精神的灯塔。这八字箴言，承载着对艾灸技术的无限热爱，对职业责任的深刻理解，以及对法律规范的崇高敬意。

爱岗敬业是保健艾灸师职业道德的核心，它要求每一位从业者都要对自己的工作充满热爱，不断提升自己的专业技能，以高度的责任感和使命感为顾客提供最优质的艾灸服务。正如古人云：“术业有专攻”“敬业乐群”。这不仅是对职业的尊重，更是对顾客的责任。一位优秀的保健艾灸师，应该以满腔的热情和精湛的技术，耐心解答每一位顾客的疑问，细致入微地进行每一次艾灸调理，成为顾客心中最温暖的依靠，用实际行动诠释爱岗敬业的真谛。

遵纪守法对于保健艾灸师而言是职业的红线。保健艾灸师在执业过程中，不仅要遵守国家的法律法规，还要遵循行业规范和职业道德，确保艾灸服务的安全性和有效性。部分保健艾灸师为了吸引顾客、增加收益，在没有科学依据的情况下，声称艾灸可以治愈癌症等，这严重违反了医疗相关法规。这种行为不仅误导了顾客，耽误了顾客的治疗时机，也给自己和保健艾灸行业带来了负面影响。保健艾灸师应时刻牢记，在法律和行业规范的框架内行事，不虚假宣传，不触碰法律底线，这样才能让艾灸这一传统疗法在健康的轨道上为人们服务。

二、热爱中医，传承精华

中医之术，博大精深，乃民族瑰宝。对于保健艾灸师而言，热爱中医、传承精华是义不容辞的职业守则。这不仅是一句口号，更是一种行动的指南和精神的灯塔，要求我们每一位保健艾灸师不仅要对中医有着深厚的情感和理解，更要在实践中不断探索和创新，将中医的精髓传承下去。

正如先贤所言："医乃仁术""非精不能明其理，非博不能至其约"。热爱中医，意味着我们要深入学习中医的理论知识，理解其哲学基础和治疗原理。中医强调整体观念和阴阳平衡，艾灸疗法作为中医的一种重要疗法，其背后蕴含着丰富的文化内涵和科学原理。例如，艾灸疗法通过艾草燃烧产生的温热刺激来调和人体的气血，达到预防和治疗疾病的目的。这种疗法不仅是一种技术，更是一种艺术，需要保健艾灸师用心去体会和实践。

传承精华，要求我们在继承传统艾灸技术的同时，也要结合现代科学技术，不断创新和发展。例如，现代保健艾灸师可以利用先进的设备和仪器，更精确地控制艾灸的温度和时间，提升艾灸效果。同时，我们也要积极推广艾灸文化，让更多的人了解和接受这一传统疗法。

三、钻研技术，创新技法

在艾灸的温热世界里，每一位保健艾灸师都是技艺的探索者与革新者。他们深知，"工欲善其事，必先利其器；士欲宣其义，必先读其书"。钻研技术，不仅是对古老智慧的致敬，更是对新时代的回应。

钻研技术是保健艾灸师的立身之本。艾灸看似简单，实则蕴含着丰富的人体经络、穴位等知识。就如孙思邈曾言："凡大医治病，必当安神定志，无欲无求。"保健艾灸师需摒弃浮躁，沉下心来深入研究艾灸对不同体质、不同病症的作用原理。通过不断学习和实践，精准把握艾灸的火候、时长、穴位搭配等关键要素。

在创新技法方面，保健艾灸师可以通过结合现代科技，如使用电子艾灸设备来控制艾灸的温度和时间，提高艾灸的安全性和便捷性。此外，保健艾灸师还可以探索新的艾灸方法，如结合其他替代疗法，或者开发新的艾灸产品，以满足市场的多元化需求。

四、平等待人，尊重隐私

"爱人者，人恒爱之；敬人者，人恒敬之。"在保健艾灸领域，平等待人、尊重隐私是至关重要的职业守则。这一守则不仅是对保健艾灸师个人品德的要求，也是对顾客权利的尊重和保护。

平等待人意味着保健艾灸师在服务过程中，无论顾客的社会地位、财富状况如何，都应一视同仁，给予顾客同等的关心和尊重。这种平等的态度能够营造一个和谐的服务环境，使顾客感受到被尊重和重视。

尊重隐私则要求保健艾灸师在服务过程中对顾客的个人信息和健康状况严格保密，不泄露给无关人员。在进行艾灸服务时，应确保顾客的隐私得到充分保护，如在操作过程中注意遮挡、不在公共场合讨论顾客的病情等。

在实际工作中，保健艾灸师可能会遇到各种情况，例如一位顾客在接受艾灸服务时，可能会因为身体不适而情绪波动。这时，保健艾灸师不仅要用专业的技术进行艾灸服务，还要用平等和尊重的态度去安抚顾客，保护他们的隐私，使他们能够在一个安全、舒适的环境中接受艾灸。

五、关爱健康，服务周到

在保健艾灸的世界里，每一位保健艾灸师都是顾客健康的守护者，应以“关爱健康，服务周到”为职业信条，并深深烙印在自己的职业灵魂之中，用心传递温暖与疗愈。

关爱健康是保健艾灸师的核心使命。保健艾灸师要将顾客的健康放在首位，通过专业的艾灸技术，帮助顾客调理身体，预防疾病。每一位顾客前来寻求艾灸服务，都是对健康的渴望。正如徐特立所言：“一个人的身体，绝不是个人的，要把它看作是社会的宝贵财富。”保健艾灸师的工作，就是珍视并维护这份宝贵的财富。

服务周到则能让顾客如沐春风。从进门时的热情问候，到艾灸服务过程中及时询问顾客的感受，再到艾灸后的温馨提示，每一处细节都应体现周到。“赠人玫瑰，手有余香。”当保健艾灸师全心全意为顾客提供周到的服务时，不仅能帮助顾客缓解病痛，也能收获顾客的信赖与认可，让艾灸服务在关爱与周到中彰显独特的魅力。

（宋宪元　姚中进）

本章练习

一、单选题

1. 以下哪项不属于保健艾灸师职业守则(　　)
   A. 爱岗敬业，遵纪守法　　B. 热爱中医，传承精华
   C. 钻研技术，创新技法　　D. 玩忽职守，投机取巧
2. 以下哪项做法没有遵循行业规范和职业道德？(　　)
   A. 认真热情服务
   B. 保护顾客隐私
   C. 在没有科学依据的情况下，声称艾灸可以治愈癌症等绝症
   D. 诚信对待顾客
3. 平等待人在保健艾灸师的服务过程中体现在哪些方面？(　　)
   A. 仅对社会地位高的顾客给予特殊关心和尊重
   B. 无论顾客的社会地位、财富状况如何，都应一视同仁，给予同等的关心和尊重

C. 只对财富状况好的顾客提供优质服务
D. 根据顾客的社会地位和财富状况来决定服务态度和质量

4. 保健艾灸师的职业道德修养对哪些方面有重要影响？（　　）
A. 仅对个人职业形象有影响
B. 只影响中医文化的传播深度
C. 仅关乎顾客的经济利益
D. 不仅关乎个人职业形象，更直接影响到顾客的健康福祉与中医文化的传播深度

5. 保健艾灸师为何需要深入钻研艾灸技术？（　　）
A. 只是为了满足个人的兴趣爱好
B. 因为艾灸技术简单易学，无需深入钻研
C. 钻研技术是保健艾灸师的立身之本，且艾灸蕴含丰富的人体经络、穴位等知识
D. 只是为了跟上现代科技的步伐，使用电子艾灸设备

6. 保健艾灸师在创新技法方面可以如何做？（　　）
A. 完全摒弃传统艾灸方法，只使用现代科技手段
B. 忽视市场需求，只按照自己的喜好进行技法创新
C. 结合现代科技，如使用电子艾灸设备来控制艾灸的温度和时间，并探索新的艾灸方法
D. 不需要学习和实践，直接模仿其他保健艾灸师的技法

7. 保健艾灸师在日常工作中应始终以什么为中心？（　　）
A. 人民的健康需求　　B. 个人的职业发展
C. 艾灸技术的创新　　D. 机构的经济效益

8. 以下哪项不是保健艾灸师在实践中应有的态度或行为？（　　）
A. 深入学习中医理论知识，不断提升自己的专业素养
B. 忽视中医的整体观念，只关注艾灸技术的表面操作
C. 用心体会艾灸疗法的艺术性和科学性，努力将其精髓传承下去
D. 在实践中不断探索和创新，将中医的智慧与现代科技相结合

二、填空题

1. 保健艾灸师职业道德的核心思想是（　　　　）。

2. 保健艾灸师职业道德的主要范畴涵盖了（　　　）、（　　　）、（　　　）和（　　　），这些构成了保健艾灸师职业行为的核心。

3. 本章介绍的保健艾灸师职业守则主要包括爱岗敬业，遵纪守法；（　　　　）；（　　　　）；（　　　　）；（　　　　）。

4. 在保健艾灸领域，（　　　　）是至关重要的职业守则。这一守则不仅是对保健艾灸师个人品德的要求，也是对顾客权利的尊重和保护。

5. 尊重隐私则要求保健艾灸师在服务过程中对顾客的个人信息和（　　　）严格保密。在操作过程中注意遮挡、不在公共场合讨论顾客的（　　　）等。

6. 保健艾灸师的核心使命是（　　　）。

第三章
保健艾灸师安全知识

【学习目标】

1. 掌握艾灸环境和用具的卫生消毒知识和不良事件的急救知识，熟悉保健艾灸师和顾客手部、腧穴皮肤的正确消毒流程以及艾灸的安全操作规范。了解自动体外除颤器的基础操作。
2. 学会处理烫伤、晕灸、过敏反应等不良事件的急救处理方法。学会心肺复苏术技术。
3. 培养保健艾灸师严谨的艾灸操作意识。

第一节　卫生消毒的基本知识

卫生消毒在医疗技术操作中，对患者提供干净舒适的环境和预防感染起着非常重要的作用。根据斯伯尔丁分类法（表 3-1），灸类技术如麦粒灸、隔物灸、悬起灸、热敏灸、雷火灸等，属于低度危险性医疗技术，消毒或灭菌要求达到清洁 / 消毒。要求保健艾灸师掌握一定的卫生消毒基本知识。本节重点介绍艾灸相关的卫生消毒知识。

表 3-1　中医医疗技术项目的斯伯尔丁分类与消毒或灭菌要求

中医医疗技术项目	项目范围	斯伯尔丁分类法	消毒或灭菌要求
针刺类	毫针、耳针、三棱针、芒针、皮内针、火针、皮肤针等	高度危险性	无菌
微创类	针刀、钩针、穴位埋线技术、带刃针、拨针等	高度危险性	无菌
刮痧类	刮痧、砭石技术等	高度危险性	无菌
拔罐类	留罐、闪罐、走罐、药罐、针罐、刺络拔罐技术	低（高）度危险性	清洁 / 消毒（无菌）
敷熨熏浴类	穴位贴敷、中药热熨敷、中药冷敷、中药熏蒸、中药泡洗、中药湿热敷、中药淋洗技术	低度危险性	清洁 / 消毒

续表

中医医疗技术项目	项目范围	斯伯尔丁分类法	消毒或灭菌要求
灌肠类	中医灌肠	中（高）度危险性	高水平消毒
灸类和推拿类	麦粒灸、隔物灸、悬起灸、热敏灸、雷火灸及推拿技术等	低度危险性	清洁 / 消毒

一、专业消毒技术

（一）保健艾灸师手部的消毒

1. 保健艾灸师应进行手消毒的情况　接触顾客前；清洁、无菌操作前；暴露顾客体液风险后，包括接触顾客黏膜、破损皮肤或伤口、血液、体液、分泌物、排泄物等之后；接触顾客后；接触顾客周围环境后，包括接触顾客周围的医疗相关器械、用具等物体表面后。

2. 洗手方法　七步洗手法。在流动水下，淋湿双手。取适量洗手液，见图 3-1A，均匀涂抹至整个手掌、手背、手指和指缝。①掌心相对，手指并拢，两手相互揉搓，见图 3-1B；②手心对手背沿指缝相互揉搓，两手交换进行，见图 3-1C；③掌心相对，双手交叉指缝相互揉搓，见图 3-1D；④弯曲手指使手指关节在另一手掌心旋转揉搓，两手交换进行，见图 3-1E；⑤左手握住右手大拇指旋转揉搓，两手交换进行，见图 3-1F；⑥将五个手指尖并拢放在另一手掌心旋转揉搓，两手交换进行，见图 3-1G；⑦一手握住另一只手的手腕旋转揉搓，两手交换进行，见图 3-1H。

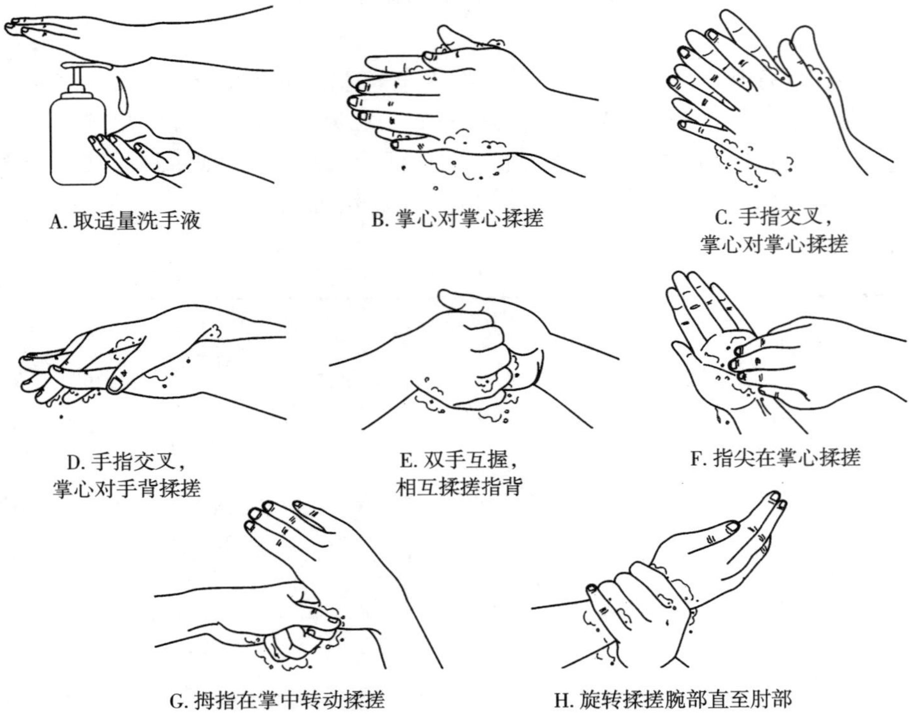

A. 取适量洗手液　B. 掌心对掌心揉搓　C. 手指交叉，掌心对掌心揉搓　D. 手指交叉，掌心对手背揉搓　E. 双手互握，相互揉搓指背　F. 指尖在掌心揉搓　G. 拇指在掌中转动揉搓　H. 旋转揉搓腕部直至肘部

图 3-1　七步洗手法

3. 注意事项　戴手套不能代替手消毒，摘手套后应进行手消毒。

（二）腧穴皮肤的消毒方法

1. 消毒可选用下列方法之一　用浸有碘伏消毒液原液的无菌棉球擦拭 2 遍；用碘酊原液擦拭 2 遍，作用 1~3 分钟，皮肤稍干后以 75% 乙醇脱碘；用 75% 乙醇溶液擦拭 2 遍，作用 3~5 分钟；用有效含量≥2g/L 的氯己定 - 乙醇 70% 溶液擦拭 2 遍；其他合法、有效的皮肤消毒产品，遵循说明书使用。

2. 皮肤消毒范围　以施灸部位为中心，以涂擦为主，由内向外缓慢旋转，逐步涂擦，共 2 次，消毒皮肤面积应≥5cm × 5cm，消毒棉球应一穴一换，不得使用同一个消毒棉球擦拭两个以上部位。

（三）紫外线消毒灯的使用与注意事项

1. 适用范围　适用于室内空气和物体表面的消毒。

2. 紫外线消毒灯要求　紫外线消毒灯在电压为 220V、环境相对湿度为 60%、温度为 20℃时，辐射的 253.7nm 紫外线强度（使用中的强度）应不低于 70μW/cm^2。应定期监测消毒紫外线的辐照强度，当辐照强度低到要求值以下时，应及时更换。紫外线消毒灯的使用寿命，即由新灯的强度降低到 70μW/cm^2 的时间（功率≥30W），或降低到原来新灯强度的 70%（功率 <30W）的时间，应不低于 1 000 小时。紫外线消毒灯生产单位应提供实际使用寿命。

3. 使用方法　在室内无人状态下，采用紫外线消毒灯悬吊式或移动式直接照射消毒。灯管吊装高度距离地面 1.8~2.2m。安装紫外线消毒灯的数量为平均≥1.5W/m^3，照射时间≥30 分钟。采用紫外线消毒灯对空气及物体表面进行消毒。其消毒方法及注意事项应遵循生产厂家的使用说明书。紫外线直接照射消毒空气时，关闭门窗，保持消毒空间内环境清洁、干燥。消毒空气的适宜温度为 20~40℃，相对湿度低于 80%。

4. 注意事项

（1）应保持紫外线消毒灯表面清洁，每周用酒精布巾擦拭一次，发现灯管表面有灰尘、油污等时，应随时擦拭。

（2）用紫外线消毒灯消毒室内空气时，房间内应保持清洁干燥。当温度低于 20℃或高于 40℃，相对湿度大于 60% 时，应适当延长照射时间。

（3）采用紫外线消毒物体表面时，应使消毒物品表面充分暴露于紫外线。

（4）采用紫外线消毒纸张、织物等粗糙表面时，应适当延长照射时间，且两面均应受到照射。

（5）采用紫外线杀灭被有机物保护的微生物及空气中悬浮粒子多时，应加大照射剂量。

（6）不应使紫外线光源直接照射到人。

（7）不应在易燃、易爆的场所使用。

（8）紫外线强度计每年至少标定一次。

（四）消毒液的选择与正确使用

1. 过氧化物类

（1）过氧乙酸

1）适用范围：适用于耐腐蚀物品、环境、室内空气等的消毒。

2）使用方法：消毒液配制。对二元包装的过氧乙酸，使用前按产品使用说明书要求将A液、B液混合并放置所需时间。根据有效成分含量按容量稀释公式 $c_1 \times V_1=c_2 \times V_2$，$c_1$ 和 V_1 为过氧乙酸原液的浓度和体积，c_2 和 V_2 为配制过氧乙酸使用液的浓度和体积，用蒸馏水将过氧乙酸稀释成所需浓度。计算方法及配制步骤为：计算所需过氧乙酸原液的体积（V_1）：$V_1=(c_2 \times V_2)/c_1$；计算所需蒸馏水的体积（V_3）：$V_3=V_2-V_1$；取过氧乙酸原液 V_1（ml），加入蒸馏水 V_3（ml），混匀。

3）消毒方法：①浸泡法。将待消毒的物品浸没于装有过氧乙酸的容器中，加盖。对一般物体表面，用0.1%~0.2%（1 000~2 000mg/L）过氧乙酸溶液浸泡30分钟；对耐腐蚀医疗器械的高水平消毒，采用0.5%（5 000mg/L）过氧乙酸冲洗作用10分钟，用无菌方法取出后采用无菌水冲洗干净，无菌巾擦干后使用。②擦拭法。大件物品或其他不能用浸泡法消毒的物品用擦拭法消毒。消毒使用的溶液浓度和作用时间同浸泡法。③喷洒法。用于环境消毒时，用0.2%~0.4%（2 000~4 000mg/L）过氧乙酸溶液喷洒，作用30~60分钟。④喷雾法。采用电动超低容量喷雾器，使用5 000mg/L过氧乙酸溶液，按照20~30ml/m^3的用量进行喷雾消毒，作用60分钟。⑤熏蒸法。使用15%过氧乙酸（7ml/m^3）加热蒸发，相对湿度60%~80%、室温熏蒸2小时。

4）注意事项：①过氧乙酸不稳定，应贮存于通风阴凉处，远离可燃物质。用前应测定有效含量，原液浓度低于12%时不应使用。②稀释液应现用现配，使用时限≤24小时。③过氧乙酸对多种金属和织物有很强的腐蚀和漂白作用，金属制品与织物经浸泡消毒后，及时用符合要求的水冲洗干净。④接触过氧乙酸时，应采取防护措施；不慎溅入眼中或皮肤上，应立即用大量清水冲洗。⑤空气熏蒸消毒时，室内不应有人。

（2）过氧化氢

1）适用范围：适用于外科伤口、皮肤黏膜冲洗消毒，室内空气的消毒。

2）消毒方法：①伤口、皮肤黏膜消毒，采用3%（30g/L）过氧化氢冲洗、擦拭，作用3~5分钟。②室内空气消毒，使用气溶胶喷雾器，采用3%（30g/L）过氧化氢溶液按照20~30ml/m^3的用量喷雾消毒，作用60分钟。

3）注意事项：①过氧化氢应避光、避热，室温下储存。②过氧化氢对金属有腐蚀性，对织物有漂白作用。③喷雾时应采取防护措施；谨防溅入眼内或皮肤黏膜上，一旦溅上及时用清水冲洗。

（3）二氧化氯

1）适用范围：适用于物品、环境、物体表面及空气的消毒。

2）使用方法：消毒液配制，二元包装消毒液，使用前需在二氧化氯稳定液中加入活化剂；一元包装的粉剂及片剂，应加入蒸馏水溶解，放置所需时间。根据有效含量按稀释定律，用蒸馏水将二氧化氯稀释成所需浓度。具体计算方法及配制步骤按过氧乙酸消毒液配制方法进行。

3）消毒方法：①浸泡法。将待消毒物品浸没于装有二氧化氯溶液的容器中，加盖；对细菌繁殖体污染物品的消毒，用100~250mg/L二氧化氯溶液浸泡30分钟；对肝炎病毒和结核分枝杆菌污染物品的消毒，用500mg/L二氧化氯浸泡30分钟；对细菌芽孢污染物品的消毒，用1 000mg/L二氧化氯浸泡30分钟。②擦拭法。大件物品或其他不能用浸泡法消毒的物品用擦拭法消毒，消毒使用的溶液浓度和作用时间同浸泡法。③喷洒法。对细菌繁殖体污染的表面，用 500mg/L 二氧化氯均匀喷洒，作用 30 分钟；对肝炎病毒和结核分枝杆菌污染的表面，用 1 000mg/L 二氧化氯均匀喷洒，作用 60 分钟。④室内空气消毒。使用气溶胶喷雾器，采用 500mg/L 二氧化氯溶液按照 20~30ml/m^3 的用量喷雾消毒，作用 30~60 分钟；采用二氧化氯溶液按照 10~20mg/m^3）加热蒸发或加激活剂熏蒸消毒。消毒剂用量、消毒时间、操作方法和注意事项等应遵循产品的使用说明书。

4）注意事项：①置于干燥、通风处保存。②稀释液应现配现用，使用时限≤24 小时。③对碳钢、铝有中度腐蚀性，对铜、不锈钢有轻度腐蚀性。金属制品经二氧化氯消毒后，应及时用符合要求的水冲洗干净、干燥。

2. 含氯消毒剂

（1）适用范围：适用于耐腐蚀物品、环境、室内空气等的消毒。

（2）使用方法：消毒液配制，根据产品有效氯含量，按稀释定律，用蒸馏水稀释成所需浓度。具体计算方法及配制步骤按过氧乙酸消毒液配制方法进行。

（3）消毒方法

1）浸泡法：将待消毒的物品浸没于装有含氯消毒剂溶液的容器中，加盖。对细菌繁殖体污染物品的消毒，用含有效氯 500mg/L 的消毒液，浸泡时间 >10 分钟，对经血传播病原体、分枝杆菌、细菌芽孢污染物品的消毒，用含有效氯 2 000~5 000mg/L 消毒液，浸泡时间 >30 分钟。

2）擦拭法：大件物品或其他不能用浸泡消毒的物品用擦拭消毒，所用的溶液浓度和作用时间同浸泡法。

3）喷洒法：对一般污染的物品表面，用含有效氯 400~700mg/L 的消毒液均匀喷洒，作用 10~30 分钟；对经血传播病原体、结核分枝杆菌等污染表面的消毒，用含有效氯 2 000mg/L 的消毒液均匀喷洒，作用时间 >60 分钟，喷洒后有强烈的刺激性气味，人员应离开现场。

4）干粉消毒法：对分泌物、排泄物的消毒，将含氯消毒剂干粉加入分泌物、排泄物中，使有效氯含量达到 10 000mg/L，搅拌后作用 >2 小时；对污水的消毒，用干粉按有效氯 50mg/L 用量加入污水中，并搅拌均匀，作用 2 小时后排放。

（4）注意事项

1）粉剂应于阴凉处避光、防潮、密封保存；水剂应于阴凉处避光、密闭保存。使用液应现配现用，使用时限≤24 小时。

2）配制漂白粉等粉剂溶液时，应戴口罩、手套。

3）未加防锈剂的含氯消毒剂对金属有腐蚀性，不应用于金属器械的消毒。加防锈剂的含氯消毒剂对金属器械消毒后，应用无菌蒸馏水冲洗干净，干燥后使用。

4）对织物有腐蚀和漂白作用，不应用于有色织物的消毒。

3. 醇类消毒剂

（1）适用范围（含乙醇 / 异丙醇 / 正丙醇或复方制剂）

适用于手、皮肤、物体表面及诊疗器具的消毒。

（2）消毒方法

1）手消毒：使用符合国家有关规定的含醇类手消毒剂，手消毒方法遵循七步洗手法的要求。

2）皮肤消毒：使用70%~80%（体积比）乙醇溶液擦拭皮肤2遍，作用3分钟。

3）物体表面的消毒：使用70%~80%（体积比）乙醇溶液擦拭物体表面2遍，作用3分钟。

4）诊疗器具的消毒：将待消毒的物品浸没于装有70%~80%（体积比）乙醇溶液的容器中，消毒时间≥30分钟，加盖；或进行表面擦拭消毒。

（3）注意事项

1）醇类易燃，不应有明火。

2）不应用于被血、脓、粪便等有机物严重污染表面的消毒。

3）用后应盖紧，密闭，置于阴凉处保存。

4）醇类过敏者慎用。

4. 含碘类消毒剂

（1）碘伏

1）适用范围：适用于手、皮肤、黏膜及伤口的消毒。

2）使用方法：消毒液配制，冲洗黏膜时，根据有效碘含量用灭菌蒸馏水或纯化水，按照稀释定律，将碘伏稀释成所需浓度。具体计算方法及配制步骤按过氧乙酸消毒液配制方法进行。

3）消毒方法：①擦拭法。皮肤、黏膜擦拭消毒，用浸有碘伏消毒液原液的无菌棉球或替代物品擦拭被消毒部位。口腔黏膜及创面消毒，用含有效碘1 000~2 000mg/L的碘伏擦拭，作用3~5分钟。②冲洗法。对阴道黏膜创面的消毒，用含有效碘500mg/L的碘伏冲洗，作用到使用产品的规定时间。

4）注意事项：①应置于阴凉处避光、防潮、密封保存。②含乙醇的碘制剂消毒液不应用于黏膜和伤口的消毒。③碘伏对二价金属制品有腐蚀性，不应做相应金属制品的消毒。④碘过敏者慎用。

（2）复方碘伏消毒液

1）适用范围：主要适用于手、皮肤消毒，有些可用于黏膜消毒。

2）使用方法：含有乙醇或异丙醇的复方碘伏消毒剂可用于手、皮肤消毒，原液擦拭1~2遍，作用1~2分钟，不可用于黏膜消毒。含有氯己定的复方碘伏消毒剂，用途同普通碘伏消毒剂.

3）注意事项：同碘伏，使用中应注意复方制剂的毒副作用。

5. 氯己定

（1）适用范围：适用于手、皮肤、黏膜的消毒。

（2）使用方法：消毒液的配制，根据有效含量用灭菌蒸馏水或纯化水将消毒液稀释成所需浓度。具体计算方法及配制步骤按过氧乙酸消毒液配制方法进行。一般原液使用。

（3）消毒方法

1）擦拭法：皮肤和伤口创面消毒，用有效含量≥2g/L氯己定-乙醇（70%，体积比）溶液局部擦拭2~3遍，作用时间遵循产品的使用说明书。

2）冲洗法：对伤口创面的消毒，用有效含量≥2g/L氯己定水溶液冲洗，作用时间遵循产品的使用说明书。

（4）注意事项：不应与肥皂、洗衣粉等阴性离子表面活性剂混合使用或前后使用。

6. 季铵盐类

（1）适用范围：适用于环境、物体表面、皮肤与黏膜的消毒。

（2）消毒方法

1）环境、物体表面消毒：一般用1 000~2 000mg/L季铵盐消毒液，浸泡或擦拭消毒，作用时间15~30分钟。

2）皮肤消毒：复方季铵盐消毒剂原液皮肤擦拭消毒，作用时间3~5分钟。

3）黏膜消毒：采用1 000~2 000mg/L季铵盐消毒液，作用到产品使用说明书的规定时间。

（3）注意事项：不宜与阴离子表面活性剂如肥皂、洗衣粉等合用。

（五）压力蒸汽和煮沸消毒法

1. 压力蒸汽灭菌

（1）适用范围：适用于耐热耐湿诊疗器械、器具和物品的灭菌。下排气压力蒸汽灭菌还适用于液体的灭菌；快速压力蒸汽灭菌适用于裸露的耐热耐湿诊疗器械、器具和物品的灭菌；压力蒸汽灭菌不适用于油类和粉剂的灭菌。

（2）分类：根据排放冷空气的方式和程度不同，分为下排气式压力蒸汽灭菌器和预排气压力蒸汽灭菌器两大类。根据灭菌时间的长短，压力蒸汽灭菌程序包括常规压力蒸汽灭菌程序和快速压力蒸汽灭菌程序。

（3）灭菌方法

1）下排气压力蒸汽灭菌：下排气压力蒸汽灭菌器包括手提式压力蒸汽灭菌器和卧式压力蒸汽灭菌器等，灭菌程序一般包括前排气、灭菌、后排气和干燥等过程，具体操作方法遵循生产厂家的使用说明书或指导手册。灭菌器的灭菌参数一般为温度121℃，压力102.9kPa，器械灭菌时间20分钟，敷料灭菌时间30分钟。

2）预排气压力蒸汽灭菌：灭菌器的灭菌程序一般包括3次以上的预真空和充气等脉动排气、灭菌、后排气和干燥等过程，具体操作方法遵循生产厂家的使用说明书或指导手册。灭菌器的灭菌参数一般为温度132~134℃，压力205.8kPa，灭菌时间4分钟。

3）快速压力蒸汽灭菌：快速压力蒸汽灭菌包括下排气、正压排气和预排气压力蒸汽灭菌，其灭菌参数如时间和温度由灭菌器性质、灭菌物品材料性质（带孔和不带孔）、是否裸露而定，具体操作方法遵循生产厂家的使用说明书或指导手册。

（4）注意事项

1）每天设备运行前应进行安全检查，检查内容包括：①灭菌器柜门密封圈平整无损坏，柜门安全锁扣灵活、安全有效；②灭菌器压力表处在“0”的位置；③由柜室排气口倒入500ml水，检查有无阻塞；④关闭灭菌器柜门，通蒸汽并检查有无泄漏；⑤检查蒸汽调节阀是否灵活、准确，压力表与温度计的标示是否吻合、排气口温度计是否完好；⑥记录打印装置处于备用状态；⑦电源、水源、蒸汽、压缩空气等运行条件符合设备要求。

2）灭菌前应进行灭菌器的预热。

3）检查安全阀是否在蒸汽压力达到规定的安全限度时被冲开。

4）灭菌包重量要求：器械包重量不宜超过7kg，敷料包重量不宜超过5kg。

5）灭菌包体积要求：下排气压力蒸汽灭菌器不宜超过 30cm × 30cm × 25cm；预排气压力蒸汽灭菌器不宜超过 30cm × 30cm × 50cm。

6）灭菌结束后，压力表在蒸汽排尽时应在“0”位。

7）手提式或卧式压力蒸汽灭菌器主体与顶盖应无裂缝和变形，不应使用无排气软管或软管锈蚀的手提式压力蒸汽灭菌器。

8）卧式压力蒸汽灭菌器输入蒸汽的压力不宜过高，夹层的温度不能高于灭菌室的温度。

9）预排气压力蒸汽灭菌器应在每日开始灭菌运行前空载进行 B-D 试验，检测其空气排除效果。

10）下排气、预排气压力蒸汽灭菌器的具体操作步骤、常规保养和检查措施，应遵循生产厂家的使用说明书或指导手册。

11）快速灭菌程序不应作为物品的常规灭菌程序。应急情况下使用时，只适用于灭菌裸露物品，使用卡式盒或者专用灭菌容器盛放。灭菌后的物品应尽快使用，不应储存，无有效期。

2. 煮沸消毒

（1）适用范围：适用于金属、玻璃制品、餐饮具、织物或其他耐热耐湿物品的消毒。

（2）使用方法：将待消毒物品完全浸没水中，加热水沸腾后维持≥15 分钟。

（3）注意事项

1）从水沸腾时开始计消毒时间，中途加入物品应重新计时。

2）消毒物品应保持清洁，所消毒的物品应全部浸没于水中，可拆卸物品应拆开。

3）高海拔地区，应适当延长煮沸时间。

4）煮沸消毒用水宜使用软水。

二、艾灸环境的卫生管理

（一）艾灸室清洁与消毒管理

（1）空气流通与消毒：诊室应具备良好的通风、采光条件。采用自然通风和 / 或机械通风以保证艾灸场所的空气流通和换气次数。施灸物品燃烧易产生烟雾，尤其雷火灸，有条件者应安装排烟系统。每日艾灸前后应进行空气消毒。接诊患有呼吸道传染病的顾客后，应进行空气消毒，可采用下列方法之一，并符合相应的要求：空气消毒器，紫外线灯照射，其他合法达标的空气消毒产品。不宜常规采用化学喷雾进行空气消毒。

（2）地面的清洁与消毒：地面无明显污染时，采用湿式清洁。当地面受到顾客血液、体液等明显污染时，先用吸湿材料去除可见的污染物，再清洁和消毒。地面消毒采用 400~700mg/L 有效氯的含氯消毒液擦拭，作用 30 分钟。

（3）物体表面的清洁与消毒：遵循先清洁、再消毒的原则。室内用品如操作台、桌子、椅子、凳子、床头柜等的表面无明显污染时，采用湿式清洁为主，每天 2 次。当受到明显污染时，先用吸湿材料去除可见的污染物，然后再清洁和消毒。要求达到干净、干燥、无尘、无污垢、无碎屑、无异味。物体表面消毒方法同地面或采用 1 000~2 000mg/L 季铵盐类消毒液擦拭。

（二）艾灸器具及用品的清洗与消毒

1. 艾灸器具的清洗与消毒

（1）清洗

1）手工清洗：将适量的洗涤剂和开水混合，将艾灸器具放入其中浸泡几分钟。对于顽固的油垢，可以使用钢丝球轻轻刷洗，但要注意不要划伤器具表面。这种方法简单易行，但需注意手工清洗时水温宜为15~30℃，以免烫伤手；也可将医用酒精倒入容器中，将艾灸器具放入其中浸泡，最好盖上盖子避免酒精挥发。过一段时间后，用旧牙刷轻轻刷洗器具表面，酒精具有良好的消毒作用，同时也能有效去除油垢；市面上有许多专门用于清洁艾灸器具的清洁剂，这些清洁剂通常具有去油、去污、杀菌等多种功效，按照清洁剂的说明操作，将器具浸泡或擦拭干净即可。

2）机械清洗：对于一些可以拆卸的艾灸器具部件，可以使用超声波清洗机进行清洗，这些设备能够利用高频振动或高压水流彻底去除器具表面的污垢和油渍。

（2）消毒

1）煮沸消毒：将清洗干净的艾灸器具放入沸水中煮沸3~5分钟，这种方法简单易行且成本低廉，能够有效杀灭器具表面的细菌和病毒，但需要注意的是，一些不耐高温的器具材料可能不适合此方法，消毒后干燥保存备用。

2）蒸汽消毒：将艾灸器具放入压力锅中进行蒸汽消毒，这也是一种有效的消毒方法，蒸汽能够渗透到器具的每一个角落，彻底杀灭细菌和病毒，但同样需要注意器具材料的耐高温性能，消毒后干燥保存备用。

3）紫外线消毒：紫外线消毒能够杀死灸盒表面的细菌，但需要注意紫外线亮度应足够强且持续时间应足够长。

4）化学消毒：对于一些无法用高温或紫外线消毒的器具材料，可以使用化学消毒剂进行消毒。例如使用有效氯500mg/L的含氯消毒液、酒精等消毒剂对器具进行擦拭或浸泡消毒。但需要注意消毒剂的浓度和使用时间，以免对器具造成损害或残留有害物质。消毒后再用清水冲洗干净，干燥保存备用。

2. 顾客床单元的清洁与消毒

1）床单、枕巾、椅垫（罩）等直接接触顾客的用品应每人次更换，亦可选择使用一次性床单，用品被血液、体液、分泌物、排泄物等污染时立即更换，更换后的用品应及时清洗与消毒。床单元（含床栏、床头柜等）的表面进行定期清洁和或消毒，遇污染应及时清洁与消毒，消毒方法应采用合法、有效的消毒剂如复合季铵盐消毒液、含氯消毒剂擦拭消毒，或采用合法、有效的床单元消毒器进行清洗和/或消毒，消毒剂或消毒器的使用方法与注意事项等应遵循产品的使用说明书。

2）间接接触顾客的被芯、枕芯、褥子、床垫等，应定期清洗与消毒，遇污染应及时更换、清洗与消毒，甲类及按甲类管理的乙类传染病顾客、不明原因病原体感染顾客等使用后的上述物品应进行终末消毒，消毒方法应合法、有效，其使用方法与注意事项等应遵循产品的使用说明书。

3. 诊疗用品的清洁与消毒　诊疗用品如血压计等，应保持清洁，遇有污染应及时先清洁后采用消毒剂进行消毒。

4. 清洁用品的消毒

1）手工清洗与消毒：擦拭布巾，清洗干净后，在250mg/L有效氯消毒剂（或其他有效消毒剂）中浸泡30分钟，冲净消毒液，干燥备用；地巾，清洗干净后，在500mg/L有效氯消毒剂中浸泡30分钟，冲净消毒液，干燥备用。

2）自动清洗与消毒：使用后的布巾、地巾等物品放入清洗机内，按照清洗器产品的使用说明书进行清洗与消毒，一般程序包括水洗、洗涤剂洗、清洗、消毒、烘干、取出备用。

第二节　安全与急救常识

艾灸的施灸过程主要通过点燃的艾炷、艾条，以适当的距离对准应灸的腧穴部位或患处，使顾客局部有温热感而无灼痛，以皮肤红晕为度，以起到舒通经络、温经散寒等作用。虽然艾灸的操作简单，但运用时顾客有可能发生烫伤，以及可能出现顾客晕灸、艾灸过敏等情况，乃至突发心搏骤停、休克等，明火管理不当甚至引发火灾，危害生命。本节介绍艾灸相关安全与急救常识。

一、安全操作指南

（一）艾灸的安全操作规范

1. 艾灸前的准备

（1）确保艾灸房间通风良好，避免烟雾积聚。

（2）检查艾灸用具是否完好无损，如艾条、艾绒、灸盒等。

（3）询问顾客是否有过敏史、皮肤病史或其他禁忌证。

（4）确认顾客是否了解艾灸的过程和可能的风险。

2. 保健艾灸师的个人防护

（1）保健艾灸师应穿着干净的工作服，必要时佩戴口罩和手套。

（2）保健艾灸师的手部应保持清洁，如有伤口应进行包扎。

（3）保健艾灸师应定期进行健康检查，确保身体健康。

3. 顾客的安全与舒适

（1）顾客应在平坦、舒适的床上接受艾灸，避免在过软或过硬的床上进行。

（2）顾客在接受艾灸前应清洁皮肤，避免油脂或污垢影响艾灸效果。

（3）顾客在接受艾灸时应保持放松，避免剧烈运动或紧张情绪。

4. 艾灸过程中的操作规范

（1）艾灸时应保持艾条与皮肤的距离适中，避免烫伤。

（2）艾灸时应遵循从上到下、从左到右的顺序，避免遗漏穴位。

（3）艾灸过程中应随时观察顾客的反应，如有不适应立即停止。

5. 艾灸后的处理

（1）艾灸后应立即熄灭艾条，可以直接将艾条燃烧的部分剪掉，剪下来的艾条、艾灰放入金属、陶瓷等不易燃的容器中，盖上盖子，隔绝空气，等待其自然熄灭，避免火灾。

（2）艾灸后应及时清洁顾客皮肤，避免汗水或油脂影响皮肤呼吸。

（3）艾灸后应让顾客休息片刻，避免立即进行剧烈运动。

（二）特殊人群进行艾灸的注意事项

特殊人群包括孕妇、儿童、老年人、慢性病患者等，在进行艾灸前，应充分了解他们的身体状况和需求，以确保艾灸对他们的身体无害。同时，特殊人群在接受艾灸时应有家人或专业人士陪同，以便及时处理突发情况。在接受艾灸时需要注意以下几点。

1. 孕妇

（1）孕妇在怀孕期间应避免艾灸腹部和腰部，以免引起子宫收缩或流产。

（2）孕妇在怀孕初期和晚期应避免艾灸，因为这两个阶段胎儿较为敏感。

（3）孕妇在接受艾灸前应咨询医师的意见，确保艾灸对母体和胎儿无害。

2. 儿童

（1）儿童的皮肤较为娇嫩，接受艾灸时应特别小心，避免烫伤。

（2）在艾灸前应充分与儿童沟通，确保他们理解艾灸的过程和可能的不适。

（3）儿童在接受艾灸时应有成人陪同，以便及时处理突发情况。

3. 老年人

（1）老年人的皮肤较为干燥，接受艾灸时应特别小心，避免烫伤。

（2）老年人在接受艾灸前应咨询医师的意见，确保艾灸对他们的身体状况无害。

（3）老年人在接受艾灸时应有家人陪同，以便及时处理突发情况。

4. 慢性病患者

（1）慢性病患者在接受艾灸前应咨询医师的意见，确保艾灸对他们的病情无害。

（2）慢性病患者在接受艾灸时应特别小心，避免因艾灸引起的身体不适加重病情。

（3）慢性病患者在接受艾灸时应有家人陪同，以便及时处理突发情况。

（三）紧急情况下的火灾应急预案

1. 遇有火灾，第一是大声呼救或立即拨打“119”电话报警，报警时，要报清火灾户主的姓名，区、街、巷、门牌号数以及邻近重要标志。

2. 如火势初期较小，立即就近使用灭火器将其扑灭。

3. 如身处火焰中，头部最好用湿棉被（不用化纤的）包住，露出双眼逃生。

4. 身上的衣服被烧着时，用水冲，湿被捂住，或就地打滚，以达到熄灭身上之火的目的。绝对不能带火逃跑，这样会使火越着越大，增加伤害。

5. 遇有浓烟滚滚的火灾时，把毛巾打湿紧按在嘴和鼻子上，防高温、烟呛和窒息。

6. 浓烟常在离地面30cm左右处四散。逃生时身体要用低姿势，最好爬出浓烟区。

7. 逃出时即使忘了带出东西，也不能再次进入火区。

8. 火灾时容易发生直接或间接的损伤，如玻璃的破碎、房屋的倒塌造成各种外伤，以及发生喉咙痛、睁不开眼、咳嗽、呼吸困难和窒息。应及时急救，或拨打“120”请急救中心来急救。

二、艾灸不良事件的急救知识与技能

（一）烫伤的急救处理

1. 定义　烫伤是指由无火焰的高温液体（沸水、热油、钢水）、高温固体（烧热的金属等）或高温蒸汽等所致的组织损伤。

2. 识别与判断

（1）Ⅰ度烫伤　烫伤只损伤皮肤表层，局部轻度红肿、无水疱、疼痛明显。

（2）Ⅱ度烫伤　烫伤是真皮损伤，局部红肿疼痛，有大小不等的水疱。

（3）Ⅲ度烫伤　烫伤是皮下、脂肪、肌肉、骨骼都有损伤，并呈灰或红褐色。

3. 处理原则与方法

无论哪种烫伤都需要急救处理。

（1）Ⅰ度烫伤（不留疤）：应立即脱去烫伤部位的衣袜，嘱咐顾客尽量暴露烫伤部位，涂上芦荟胶/烫伤膏。

（2）Ⅱ度烫伤（处理不当可能留疤）

1）一般白色或略带黄色透明小水疱，嘱咐顾客尽量暴露烫伤部位，衣着宽松避免摩擦，防止破损，涂上芦荟胶/烫伤膏，并嘱咐顾客在碰到烫伤部位流汗/沾水后，需及时补涂上药膏，一般2~5天即可愈合。

2）如果是大水疱/小水疱比较多，可用消毒后的针从疱的底部刺破后，将水疱内的液体挤出，再涂络合碘消毒，如果方便就直接暴露烫伤皮肤直至愈合，如果无法暴露皮肤，用医用纱布包扎烫伤皮肤，松紧要适度，每天涂药4次。并告知顾客烫伤部位需要穿着宽松的衣服，保持创面清洁，不得束缚烫伤部位，确保透气。

（3）Ⅲ度烫伤（可能留疤）

1）参照Ⅱ度烫伤处理。

2）消炎药膏涂敷在创口并口服抗生素消炎。

3）及时就医处理。

（二）晕灸的急救处理

1. 定义　晕灸是指顾客在接受施灸过程中或灸后10分钟内发生晕厥的现象。表现为头晕、目眩、胸闷、憋气、恶心、呕吐、心慌、四肢发凉等症状体征和不适感，严重者可出现神志不清、二便失禁、大汗、四肢厥逆、脉微欲绝。严重的晕灸者极为罕见。

2. 识别与判断

晕灸临床表现分为先兆期、发作期、后期。

（1）晕灸先兆期：表现为头部各种不适感，上腹部或全身不适，眼花，耳鸣，心悸，面色苍白，出冷汗，打呵欠等。有些顾客可无先兆期。

（2）晕灸发作期

1）轻者：头晕胸闷，恶心欲呕，肢体发软发凉，摇晃不稳，或伴瞬间意识丧失。

2）重者：突然意识丧失，昏仆在地，唇甲青紫，大汗淋漓，面色灰白，双眼上翻，二便失禁。少数可伴惊厥发作。

（3）晕灸后期：经及时处理恢复后，顾客可有显著疲乏，面色苍白，嗜睡及汗出。轻症则仅有轻度不适。

3. 处理原则与方法

（1）轻度晕灸

1）应迅速停止施灸。

2）将顾客扶至空气流通处，使其仰卧，解开顾客衣服最上面的衣扣以方便透气、散热。

3）抬高顾客双腿，头部放低（不用枕头）。

4）给予顾客温热开水或红糖水饮服。

（2）重度晕灸

1）立刻停灸，使顾客平卧，操作如轻度晕灸。

2）悬起灸百会、内关、悬钟、水沟、涌泉五穴。点燃后在这五个穴位上做雀啄式温灸，不宜离皮肤太近，以免烫伤，直至顾客知觉恢复，症状消退。

3）如必要时，配合施行人工呼吸，针刺上述五穴等。

4）送医院处理。

（三）过敏反应的急救处理

1. 定义　在艾灸过程中或艾灸以后，机体出现程度不等的过敏反应。

2. 识别与判断　艾灸引起的过敏绝大多数因艾烟而起。艾烟引起的相关过敏症状及不良反应主要有皮肤瘙痒和皮疹、扁桃体肿大、咽痒、目痛、咽鼓管痒及昏睡，有时还伴有胸中发热或烦躁等症状。

3. 处理原则与方法　对于过敏顾客，一般立即中止艾灸操作或让顾客离开艾烟环境。严重者根据情况应用药物或送医院处理。若日后顾客还需进行保健艾灸，则应选用无烟艾条。

（四）心肺复苏术技术和自动体外除颤器的基础操作

1. 定义　心肺复苏术，简称 CPR，是针对骤停的心脏和呼吸采取的急救技术，目的是恢复患者自主呼吸和自主循环。包括胸外按压（C：Compression）、开放气道（A：Airway）和人工呼吸（B：Breathing）三项技术，其顺序简称为“C-A-B”。

2. 识别与判断　①患者心跳呼吸停止；②患者知觉丧失，高声呼唤其姓名或摇动其身体无反应；③大动脉搏动消失，用手的拇、示指在患者颈前喉结两侧可摸到有搏动，表示心跳未停，如无搏动表示心跳停止；④患者心音消失，用耳朵直贴在左胸心前区（锁骨中线与4~5 肋间横线交叉处），如听不到心音，表明心跳停止；⑤患者心跳停止 45 秒钟，瞳孔开始散大；⑥测量患者血压变为零，即测不出血压。

3. 处理原则与方法　急救原则是就地立即实行心肺复苏急救和自动体外除颤器技术，拨打“120”急救电话，分秒必争。

（1）心搏骤停复苏技术

1）胸外心脏按压术：本法是现场抢救时的首选方法。①使伤病者平卧于硬板床或平地上，注意保暖；②急救者以左手掌根置于患者胸骨中下 1/3 交界处，右手压于左手背上，借急救者的体重向脊柱方向带有冲击性地按压，但绝不能用力过猛过大，因暴力可引起肋骨骨折、心包积血，按压深度 5~6cm 为宜，以间接压迫心脏，接着迅速放松，使胸骨复原，心脏舒张；③挤压与放松之间的百分比，前者占 60%，后者占 40%；④按压速度不能过快或过慢，应为 100~120 次 /min；⑤按压必须持之以恒，直到有效的心跳恢复为止；⑥小儿只用一掌根的压力即可。

2）人工呼吸：口对口人工呼吸与胸外心脏按压同时进行。清除患者口腔、鼻腔的异物和分泌物，若有假牙应取下。若无颈部创伤，一般采用仰头抬额法开放气道。即急救者将一手置于患者前额使头向后仰，另一手的示、中两指抬起患者下颌，使下颌角与耳垂的连线与地面呈垂直状态，保持气道通畅。开放气道后，行 2 次人工呼吸，每次持续吹气时间不少于 1 秒。在确保气道通畅时，急救者左手的拇指与示指捏住患者鼻孔，吸一口气，用口唇完全包绕患者的嘴部，然后缓慢吹气，观察患者有无胸廓起伏，确保足量的气体进入患者肺部。每次吹毕即将口移开，患者凭借胸部弹性收缩被动完成呼气。吹气量以能看见患者胸廓起伏为准。按压和通气的比例为 30∶2，交替进行。对于婴儿和儿童，按压和通气的比例可为 15∶2。

按照 30 次胸外按压，2 次人工呼吸，30∶2 的频率进行 5 个循环，约 2 分钟后进行评估，通过触摸颈动脉搏动，看、听、感觉呼吸的方法，判定患者自主心跳及呼吸是否恢复，评估在 10 秒内完成。通过人工呼吸和胸外心脏按压后复苏，有效的标志是，除可触摸到大动脉开始搏动外，同时也应出现下列征象：瞳孔由大变小或出现对光反射，出现睫毛反射，有吞咽反射，自主呼吸恢复，面色由发绀变红润，测量血压收缩压大于 60mmHg。

（2）自动体外除颤器

1）定义：自动体外除颤器（automated external defibrillator，AED）是一种能够自动识别患者是否为可复律的心律失常，并实施电击除颤的急救设备。

2）AED 使用方法：①开启 AED。将 AED 放置于患者头顶附近，开启 AED，按照语音提示操作。②贴放电极片。撕去电极片上的贴膜，分别贴在患者右胸部锁骨下方和左乳头外侧。③AED 分析患者心律。确定是否需要除颤，此时要确保所有人不得接触患者，暂停心肺复苏操作。如 AED 通过分析确认为可电击除颤的心律，AED 会提示进行除颤。如 AED 分析结果不是可电击除颤的心律，则不会放电，同时提示“不建议除颤，如有需要请进行心肺复苏”。④电击除颤。如果 AED 建议除颤，需要再次确认所有人员均未接触患者（接触者可能被电击）。待 AED 充电完成后，按下“电击”按钮放电（半自动 AED）或 AED 自动放电除颤。

（李杰斌　姚中进）

本章练习

一、单选题

1. 物表消毒使用的含氯消毒剂浓度为（　　）

A. 500mg/L　　B. 1 000mg/L

C. 2 000mg/L　　D. 3 000mg/L

2. 使用中紫外线灯管照射强度不得低于（　　）

A. 90μw/cm²　　B. 70μw/cm²

C. 80μw/cm²　　D. 60μw/cm²

3. 地面等处被血液、体液污染时应采用下列哪种方法清理（　　）

A. 直接使用拖把清理掉

B. 消毒液倒在表面

C. 覆盖消毒（蘸有消毒液的布类或纸巾覆盖）30 分钟后清理

D. 以上方法都不对

4. 清洁与消毒应遵循的原则及采取的清洁方式是（　　）

A. 先清洁再消毒、干式卫生　　B. 先清洁再消毒、湿式卫生

C. 先消毒再清洁、干式卫生　　D. 先消毒再清洁、湿式卫生

5. 清洁与消毒原则哪项不准确（　　）

A. 应遵循先清洁再消毒的原则

B. 采取湿式卫生的清洁方式

C. 可使用消毒湿巾进行清洁消毒

D. 环境表面不宜采用高水平消毒剂进行日常消毒

6. 含氯消毒剂配制后使用时间不应超过（　　）

A. 4 小时　　B. 24 小时

C. 2 小时　　D. 12 小时

7. 使用酒精作为消毒剂时，其有效浓度范围是多少？（　　）

A. 50%~70%　　B. 60%~80%

C. 70%~90%　　D. 80%~100%

8. Ⅰ度烫伤的表现（　　）

A. 皮肤灼红，疼痛，干燥有水疱　　B. 局部红肿热痛，有水疱

C. 局部红肿热痛，有拔毛痛　　D. 皮肤灼红，疼痛，干燥无水疱

9. 下列哪项不是晕灸的临床表现（　　）

A. 头晕目眩　　B. 心慌气短

C. 胸闷胸痛　　D. 恶心呕吐

10. 处理晕灸时，应采取的首要措施为（　　）

A. 让患者平卧，头部放低　　B. 松开衣带，注意保暖

C. 停止艾灸，离开艾灸环境　　D. 给予温开水、糖水饮之

11. 以下哪项不是艾灸过敏的常见症状？（　　）

A. 皮肤红肿　　B. 水疱

C. 流脓　　D. 剧烈瘙痒

12. 心肺复苏的第一步是（　　）

A. 检查意识　　B. 立即按压

C. 拨打急救电话　　D. 寻找 AED

13. 进行胸外按压时，按压频率应为（　　）

A. 80~100 次 /min　　B. 100~120 次 /min

C. 120~140 次 /min　　D. 140~160 次 /min

14. 使用 AED 时，以下哪项是错误的？（　　）

A. 将患者衣物脱去　　B. 将患者放在湿润的地面上

C. 将 AED 贴片贴在患者胸部　　D. 开启 AED 并按照指示操作

15. 在火灾发生时，以下哪项不是首要的逃生原则？（　　）

A. 确保自身安全　　B. 尽量携带贵重物品

C. 避免使用电梯　　D. 迅速离开火场

二、判断题

1. 应遵循先消毒再清洁的原则，采取湿式卫生的清洁方式。（　　）
2. 被顾客体液、血液、排泄物、分泌物等污染的环境表面，应立即擦拭消毒。（　　）
3. 紫外线消毒适用于室内空气、物体表面、水及其他液体的消毒。（　　）
4. 耐热耐湿的手术器械应首选压力蒸汽灭菌，也可采用化学消毒剂浸泡灭菌。（　　）
5. 烫伤发生后应立即脱离热源，脱去衣物。（　　）
6. 在任何情况下，都应该尝试扑灭初期火灾。（　　）
7. 艾灸过敏仅在艾灸过程中出现，艾灸后不会发生。（　　）
8. 艾灸过敏后，顾客应立即停止使用艾灸并就医。（　　）
9. 心肺复苏时，应先进行人工呼吸，再进行胸外按压。（　　）
10. 心肺复苏时，应持续操作直至专业医护人员到场。（　　）

三、问答题

1. 使用紫外线进行消毒时，应注意哪些安全事项？
2. 如何选择适合的消毒剂来消毒皮肤？
3. 论述如何预防和处理晕灸不良反应。
4. 如何预防和处理艾灸过敏？
5. 简述烫伤的急救措施。

第四章 保健艾灸师相关法律法规

【学习目标】

1. 通过学习了解保健艾灸师相关法律法规的基本原则、核心思想以及主要内容，明确意识到其重要性。
2. 深刻理解保健艾灸师相关法律法规，树立正确的法律观念。

第一节 《中华人民共和国劳动法》相关知识

《中华人民共和国劳动法》（以下简称《劳动法》）旨在保护劳动者的合法权益，调整劳动关系，建立和维护适应社会主义市场经济的劳动制度，促进经济发展和社会进步。以下是该法的主要内容。

一、总则

（一）立法目的

保护劳动者的合法权益，调整劳动关系，建立和维护适应社会主义市场经济的劳动制度，促进经济发展和社会进步。

（二）适用范围

在中华人民共和国境内的企业、个体经济组织（以下统称用人单位）和与之形成劳动关系的劳动者，以及国家机关、事业组织、社会团体和与之建立劳动合同关系的劳动者。

二、劳动关系

《劳动法》第一章规定，“劳动者享有平等就业和选择职业的权利、取得劳动报酬的权利、休息休假的权利、获得劳动安全卫生保护的权利、接受职业技能培训的权利、享受社会保险和福利的权利、提请劳动争议处理的权利以及法律规定的其他劳动权利。”同时，“劳动者应当完成劳动任务，提高职业技能，执行劳动安全卫生规程，遵守劳动纪律和职业道德。”

《劳动法》第二章规定,“劳动者就业,不因民族、种族、性别、宗教信仰不同而受歧视”“妇女享有与男子平等的就业权利。在录用职工时,除国家规定的不适合妇女的工种或者岗位外,不得以性别为由拒绝录用妇女或者提高对妇女的录用标准”,同时“禁止用人单位招用未满十六周岁的未成年人”。

劳动关系的当事人是特定的,一方是劳动者,另一方是用人单位。在我国,劳动者包括在法定劳动年龄内具有劳动能力的我国公民、外国人、无国籍人。在我国用人单位包括依法成立的企业、个体经济组织、国家机关、事业组织、社会团体。

劳动关系是在实现劳动过程中发生的社会关系。劳动关系具有人身、财产关系的属性。劳动关系的确立是保障劳动者权益的第一步。《劳动法》明确规定,“建立劳动关系应当订立劳动合同”“劳动合同可以约定试用期。试用期最长不得超过六个月”。然而,在现实操作中,仍存在口头约定、事实劳动关系等复杂情况,导致劳动者在发生争议时面临举证困难。对此,劳动者在入职之初应即刻要求与用人单位签订正规合同,明确工作岗位、工作时间、工资待遇、社会保险等内容,以此为依据,有效防范潜在的劳动纠纷。

三、工资

《劳动法》第五章规定,工资分配应当遵循按劳分配原则,实行同工同酬。国家实行最低工资保障制度。最低工资的具体标准由省、自治区、直辖市人民政府规定,报国务院备案。用人单位支付劳动者的工资不得低于当地最低工资标准。工资应当以货币形式按月支付给劳动者本人。不得克扣或者无故拖欠劳动者的工资。劳动者在法定休假日和婚丧假期间以及依法参加社会活动期间,用人单位应当依法支付工资。有下列情形之一的,用人单位应当按照下列标准支付高于劳动者正常工作时间工资的工资报酬:(一)安排劳动者延长工作时间的,支付不低于工资的百分之一百五十的工资报酬;(二)休息日安排劳动者工作又不能安排补休的,支付不低于工资的百分之二百的工资报酬;(三)法定休假日安排劳动者工作的,支付不低于工资的百分之三百的工资报酬。

四、工作时间和休息休假

《劳动法》第四章规定,“国家实行劳动者每日工作时间不超过八小时、平均每周工作时间不超过四十四小时的工时制度”“用人单位应当保证劳动者每周至少休息一日”“用人单位在下列节日期间应当依法安排劳动者休假:(一)元旦;(二)春节;(三)国际劳动节;(四)国庆节;(五)法律、法规规定的其他休假节日”“用人单位由于生产经营需要,经与工会和劳动者协商后可以延长工作时间,一般每日不得超过一小时;因特殊原因需要延长工作时间的,在保障劳动者身体健康的条件下延长工作时间每日不得超过三小时,但是每月不得超过三十六小时”“劳动者在国家法定节假日和休息日有权享受休息休假。劳动者连续工作一年以上的,享受带薪年休假”。

五、劳动安全卫生

《劳动法》第六章规定,“用人单位必须建立、健全劳动安全卫生制度,严格执行国家劳动安全卫生规程和标准,对劳动者进行劳动安全卫生教育,防止劳动过程中的事故,减少职业危害”“劳动安全卫生设施必须符合国家规定的标准”“用人单位必须为劳动者提供符合国家规定的劳动安全卫生条件和必要的劳动防护用品，对从事有职业危害作业的劳动者应当定期进行健康检查”。

“劳动者在劳动过程中必须严格遵守安全操作规程”“劳动者对用人单位管理人员违章指挥、强令冒险作业，有权拒绝执行；对危害生命安全和身体健康的行为，有权提出批评、检举和控告”。

六、女职工和未成年工特殊保护

《劳动法》第七章规定，“国家对女职工和未成年工实行特殊劳动保护，未成年工是指年满十六周岁未满十八周岁的劳动者”“不得安排女职工在怀孕期间从事国家规定的第三级体力劳动强度的劳动和孕期禁忌从事的劳动。对怀孕七个月以上的女职工，不得安排其延长工作时间和夜班劳动”“女职工生育享受不少于九十天的产假”“不得安排女职工在哺乳未满一周岁的婴儿期间从事国家规定的第三级体力劳动强度的劳动和哺乳期禁忌从事的其他劳动，不得安排其延长工作时间和夜班劳动”“用人单位应当对未成年工定期进行健康检查。对女职工及在经期、孕期、产期、哺乳期等特殊时期给予特殊保护”“禁止用人单位招用未满十六周岁的未成年人，国家对年满十六周岁未满十八周岁的未成年工实行特殊劳动保护”。

七、职业培训

《劳动法》第八章规定，“鼓励和支持有条件的企业、事业组织、社会团体和个人进行各种形式的职业培训”“用人单位应当建立职业培训制度，按照国家规定提取和使用职业培训经费，根据本单位实际，有计划地对劳动者进行职业培训”“从事技术工种的劳动者，上岗前必须经过培训”。

八、社会保险和福利

《劳动法》第九章规定，“用人单位和劳动者必须依法参加社会保险，缴纳社会保险费”“劳动者在下列情形下，依法享受社会保险待遇：（一）退休；（二）患病、负伤；（三）因工伤残或者患职业病；（四）失业；（五）生育”。“劳动者享受的社会保险金必须按时足额支付”“国家鼓励用人单位根据本单位实际情况为劳动者建立补充保险”“国家提倡劳动者个人进行储蓄性保险”“用人单位应当创造条件，改善集体福利，提高劳动者的福利待遇”。

九、劳动争议

当劳动者的权益受到侵害时，如何有效维权是关键。《劳动法》提供了协商、调解、仲裁、诉讼等多种争议解决途径。劳动者应了解各类劳动争议的处理流程及期限，特别是劳动仲裁的申请条件、证据收集、法律援助等实用信息，并在遇到纠纷时积极寻求专业法律服务，理性、高效地解决争议。

《劳动法》第十章规定，“用人单位与劳动者发生劳动争议，当事人可以依法申请调解、仲裁、提起诉讼，也可以协商解决，调解原则适用于仲裁和诉讼程序”“劳动争议发生后，当事人可以向本单位劳动争议调解委员会申请调解；调解不成，当事人一方要求仲裁的，可以向劳动争议仲裁委员会申请仲裁。当事人一方也可以直接向劳动争议仲裁委员会申请仲裁。对仲裁裁决不服的，可以向人民法院提起诉讼”“劳动争议当事人对仲裁裁决不服的，可以自收到仲裁裁决书之日起十五日内向人民法院提起诉讼。一方当事人在法定期限内不起诉又不履行仲裁裁决的，另一方当事人可以申请人民法院强制执行”“因签订集体合同发生争议，当事人协商解决不成的，当地人民政府劳动行政部门可以组织有关各方协调处理”“因履行集体合同发生争议，当事人协商解决不成的，可以向劳动争议仲裁委员会申请仲裁；对仲裁裁决不服的，可以自收到仲裁裁决书之日起十五日内向人民法院提起诉讼”。

第二节 《中华人民共和国消费者权益保护法》相关知识

《中华人民共和国消费者权益保护法》是保护消费者合法权益的重要法律。

一、总则

（一）立法目的

为保护消费者的合法权益，维护社会经济秩序，促进社会主义市场经济健康发展，制定本法。

（二）适用范围

消费者为生活消费需要购买、使用商品或者接受服务，其权益受本法保护；本法未作规定的，受其他有关法律、法规保护。

二、消费者的权利

消费者在购买、使用商品和接受服务时享有人身、财产安全不受损害的权利，消费者有权要求经营者提供的商品和服务，符合保障人身、财产安全的要求。消费者享有知悉其购买、使用的商品或接受的服务的真实情况的权利。消费者有权根据商品或者服务的不同情况，要求经营者提供商品的价格、产地、生产者、用途等有关情况。消费者在自主选择商品或者服务时，有权进行比较、鉴别和挑选。消费者在购买商品或者接受服务时，有权获得质量保障、价格合理、计量正确等公平交易条件。消费者因购买、使用商品或者接受服务受到人身、财产损害的，享有依法获得赔偿的权利。

《中华人民共和国消费者权益保护法实施条例》第九条第二款规定，经营者不得在消费者不知情的情况下，对同一商品或者服务在同等交易条件下设置不同的价格或者收费标准。

三、经营者的义务

《中华人民共和国消费者权益保护法实施条例》对《中华人民共和国消费者权益保护法》规定的保障消费者人身财产安全、缺陷产品处理、禁止虚假宣传、明码标价、使用格式条款、履行质量担保责任、消费者个人信息保护等义务作了细化规定。例如，经营者应当保证其经营场所及设施符合保障人身、财产安全的要求，采取必要的安全防护措施。经营者应当采用通俗易懂的方式，真实、全面地向消费者提供商品或者服务相关信息，不得通过虚构经营者资质、资格或者所获荣誉，虚构商品或者服务交易信息、经营数据，篡改、编造、隐匿用户评价等方式，进行虚假或者引人误解的宣传，欺骗、误导消费者。《中华人民共和国消费者权益保护法实施条例》补充了经营者关于老年人、未成年人消费者保护相关义务规定。明确经营者不得通过虚假或者引人误解的宣传，虚构或者夸大商品或者服务的治疗、保健、养生等功效，诱导老年人等消费者购买明显不符合其实际需求的商品或者服务。明确经营者提供网络游戏服务的，应当符合国家有关规定和标准，保护未成年人身心健康。

四、国家对消费者合法权益的保护

国家制定有关消费者权益的法律、法规、规章和强制性标准，应当听取消费者和消费者协会等组织的意见。各级人民政府应当加强领导，组织、协调、督促有关行政部门做好保护消费者合法权益的工作。各级人民政府工商行政管理部门和其他有关行政部门应当依照法律、法规的规定，在各自的职责范围内，采取措施，保护消费者的合法权益。

《中华人民共和国消费者权益保护法实施条例》中的规定也体现了政府在保护消费者权益方面职责的强化。一是各级人民政府应当加强对消费者权益保护工作的指导，组织、协调、督促有关行政部门落实消费者权益保护工作职责。二是市场监督管理部门或者其他有关行政部门应当及时受理和处理消费投诉、举报，开展消费预警和风险提示。三是市场监督管理部门和其他有关行政部门应当加强消费者权益保护工作的协同配合和信息共享，依照法律、法规的规定，在各自的职责范围内，对经营者提供的商品和服务实施抽查检验等监管措施，及时查处侵害消费者合法权益的行为。四是加强消费知识的宣传普及，加强对经营者的普法宣传、行政指导和合规指引。五是鼓励、支持社会监督和舆论监督。

五、消费者组织

消费者协会和其他消费者组织是依法成立的对商品和服务进行社会监督的保护消费者合法权益的社会组织。消费者协会履行向消费者提供消费信息和咨询服务、参与监督检查、反映、查询、提出建议、受理投诉、调查调解等职能。

六、争议的解决

消费者与经营者发生权益争议时，可以通过协商和解、请求消费者协会或其他调解组织调解、向有关部门投诉、提请仲裁、提起诉讼等途径解决。

七、法律责任

经营者违反本法规定，侵害消费者合法权益的行为将受到相应的行政处罚。监管部门可以采取罚款、责令停业、吊销营业执照等措施来惩罚违法者。

第三节　《中华人民共和国劳动合同法》相关知识

《中华人民共和国劳动合同法》(以下简称《劳动合同法》)的主要内容涵盖了劳动合同的订立、履行、变更、解除和终止等多个方面。

一、总则

（一）立法目的

为了完善劳动合同制度，明确劳动合同双方当事人的权利和义务，保护劳动者的合法权益，构建和发展和谐稳定的劳动关系，制定本法。

《劳动法》与《劳动合同法》，是前法与后法，旧法与新法的关系，按照《立法法》"新法优于旧法"的原则，《劳动法》与《劳动合同法》不一致的地方，以《劳动合同法》为准；《劳动合同法》没有规定而《劳动法》有规定的，则适用《劳动法》的相关规定。

《劳动合同法》突出了以下内容：一是立法宗旨非常明确，是为了保护劳动者的合法权益，强化劳动关系，构建和发展和谐稳定的劳动关系；二是解决目前比较突出的用人单位与劳动者不订立劳动合同的问题；三是解决合同短期化问题。

（二）适用范围

中华人民共和国境内的企业、个体经济组织、民办非企业单位等组织（以下称用人单位）与劳动者建立劳动关系，订立、履行、变更、解除或者终止劳动合同，适用本法。国家机关、事业单位、社会团体和与其建立劳动关系的劳动者，订立、履行、变更、解除或者终止劳动合同，依照本法执行。

二、劳动合同的订立

（一）建立劳动关系

用人单位自用工之日起即与劳动者建立劳动关系。用人单位应当建立职工名册备查。

（二）书面劳动合同

《劳动合同法》对订立劳动合同作出了新的规定：用人单位自用工之日起即与劳动者建立劳动关系，并且应当自用工之日起一个月内订立书面劳动合同。满一年不与劳动者订立书面劳动合同的，视为用人单位与劳动者已订立无固定期限劳动合同。超过1个月不满1年未与劳动者订立书面劳动合同的，应当向劳动者每月支付两倍的工资。违反规定不与劳动者订立无固定期限劳动合同的，自应当订立无固定期限劳动合同之日起向劳动者每月支付两倍的工资。签订合同不得扣押劳动者的居民身份证和其他证件，不得向劳动者收取财物。

（三）劳动合同类型

劳动合同分为固定期限劳动合同、无固定期限劳动合同和以完成一定工作任务为期限的劳动合同。

按照《劳动合同法》的规定，没有永久性合同，应该是无固定期限劳动合同。连续订立二次固定期限劳动合同，且劳动者没有本法第三十九条和第四十条第一项、第二项规定的情形，可以订立无固定期限劳动合同。

比如：双方签订一个满一年的劳动合同，一年下来双方情况都没问题，再用再签，就是续签一次。如果签的还是固定期限劳动合同，第三次续签，如劳动者提出签无固定期限劳动合同，而且没有主客观原因问题，没有《劳动合同法》第三十九条、第四十条规定的情形，用人单位就必须签无固定期限劳动合同。

（四）劳动合同内容

劳动合同应具备以下条款：用人单位的名称、住所和法定代表人或者主要负责人；劳动者的姓名、住址和居民身份证或者其他有效身份证件号码；劳动合同期限；工作内容和工作地点；工作时间和休息休假；劳动报酬；社会保险；劳动保护、劳动条件和职业危害防护；法律、法规规定应当纳入劳动合同的其他事项。

三、劳动合同的履行和变更

（一）履行原则

用人单位应当依法建立和完善劳动规章制度，保障劳动者享有劳动权利、履行劳动义务。

（二）变更劳动合同

用人单位与劳动者协商一致，可以变更劳动合同约定的内容。变更劳动合同，应当采用书面形式。

四、劳动合同的解除和终止

（一）解除条件

用人单位与劳动者协商一致，可以解除劳动合同。劳动者提前三十日以书面形式通知用人单位，可以解除劳动合同。劳动者在试用期内提前三日通知用人单位，可以解除劳动合同。

解聘要有法定事由。关于解除合同，《劳动合同法》第三十九条、第四十条、第四十一条有十三项具体规定。

第三十九条　劳动者有下列情形之一的，用人单位可以解除劳动合同：（一）在试用期间被证明不符合录用条件的；（二）严重违反用人单位的规章制度的；（三）严重失职，营私舞弊，给用人单位造成重大损害的；（四）劳动者同时与其他用人单位建立劳动关系，对完成本单位的工作任务造成严重影响，或者经用人单位提出，拒不改正的；（五）因本法第二十六条第一款第一项规定的情形致使劳动合同无效的；（六）被依法追究刑事责任的。

第四十条　有下列情形之一的，用人单位提前三十日以书面形式通知劳动者本人或者额外支付劳动者一个月工资后，可以解除劳动合同：（一）劳动者患病或者非因工负伤，在规定的医疗期满后不能从事原工作，也不能从事由用人单位另行安排的工作的；（二）劳动者不能胜任工作，经过培训或者调整工作岗位，仍不能胜任工作的；（三）劳动合同订立时所依据的客观情况发生重大变化，致使劳动合同无法履行，经用人单位与劳动者协商，未能就变更劳动合同内容达成协议的。

第四十一条　有下列情形之一，需要裁减人员二十人以上或者裁减不足二十人但占企业职工总数百分之十以上的，用人单位提前三十日向工会或者全体职工说明情况，听取工会或者职工的意见后，裁减人员方案经向劳动行政部门报告，可以裁减人员：（一）依照企业破产法规定进行重整的；（二）生产经营发生严重困难的；（三）企业转产、重大技术革新或者经营方式调整，经变更劳动合同后，仍需裁减人员的；（四）其他因劳动合同订立时所依据的客观经济情况发生重大变化，致使劳动合同无法履行的。裁减人员时，应当优先留用下列人员：（一）与本单位订立较长期限的固定期限劳动合同的；（二）与本单位订立无固定期限劳动合同的；（三）家庭无其他就业人员，有需要扶养的老人或者未成年人的。用人单位依照本条第一款规定裁减人员，在六个月内重新招用人员的，应当通知被裁减的人员，并在同等条件下优先招用被裁减的人员。

过失性解除，以劳动者有过错为前提；非过失性解除，是依据客观情况发生变化，如身体不好、不能胜任工作等原因，而不是劳动者过失引起；用人单位的经济性裁员，是因经营状况不好。这些都是法定依据，可以解除合同。

（二）终止条件

《劳动合同法》第四十四条规定，有下列情形之一的，劳动合同终止：

（一）劳动合同期满的；（二）劳动者开始依法享受基本养老保险待遇的；（三）劳动者死亡，或者被人民法院宣告死亡或者宣告失踪的；（四）用人单位被依法宣告破产的；（五）用人单位被吊销营业执照、责令关闭、撤销或者用人单位决定提前解散的；（六）法律、行政法规规定的其他情形。

第四十五条　劳动合同期满，有本法第四十二条规定情形之一的，劳动合同应当续延至相应的情形消失时终止。但是，本法第四十二条第二项规定丧失或者部分丧失劳动能力劳动者的劳动合同的终止，按照国家有关工伤保险的规定执行。

第四十六条　有下列情形之一的，用人单位应当向劳动者支付经济补偿：

（一）劳动者依照本法第三十八条规定解除劳动合同的；（二）用人单位依照本法第三十六条规定向劳动者提出解除劳动合同并与劳动者协商一致解除劳动合同的；（三）用人单位依照本法第四十条规定解除劳动合同的；（四）用人单位依照本法第四十一条第一款规定解除劳动合同的；（五）除用人单位维持或者提高劳动合同约定条件续订劳动合同，劳动者不同意续订的情形外，依照本法第四十四条第一项规定终止固定期限劳动合同的；（六）依照本法第四十四条第四项、第五项规定终止劳动合同的；（七）法律、行政法规规定的其他情形。

第四十七条　经济补偿按劳动者在本单位工作的年限，每满一年支付一个月工资的标准向劳动者支付。六个月以上不满一年的，按一年计算；不满六个月的，向劳动者支付半个月工资的经济补偿。

劳动者月工资高于用人单位所在直辖市、设区的市级人民政府公布的本地区上年度职工月平均工资三倍的，向其支付经济补偿的标准按职工月平均工资三倍的数额支付，向其支付经济补偿的年限最高不超过十二年。本条所称月工资是指劳动者在劳动合同解除或者终止前十二个月的平均工资。

第四十八条　用人单位违反本法规定解除或者终止劳动合同，劳动者要求继续履行劳动合同的，用人单位应当继续履行；劳动者不要求继续履行劳动合同或者劳动合同已经不能继续履行的，用人单位应当依照本法第八十七条规定支付赔偿金。（第八十七条　用人单位违反本法规定解除或者终止劳动合同的，应当依照本法第四十七条规定的经济补偿标准的二倍向劳动者支付赔偿金。）

第四十九条　国家采取措施，建立健全劳动者社会保险关系跨地区转移接续制度。

第五十条　用人单位应当在解除或者终止劳动合同时出具解除或者终止劳动合同的证明，并在十五日内为劳动者办理档案和社会保险关系转移手续。

劳动者应当按照双方约定，办理工作交接。用人单位依照本法有关规定应当向劳动者支付经济补偿的，在办结工作交接时支付。

用人单位对已经解除或者终止的劳动合同的文本，至少保存二年备查。

五、特别规定

（一）集体合同

企业职工一方与用人单位通过平等协商，可以就劳动报酬、工作时间、休息休假、劳动安全卫生、保险福利等事项订立集体合同。以下是《劳动合同法》有关集体合同的特别规定原文表述：

第五十一条　企业职工一方与用人单位通过平等协商，可以就劳动报酬、工作时间、休息休假、劳动安全卫生、保险福利等事项订立集体合同。集体合同草案应当提交职工代表大会或者全体职工讨论通过。

集体合同由工会代表企业职工一方与用人单位订立；尚未建立工会的用人单位，由上级工会指导劳动者推举的代表与用人单位订立。

第五十二条　企业职工一方与用人单位可以订立劳动安全卫生、女职工权益保护、工资调整机制等专项集体合同。

第五十三条　在县级以下区域内，建筑业、采矿业、餐饮服务业等行业可以由工会与企业方面代表订立行业性集体合同，或者订立区域性集体合同。

第五十四条　集体合同订立后，应当报送劳动行政部门；劳动行政部门自收到集体合同文本之日起十五日内未提出异议的，集体合同即行生效。

依法订立的集体合同对用人单位和劳动者具有约束力。行业性、区域性集体合同对当地本行业、本区域的用人单位和劳动者具有约束力。

第五十五条　集体合同中劳动报酬和劳动条件等标准不得低于当地人民政府规定的最低标准；用人单位与劳动者订立的劳动合同中劳动报酬和劳动条件等标准不得低于集体合同规定的标准。

第五十六条　用人单位违反集体合同，侵犯职工劳动权益的，工会可以依法要求用人单位承担责任；因履行集体合同发生争议，经协商解决不成的，工会可以依法申请仲裁、提起诉讼。

（二）劳务派遣

劳务派遣单位应当与被派遣劳动者订立二年以上的固定期限劳动合同，按月支付劳动报酬；被派遣劳动者在无工作期间，劳务派遣单位应当按照所在地人民政府规定的最低工资标准，向其按月支付报酬。劳务派遣只能在临时性、辅助性或者替代性的工作岗位上实施。以下是《劳动合同法》有关劳务派遣的特别规定原文表述：

第五十七条　经营劳务派遣业务应当具备下列条件：（一）注册资本不得少于人民币二百万元；（二）有与开展业务相适应的固定的经营场所和设施；（三）有符合法律、行政法规规定的劳务派遣管理制度；（四）法律、行政法规规定的其他条件。

经营劳务派遣业务，应当向劳动行政部门依法申请行政许可；经许可的，依法办理相应的公司登记。未经许可，任何单位和个人不得经营劳务派遣业务。

第五十八条　劳务派遣单位是本法所称用人单位，应当履行用人单位对劳动者的义务。劳务派遣单位与被派遣劳动者订立的劳动合同，除应当载明本法第十七条规定的事项外，还应当载明被派遣劳动者的用工单位以及派遣期限、工作岗位等情况。劳务派遣单位应当与被派遣劳动者订立二年以上的固定期限劳动合同，按月支付劳动报酬；被派遣劳动者在无工作期间，劳务派遣单位应当按照所在地人民政府规定的最低工资标准，向其按月支付报酬。

第五十九条　劳务派遣单位派遣劳动者应当与接受以劳务派遣形式用工的单位（以下称用工单位）订立劳务派遣协议。劳务派遣协议应当约定派遣岗位和人员数量、派遣期限、劳动报酬和社会保险费的数额与支付方式以及违反协议的责任。用工单位应当根据工作岗位的实际需要与劳务派遣单位确定派遣期限，不得将连续用工期限分割订立数个短期劳务派遣协议。

第六十条　劳务派遣单位应当将劳务派遣协议的内容告知被派遣劳动者。劳务派遣单位不得克扣用工单位按照劳务派遣协议支付给被派遣劳动者的劳动报酬。劳务派遣单位和用工单位不得向被派遣劳动者收取费用。

第六十一条　劳务派遣单位跨地区派遣劳动者的，被派遣劳动者享有的劳动报酬和劳动条件，按照用工单位所在地的标准执行。

第六十二条　用工单位应当履行下列义务：（一）执行国家劳动标准，提供相应的劳动条件和劳动保护；（二）告知被派遣劳动者的工作要求和劳动报酬；（三）支付加班费、绩效奖金，提供与工作岗位相关的福利待遇；（四）对在岗被派遣劳动者进行工作岗位所必需的培训；（五）连续用工的，实行正常的工资调整机制。

用工单位不得将被派遣劳动者再派遣到其他用人单位。

第六十三条　被派遣劳动者享有与用工单位的劳动者同工同酬的权利。用工单位应当按照同工同酬原则，对被派遣劳动者与本单位同类岗位的劳动者实行相同的劳动报酬分配办法。用工单位无同类岗位劳动者的，参照用工单位所在地相同或者相近岗位劳动者的劳动报酬确定。劳务派遣单位与被派遣劳动者订立的劳动合同和与用工单位订立的劳务派遣协议，载明或者约定的向被派遣劳动者支付的劳动报酬应当符合前款规定。

第六十四条　被派遣劳动者有权在劳务派遣单位或者用工单位依法参加或者组织工会，维护自身的合法权益。

第六十五条　被派遣劳动者可以依照本法第三十六条、第三十八条的规定与劳务派遣单位解除劳动合同。被派遣劳动者有本法第三十九条和第四十条第一项、第二项规定情形的，用工单位可以将劳动者退回劳务派遣单位，劳务派遣单位依照本法有关规定，可以与劳动者解除劳动合同。

第六十六条　劳动合同用工是我国的企业基本用工形式。劳务派遣用工是补充形式，只能在临时性、辅助性或者替代性的工作岗位上实施。前款规定的临时性工作岗位是指存续时间不超过六个月的岗位;辅助性工作岗位是指为主营业务岗位提供服务的非主营业务岗位;替代性工作岗位是指用工单位的劳动者因脱产学习、休假等原因无法工作的一定期间内,可以由其他劳动者替代工作的岗位。用工单位应当严格控制劳务派遣用工数量,不得超过其用工总量的一定比例,具体比例由国务院劳动行政部门规定。

第六十七条 用人单位不得设立劳务派遣单位向本单位或者所属单位派遣劳动者。

（三）非全日制用工

非全日制用工双方当事人可以订立口头协议。从事非全日制用工的劳动者可以与一个或者一个以上用人单位订立劳动合同;但是,后订立的劳动合同不得影响先订立的劳动合同的履行。以下是《劳动合同法》有关劳务派遣的特别规定原文表述:

第六十八条 非全日制用工,是指以小时计酬为主,劳动者在同一用人单位一般平均每日工作时间不超过四小时,每周工作时间累计不超过二十四小时的用工形式。

第六十九条 非全日制用工双方当事人可以订立口头协议。

从事非全日制用工的劳动者可以与一个或者一个以上用人单位订立劳动合同;但是,后订立的劳动合同不得影响先订立的劳动合同的履行。

第七十条 非全日制用工双方当事人不得约定试用期。

第七十一条 非全日制用工双方当事人任何一方都可以随时通知对方终止用工。终止用工,用人单位不向劳动者支付经济补偿。

第七十二条 非全日制用工小时计酬标准不得低于用人单位所在地人民政府规定的最低小时工资标准。

非全日制用工劳动报酬结算支付周期最长不得超过十五日。

第四节 《中华人民共和国环境保护法》相关知识

《中华人民共和国环境保护法》是一部旨在保护和改善环境、防治污染和其他公害,保障公众健康,推进生态文明建设,促进经济社会可持续发展的法律。以下是该法的主要内容。

一、总则

（一）立法目的

为保护和改善环境,防治污染和其他公害,保障公众健康,推进生态文明建设,促进经济社会可持续发展,制定本法。

从字面意思看,环境保护法首先具有强烈的目的性。人类进入工业时代以后,为了寻求快速发展,只能牺牲环境和资源,进而实现生产能力的飞跃。那时候人类社会还没有意识到生态环境被破坏,资源被恶意消耗的严重弊端。

人类进入 21 世纪,自然灾害逐渐升级,人类开始意识到环境保护的重要性。其次,环境保护法,意在调节人类与环境的关系,树立环境保护意识。

（二）环境定义

本法所称环境，是指影响人类生存和发展的各种天然的和经过人工改造的自然因素的总体，包括大气、水、海洋、土地、矿藏、森林、草原、湿地、野生生物、自然遗迹、人文遗迹、自然保护区、风景名胜区、城市和乡村等。

（三）适用范围

本法适用于中华人民共和国领域和中华人民共和国管辖的其他海域。

（四）基本国策

保护环境是国家的基本国策。国家采取有利于节约和循环利用资源、保护和改善环境、促进人与自然和谐的经济、技术政策和措施，使经济社会发展与环境保护相协调。

（五）基本原则

环境保护坚持保护优先、预防为主、综合治理、公众参与、损害担责的原则。

二、监督管理

国务院环境保护主管部门制定国家环境质量标准。省、自治区、直辖市人民政府对国家环境质量标准中未作规定的项目，可以制定地方环境质量标准；对国家环境质量标准中已作规定的项目，可以制定严于国家环境质量标准的地方环境质量标准。地方环境质量标准应当报国务院环境保护主管部门备案。

国家在重点生态功能区、生态环境敏感区和脆弱区等区域划定生态保护红线，实行严格保护。县级以上人民政府环境保护主管部门及其委托的环境监察机构和其他负有环境保护监督管理职责的部门，有权对排放污染物的企业事业单位和其他生产经营者进行现场检查。被检查者应当如实反映情况，提供必要的资料。实施现场检查的部门、机构及其工作人员应当为被检查者保守商业秘密。

三、保护和改善环境

（一）生态保护

作为保护我国生态资源的重要方式，生态保护红线这一概念，自被提出起，就受到社会各界的广泛关注。2014 年修订《中华人民共和国环境保护法》，首次将生态保护红线写入法律。

法条原文：第二十九条　国家在重点生态功能区、生态环境敏感区和脆弱区等区域划定生态保护红线，实行严格保护。

（二）资源开发利用

法条原文：第三十条　开发利用自然资源，应当合理开发，保护生物多样性，保障生态安全，依法制定有关生态保护和恢复治理方案并予以实施。

引进外来物种以及研究、开发和利用生物技术，应当采取措施，防止对生物多样性的破坏。

（三）生态保护补偿

国家建立、健全生态保护补偿制度。国家加大对生态保护地区的财政转移支付力度。有关地方人民政府应当落实生态保护补偿资金，确保其用于生态保护补偿。

法条原文：第三十一条 国家建立、健全生态保护补偿制度。

国家加大对生态保护地区的财政转移支付力度。有关地方人民政府应当落实生态保护补偿资金，确保其用于生态保护补偿。

国家指导受益地区和生态保护地区人民政府通过协商或者按照市场规则进行生态保护补偿。

四、防治污染和其他公害

（一）污染物排放标准

国务院环境保护主管部门制定国家污染物排放标准，地方人民政府可以制定严于国家标准的地方污染物排放标准。向已有地方污染物排放标准的区域排放污染物的，应当执行地方污染物排放标准。

法条原文：第十六条 省、自治区、直辖市人民政府对国家污染物排放标准中未作规定的项目，可以制定地方污染物排放标准；对国家污染物排放标准中已作规定的项目，可以制定严于国家污染物排放标准的地方污染物排放标准。地方污染物排放标准应当报国务院环境保护主管部门备案。

（二）环境影响评价

法条原文：第十九条 编制有关开发利用规划，建设对环境有影响的项目，应当依法进行环境影响评价。未依法进行环境影响评价的开发利用规划，不得组织实施；未依法进行环境影响评价的建设项目，不得开工建设。

（三）污染监管措施

环境公益诉讼制度对增强公众保护环境的意识、及时发现和制止环境违法行为具有重要意义。由于专业性比较强，起诉主体要对环境的问题比较熟悉，具有一定的专业性和诉讼能力以及比较好的社会公信力，致力于公益性活动的社会组织，才可以提起公益诉讼。

法条原文：第五十八条 对污染环境、破坏生态，损害社会公共利益的行为，符合下列条件的社会组织可以向人民法院提起诉讼：

（一）依法在设区的市级以上人民政府民政部门登记；

（二）专门从事环境保护公益活动连续五年以上且无违法记录。

符合前款规定的社会组织向人民法院提起诉讼，人民法院应当依法受理。

提起诉讼的社会组织不得通过诉讼牟取经济利益。

五、信息公开和公众参与

（一）信息公开

法条原文：第五十三条　各级人民政府环境保护主管部门和其他负有环境保护监督管理职责的部门，应当依法公开环境信息、完善公众参与程序，为公民、法人和其他组织参与和监督环境保护提供便利。

（二）公众参与

国家鼓励和支持公众、社会各界依法开展环境保护公益活动。

法条原文：第六条　公民应当增强环境保护意识，采取低碳、节俭的生活方式，自觉履行环境保护义务。

法条原文：第三十六条　国家鼓励和引导公民、法人和其他组织使用有利于保护环境的产品和再生产品，减少废弃物的产生。

六、法律责任

（一）违法责任

企业事业单位和其他生产经营者违反法律法规规定排放污染物，造成或者可能造成严重污染的，将依法承担法律责任，包括行政责任、民事责任和刑事责任。

（二）监管责任

环境保护主管部门和其他负有环境保护监督管理职责的部门及其工作人员在环境保护工作中滥用职权、玩忽职守、徇私舞弊的，也将依法承担法律责任。

第五节　《中华人民共和国消防法》相关知识

《中华人民共和国消防法》的主要内容涵盖了消防工作的各个方面，以确保火灾预防、应急救援和公共安全。

一、总则

（一）立法目的

为了预防火灾和减少火灾危害，加强应急救援工作，保护人身、财产安全，维护公共安全，制定本法。

（二）基本原则

消防工作贯彻预防为主、防消结合的方针，按照政府统一领导、部门依法监管、单位全面负责、公民积极参与的原则，实行消防安全责任制，建立健全社会化的消防工作网络。

（三）政府职责

国务院领导全国的消防工作。地方各级人民政府负责本行政区域内的消防工作，并将其纳入国民经济和社会发展计划。

政府部门在宣传教育、监督执法、灭火救援、队伍建设、廉政建设等方面都有明确职责。应急管理、产品质量监督、工商行政管理等有关行政主管部门的工作人员在消防工作中滥用职权、玩忽职守、徇私舞弊，尚不构成犯罪的，依法给予处分。

二、火灾预防

（一）监督管理

国务院应急管理部门对全国的消防工作实施监督管理，县级以上地方人民政府应急管理部门对本行政区域内的消防工作实施监督管理，并由本级人民政府消防救援机构负责实施。

（二）单位职责

机关、团体、企业、事业等单位应当履行消防安全职责，包括制定消防安全制度、配置消防设施、保障疏散通道畅通、组织防火检查等。

教育、人力资源行政主管部门和学校、有关职业培训机构应当将消防知识纳入教育、教学、培训的内容。

特殊建设工程未经消防设计审查或者审查不合格的，建设单位、施工单位不得施工；其他建设工程，建设单位未提供满足施工需要的消防设计图纸及技术资料的，有关部门不得发放施工许可证或者批准开工报告。产品质量监督部门、工商行政管理部门、消防救援机构应当按照各自职责加强对消防产品质量的监督检查。

对生产、销售不合格的消防产品或者国家明令淘汰的消防产品的，由产品质量监督部门或者工商行政管理部门依照《中华人民共和国产品质量法》的规定从重处罚。

（三）建设工程消防设计

建设工程的消防设计、施工必须符合国家工程建设消防技术标准。

实行建设工程消防设计审查验收制度。特殊建设工程未经消防设计审查或者审查不合格的，不得施工。

住房和城乡建设主管部门、消防救援机构及其工作人员应当按照法定的职权和程序进行消防设计审查、消防验收、备案抽查和消防安全检查，做到公正、严格、文明、高效。国务院住房和城乡建设主管部门规定的特殊建设工程，建设单位应当将消防设计文件报送住房和城乡建设主管部门审查。国务院住房和城乡建设主管部门规定应当申请消防验收的建设工程竣工，建设单位应当向住房和城乡建设主管部门申请消防验收。对其他建设工程实行消防备案抽查制度。

（四）公众聚集场所

公众聚集场所在投入使用、营业前，应当申请消防安全检查，未经消防救援机构许可的，不得投入使用、营业。

公众聚集场所在投入使用、营业前，建设单位或者使用单位应当向场所所在地的县级以上地方人民政府消防救援机构申请消防安全检查。消防救援机构应当自受理申请之日起十个工作日内，根据消防技术标准和管理规定，对该场所进行消防安全检查。未经消防安全检查或者经检查不符合消防安全要求的，不得投入使用、营业。公众聚集场所未经消防安全检查或者经检查不符合消防安全要求，擅自投入使用、营业的，由住房和城乡建设主管部门、消防救援机构按照各自职权责令停止施工、停止使用或者停产停业，并处三万元以上三十万元以下罚款。

（五）特殊场所规定

生产、储存、经营易燃易爆危险品的场所不得与居住场所设置在同一建筑物内，并应当与居住场所保持安全距离。

三、消防组织

各级人民政府应当加强消防组织建设，根据经济社会发展的需要，建立多种形式的消防组织，加强消防技术人才培养，增强火灾预防、扑救和应急救援的能力。机关、团体、企业、事业等单位，应当依照国家规定建立本单位的消防组织，负责本单位的消防工作。生产、储存易燃易爆危险品的大型企业应当建立专职消防队，承担本单位的火灾扑救工作。

消防法明确了建立多种形式的消防力量的总体要求，区分城市、乡镇，明确建设不同形式消防力量的要求。规定“县级以上地方人民政府应当按照国家规定建立国家综合性消防救援队、专职消防队，并按照国家标准配备消防装备，承担火灾扑救工作。乡镇人民政府应当根据当地经济发展和消防工作的需要，建立专职消防队、志愿消防队，承担火灾扑救工作”。

四、灭火救援

消防法规定，任何单位发生火灾，必须立即组织力量扑救。邻近单位应当给予支援。火灾扑灭后，发生火灾的单位和相关人员应当按照消防救援机构的要求保护现场，接受事故调查，如实提供与火灾有关的情况。

公民是消防工作重要的参与者和监督者，任何人都有维护消防安全、保护消防设施、预防火灾、报告火警的义务。任何成年人都有参加有组织的灭火工作的义务。任何人不得损坏、挪用或者擅自拆除、停用消防设施、器材，不得埋压、圈占、遮挡消火栓或者占用防火间距，不得占用、堵塞、封闭疏散通道、安全出口、消防车通道。任何人发现火灾都应当立即报警。任何人都应当无偿为报警提供便利，不得阻拦报警。严禁谎报火警。

五、监督检查

消防救援机构应当对机关、团体、企业、事业等单位遵守消防法律、法规的情况依法进行监督检查。公安派出所可以负责日常消防监督检查、开展消防宣传教育，具体办法由国务院公安部门规定。住房和城乡建设主管部门、消防救援机构及其工作人员应当按照法定的职权和程序进行消防设计审核、消防验收备案抽查和消防安全检查，做到公正、严格、文明、高效。住房和城乡建设主管部门、消防救援机构及其工作人员进行消防设计审查、消防验收、备案抽查和消防安全检查等，不得收取费用，不得利用职务谋取利益。住房和城乡建设主管部门、消防救援机构及其工作人员执行职务，应当自觉接受社会和公民的监督。任何单位和个人都有权对住房和城乡建设主管部门、消防救援机构及其工作人员在执法中的违法行为进行检举、控告。

六、法律责任

违反本法规定，构成犯罪的，依法追究刑事责任。违反本法规定的行为，导致发生生产安全事故，构成犯罪的，依照刑法有关规定追究刑事责任。违反本法规定，造成生产安全事故但尚不够刑事处罚的，对直接负责的主管人员和其他直接责任人员处以罚款；属于国家工作人员的，并依法给予处分。对事故发生负有责任的其他单位和人员，按照有关法律、法规的规定予以处罚。

第六节　《公共场所卫生管理条例》相关知识

《公共场所卫生管理条例》（以下简称《条例》）是我国为保障公共场所卫生条件、预防疾病传播、保护公众健康而制定的重要法规。

一、总则

为了创造良好的公共场所卫生条件，预防疾病，保障人体健康，制定本条例。凡在中华人民共和国领域内的一切公共场所，均适用本条例。任何单位和个人对违反本条例的行为，有权检举和控告。

《条例》明确了，国家卫生健康委主管全国公共场所卫生监督管理工作。县级以上地方各级人民政府卫生行政部门负责本行政区域的公共场所卫生监督管理工作。国境口岸及出入境交通工具的卫生监督管理工作由出入境检验检疫机构按照有关法律法规的规定执行。铁路部门所属的卫生主管部门负责对管辖范围内的车站、等候室、铁路客车等公共场所的卫生监督管理工作。

二、卫生管理

《条例》强调公共场所的法定代表人或者负责人是其经营场所卫生安全的第一责任人。应当设立卫生管理部门或者配备专（兼）职卫生管理人员，具体负责本公共场所的卫生工作，建立健全卫生管理制度和卫生管理档案。此外明确公共场所卫生管理档案主要内容，强化从业人员要求，明确经营者守法活动等。

《条例》第五条规定“公共场所的主管部门应当建立卫生管理制度，配备专职或者兼职卫生管理人员，对所属经营单位（包括个体经营者，下同）的卫生状况进行经常性检查，并提供必要的条件”。经营单位应当负责所经营的公共场所的卫生管理，建立卫生责任制度，对本单位的从业人员进行卫生知识的培训和考核工作。同时，经营单位应保持公共场所环境整洁，及时清运垃圾，消除蚊、蝇、蟑螂等病媒生物及其孳生条件。关于禁止吸烟的规定，具体是否禁止及如何执行，可能因地区或具体场所而有所不同，但一般大型公共场所会设置无烟区或全面禁烟。

三、卫生设施

公共场所的经营者应当按照卫生标准和要求，设置与接待能力相适应的卫生间，并配备相应的卫生设施设备。卫生间应当有单独通风排气设施，保持清洁、无异味。同时，应设置垃圾箱等必要的公共卫生设施，并保持其清洁、完好。对不符合卫生要求的设施，应当及时改进或更新。

公共场所应当保持公共场所空气流通，室内空气质量应当符合国家卫生标准和要求。公共场所采用集中空调通风系统的，应当符合公共场所集中空调通风系统相关卫生规范和规定的要求。供给顾客使用的生活饮用水应当符合国生活饮用水卫生标准要求。游泳场（馆）和公共浴室水质应当符合国家卫生标准和要求。公共场所应当尽量采用自然光。自然采光不足的，公共场所经营者应当配置与其经营场所规模相适应的照明设施。公共场所经营者应当采取措施降低噪声。

四、从业人员

《条例》第六条规定“经营单位应当负责所经营的公共场所的卫生管理，建立卫生责任制度，对本单位的从业人员进行卫生知识的培训和考核工作”。公共场所经营者应当建立卫生培训制度：组织从业人员学习相关卫生法律知识和公共场所卫生知识，并进行考核。对考核不合格的，不得安排上岗。

《条例》第七条规定“公共场所直接为顾客服务的人员，持有‘健康合格证’方能从事本职工作。患有痢疾、伤寒、病毒性肝炎、活动期肺结核、化脓性或者渗出性皮肤病以及其他有碍公共卫生的疾病的，治愈前不得从事直接为顾客服务的工作”。公共场所经营者应当组织从业人员每年进行健康检查，从业人员在取得有效健康合格证明后方可上岗。患有痢疾、伤寒、病毒性肝炎等消化道传染病（包括病原携带者），活动性肺结核，化脓性或者渗出性皮肤病以及其他有碍公共卫生的疾病的，治愈前不得从事直接为顾客服务的工作。

五、卫生监督

《条例》第十条 “各级卫生防疫机构，负责管辖范围内的公共场所卫生监督工作”。

《条例》第十二条 卫生防疫机构对公共场所的卫生监督职责：

（一）对公共场所进行卫生监测和卫生技术指导；

（二）监督从业人员健康检查，指导有关部门对从业人员进行卫生知识的教育和培训。

《条例》第十三条 卫生监督员有权对公共场所进行现场检查，索取有关资料，经营单位不得拒绝或隐瞒。卫生监督员对所提供的技术资料有保密的责任。公共场所卫生监督员在执行任务时，应佩戴证章、出示证件。

县级以上地方各级人民政府卫生行政部门负责本行政区域内公共场所的卫生监督管理工作。卫生监督员在执行任务时，应出示监督证件，有权对公共场所进行现场检查，索取有关资料，经营单位不得拒绝或隐瞒。卫生行政部门应当对公共场所进行卫生监测和检验，并进行卫生质量评价。发现造成或者可能造成空气污染的疾病患者时，必须按照有关规定对该公共场所进行封闭消毒。

六、法律责任

《条例》第四章　罚则

第十四条　凡有下列行为之一的单位或者个人，卫生防疫机构可以根据情节轻重，给予警告、罚款、停业整顿、吊销“卫生许可证”的行政处罚：

（一）卫生质量不符合国家卫生标准和要求，而继续营业的；

（二）未获得“健康合格证”，而从事直接为顾客服务的；

（三）拒绝卫生监督的；

（四）未取得“卫生许可证”擅自营业，或者未办理卫生备案的。

罚款一律上交国库。

第十五条　违反本条例的规定造成严重危害公民健康的事故或中毒事故的单位或者个人，应当对受害人赔偿损失。

违反本条例致人残疾或者死亡，构成犯罪的，应由司法机关依法追究直接责任人员的刑事责任。

第十六条　对罚款、停业整顿及吊销“卫生许可证”的行政处罚不服的，在接到处罚通知之日起十五天内，可以向当地人民法院起诉。但对公共场所卫生质量控制的决定应立即执行。对处罚的决定不履行又逾期不起诉的，由卫生防疫机构向人民法院申请强制执行。

第十七条　公共场所卫生监督机构和卫生监督员必须尽职尽责，依法办事。对玩忽职守，滥用职权，收取贿赂的，由上级主管部门给予直接责任人员行政处分。构成犯罪的，由司法机关依法追究直接责任人员的刑事责任。

违反本条例的规定，造成公共场所卫生质量不符合卫生标准和要求的，由县级以上地方人民政府卫生行政部门责令限期改正，给予警告，可以并处以罚款；逾期不改正的，处以罚款，并可责令停业整顿，或者由原发证部门吊销卫生许可证。违反本条例的规定，造成危害人体健康事故的，对受害人负赔偿责任。构成犯罪的，依法追究刑事责任。

第七节　《中医养生保健服务规范（试行）》相关知识

一、总则

为了规范中医养生保健服务，保护人民健康，根据《中华人民共和国中医药法》有关规定，制定本规范。凡在中华人民共和国境内从事中医养生保健服务的机构及其从业人员，均应遵守本规范。

二、服务内容

《中医养生保健服务规范（试行）》（以下简称《规范》）对中医养生保健服务的定义是：在中医药理论指导下，运用中医药技术方法，开展保养身心、改善体质、预防疾病、增进健康的非医疗性活动（见《规范》第二条）。服务内容包括中医健康咨询指导、健康干预调理、健康教育等，例如为服务对象提供中医健康咨询服务，制定个性化中医健康干预调理方案，提供规范的中医特色健康干预调理服务，向服务对象介绍中医养生保健的基本理念和常用方法，以及常见疾病的中医养生保健知识等（见《规范》第四条）。

各服务机构受自身发展条件及其他因素影响，能够开展的中医药技术不尽相同，但都应当根据法律法规和市场需求，合法、合理确定服务项目。

《规范》重点厘清了中医养生保健服务的边界，要求与中医医疗服务做到严格区分，即中医养生保健服务机构及其人员不得从事诊疗活动。包括不得使用针刺、瘢痕灸、发泡灸、牵引、扳法、中医微创类技术、中药灌洗肠以及其他具有创伤性、侵入性或者危险性的技术方法；开具药品处方；给服务对象口服不符合《既是食品又是药品的物品名单》《可用于保健食品的物品清单》规定的中药饮片；开展医疗气功活动；国家中医药主管部门规定的其他诊疗活动（见《规范》第五条）。

三、服务人员

《规范》指出，提供中医养生保健服务的人员应当具有中医药类相关专业背景，或者接受过中医养生保健专业培训并具备相关知识和技能，掌握从事中医养生保健服务相关技术操作规范和流程、技术风险防控方法、基本急救知识技能等，遵守卫生健康和中医药相关法律法规规章，遵守职业道德（见《规范》第十二条）。

需要特别指出的是，甲类、乙类、丙类传染病传染期、精神疾病发病期以及身体健康状况不适宜或者不能胜任中医养生保健服务工作的人员，不得提供中医养生保健服务（见《规范》第十二条）。

四、服务环境

提供中医养生保健服务的机构应当配备与所提供的服务项目相适应的设施设备包括必要的急救设备。中医养生保健服务用品用具参照医疗机构消毒技术规范、中医医疗技术相关性感染防控指南等规定执行（见《规范》第八条）。

服务机构应当提供安全、卫生、舒适的服务环境，确保服务设施符合国家相关标准。服务机构应当定期对服务场所进行清洁消毒，保持空气流通（见《规范》第九条）。

五、服务流程

服务机构应当建立完善的服务流程，包括接待、咨询、评估、操作、观察、记录等环节。服务人员应当按照服务流程进行操作，确保服务质量（见《规范》第七条）。

六、服务质量

服务机构应当建立质量管理体系，对服务质量进行持续改进。服务机构应当定期对服务效果进行评估，确保消费者满意度（见《规范》第七条）。

七、法律责任

提供中医养生保健服务的机构应加强对服务对象相关健康信息的管理，保护服务对象的信息安全、保护服务对象的隐私。违反本规范的规定，造成消费者损害的，依法承担民事责任；构成犯罪的，依法追究刑事责任（见《规范》第十、十一条及《中华人民共和国民法典》有关内容）。

（董　燕）

本章练习

一、单选题

1. 针对因生产特点、工作特殊需要或职责范围的关系，无法按标准工作时间衡量或需要机动作业的职工所采用的工时形式是（　　）。

A. 标准工时　　B. 计件工时制

C. 不定时工作制　　D. 综合计算工时制

2. 我国劳动法规定，国家对女职工实行特护劳动保护。下面的做法不符合这一规定的是（　　）。

A. 某砖厂女职工董某怀孕期间，厂里安排她简单打扫清洁卫生，不再做搬运工

B. 某企业为完成全年生产任务，便要求每个职工每天加班 1 个小时，怀孕达 6 个月的女职工刘某也不例外

C. 某公司通知其女职工周某，鉴于她的孩子已满 13 个月，公司决定恢复她的“三班倒”的工作制

D. 某矿山女职工肖某被安排到井下工作

3. 经营者提供的机动车、计算机、电视机、电冰箱、空调器、洗衣机等耐用商品或者装饰装修等服务，消费者自接受商品或者服务之日起（　　）发现瑕疵，发生争议的，由经营者承担有关瑕疵的举证责任。

A. 2个月内　　B. 3个月内

C. 6个月内　　D. 12个月内

4. 经营者提供的商品或者服务不符合质量规定的，消费者可以根据国家规定、当事人约定退货。没有国家规定和当事人约定的，消费者可以自收到商品之日起（　　）内退货。

A. 5 日　　B. 7 日

C. 10 日　　D. 15 日

5. 根据《中华人民共和国劳动合同法》，以下哪项不是劳动合同应当具备的条款？（　　）

A. 合同期限　　B. 工作内容和工作地点

C. 职工福利待遇　　D. 公司内部规章制度

6. 下列关于无固定期限劳动合同的说法，哪一项是正确的？（　　）

A. 无固定期限劳动合同是指合同期限不受限制的劳动合同

B. 无固定期限劳动合同可以在任何情况下由用人单位单方面解除

C. 无固定期限劳动合同是指连续工作满十年的劳动者与用人单位签订的劳动合同

D. 无固定期限劳动合同是指劳动者已经连续订立二次固定期限劳动合同，且没有违法违纪行为的，续订劳动合同时应当订立的合同

7. 根据《中华人民共和国环境保护法》，以下哪项不属于环境保护的基本原则？（　　）

A. 预防为主　　B. 综合治理

C. 污染者付费　　D. 经济效益优先

8. 我国环保法规定，以下哪项是企业在生产过程中应当遵守的？（　　）

A. 随意排放废水　　B. 减少污染物排放

C. 忽视环境影响评价　　D. 只关注产品利润

9. 最新修订的《中华人民共和国消防法》自（　　）起施行。

A. 2019年10月28日　　B. 2019年11月1日

C. 2019年11月9日　　D. 2019年1月1日

10. 消防工作贯彻（　　）的方针。

A. 谁主管，谁负责　　B. 预防为主，防消结合

C. 专门机关与群众相结合　　D. 全民负责

二、填空题

1. 劳动者享有包括（　　）、取得劳动报酬的权利、休息休假的权利、（　　）、接受职业技能培训的权利、享受社会保险和福利的权利、提请劳动争议处理的权利等。

2. 国家实行劳动者每日工作时间不超过（　　），平均每周工作时间不超过（　　）的工时制度。

3. 消费者在购买商品或接受服务时，有权获得（　　）、（　　）、计量正确等公平交易条件。

4. 消费者协会履行（　　）、参与监督检查、反映查询提出建议、（　　）等职能。

5. 建立劳动关系，应当订立书面劳动合同。已建立劳动关系，未同时订立书面劳动合同的，应当自用工之日起（　　）订立书面劳动合同。

6. 用人单位与劳动者协商一致，可以解除劳动合同。劳动者提前（　　）以书面形式通知用人单位，可以解除劳动合同。在试用期内，劳动者提前（　　）通知用人单位，也可以解除劳动合同。

7. 环境保护坚持（　　）、预防为主、综合治理、公众参与、（　　）的原则。

8.《中华人民共和国消防法》的主要内容涵盖了消防工作的各个方面，以确保（　　）、（　　）和公共安全。

9. 国务院应急管理部门对全国的消防工作实施监督管理，（　　）以上地方人民政府应急管理部门对本行政区域内的消防工作实施监督管理，并由本级人民政府消防救援机构负责实施。

10.（　　）以上地方各级人民政府卫生行政部门负责本行政区域内公共场所的卫生监督管理工作。

11. 服务机构应当建立质量管理体系，对（　　）进行持续改进。服务机构应当定期对服务效果进行评估，确保消费者满意度。

第五章 人体解剖与皮肤生理学基础知识

【学习目标】

1. 通过学习掌握人体解剖的常用术语、皮肤的生理结构和功能，熟悉人体解剖的基本定义、皮肤的附属结构，了解人体解剖的基本观点、皮肤的吸收途径。
2. 能够运用解剖定位准确进行艾灸操作，并能够选择合适的艾灸体位。
3. 培养严谨细心的工作作风，提高艾灸效果和顾客的满意度。

第一节 人体解剖基础知识

一、人体解剖学的定义和分类

人体解剖学（human anatomy）是研究正常人体形态结构的科学。按研究重点不同，人体解剖学可分为系统解剖学和局部解剖学。系统解剖学（systematic anatomy）是将人体器官划分为若干功能系统（如运动系统、消化系统等）来进行描述和研究的学科。局部解剖学（regional anatomy）是在系统解剖学的基础上按局部（如头颈部、胸部、腹部等）来研究人体各部分的形态结构和相互关系的学科。基于研究角度、方法和目的的不同，解剖学又分为临床解剖学、外科解剖学、X线解剖学、运动解剖学、艺术解剖学等。

二、人体解剖学在医疗保健中的地位

医疗与保健研究的对象都是人，只有在充分认识正常人体形态结构的基础上，才能正确理解人的生理功能和病理现象，才能判断人体的正常与异常、区别生理与病理状态，才能准确地诊断和治疗疾病，因此，人体解剖学是医学教育中重要的基础课程，也是保健艾灸师的必要学习内容，它能使保健艾灸师理解和掌握人体器官系统的形态结构及其相互位置关系，为学习后续的保健艾灸技能和应用奠定基础。

三、人体的组成和分部

构成人体最基本的结构功能单位是细胞（cell）。由形态、功能相近或相似的细胞通过细胞间质构成组织（tissue），人体有四大基本组织，即上皮组织、结缔组织、肌肉组织和神经组

织。不同的组织按一定的规律构成，具有一定形态并能实现一定生理功能的结构，称为器官（organ），如心、肝、肺、肾等。若干器官、组合起来共同完成某种特定的生理功能，即构成系统（system），人体有运动系统、消化系统、呼吸系统、泌尿系统、生殖系统、内分泌系统、免疫系统、循环系统和神经系统九大系统。各系统在神经、体液的共同调节下，彼此联系，相互协调，相互影响，共同构成一个完整统一的有机体。

按照人体的形态，可将人体分为头、颈、躯干和四肢四部分。头的前部称为面，颈的后部称为项。躯干的前面又分为胸、腹、盆部和会阴。躯干的后面又分为背和腰。四肢分上肢和下肢，上肢分为肩、臂、前臂和手，下肢分为臀、股、小腿和足。

四、人体解剖学的方位术语

为了准确描述各器官形态结构和位置关系，人体解剖学对解剖学姿势、方位术语以及轴和面做了统一规定。

1. 解剖学姿势（anatomical position） 身体直立、两眼正视前方，上肢下垂、下肢并拢，手掌和足尖向前。描述人体结构及位置相互关系时，均以解剖学姿势为依据。

2. 方位术语

（1）上（superior）和下（inferior）：近头者为上，近足者为下。上和下在胚胎学中则分别采用头侧（cranial）和尾侧（caudal）。

（2）前（anterior）和后（posterior）：近腹者为前，近背者为后。前和后在胚胎学中则分别采用腹侧（ventral）和背侧（dorsal）。

（3）内侧（medial）和外侧（lateral）：以身体正中矢状面为准，距正中矢状面近者为内侧，离正中矢状面远者为外侧。在四肢，前臂的内侧又称尺侧（ulnaral），外侧又称桡侧（radial）；小腿的内侧又称胫侧（tibial），外侧又称腓侧（fibular）。

（4）内（internal）和外（external）：是表示与空腔相互位置关系的术语。在腔内或离腔较近的为内，远腔者为外。

（5）浅（superficial）和深（profundal）：以体表为准，近体表者为浅，离体表远者为深。

（6）近侧（proximal）和远侧（distal）：多用于四肢。距肢体根部较近者称近侧，反之为远侧（图 5-1）。

3. 轴（axis） 为了分析关节的运动，在解剖学姿势条件下，设置人体三种互相垂直的轴。

（1）矢状轴（sagittal axis）：为前后方向的水平轴，是与人体的长轴和冠状轴都互相垂直的水平线。

（2）冠状轴（coronal axis）：为左右方向的水平轴，是与人体的长轴和矢状轴都互相垂直的水平线。

（3）垂直轴（vertical axis）：为上下方向，是与人体的长轴平行，且与水平线垂直的线。

4. 面（plane）

人体或其任何一局部都在解剖学姿势条件下互作垂直的三个切面。

（1）矢状面（sagittal plane）：是前、后方向将人体分为左、右两部分的纵切面。通过人体正中线的矢状面为正中矢状面（median plane），它将人体分为左、右对称的两半。

（2）冠状面（coronal plane）：又称为额状面，是在左右方向上将人体纵切为前、后两部的面。

（3）水平面（horizontal plane）：或称横切面，是将人体横切为上下两部的面（图 5-2）。

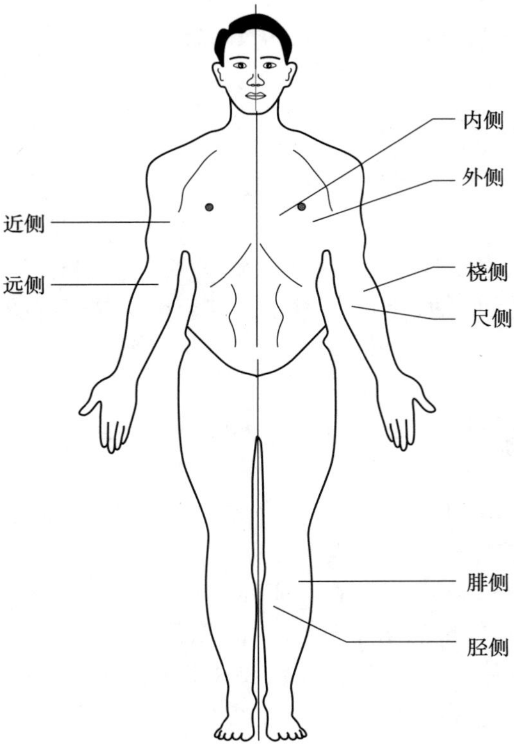

图 5-1 方位术语

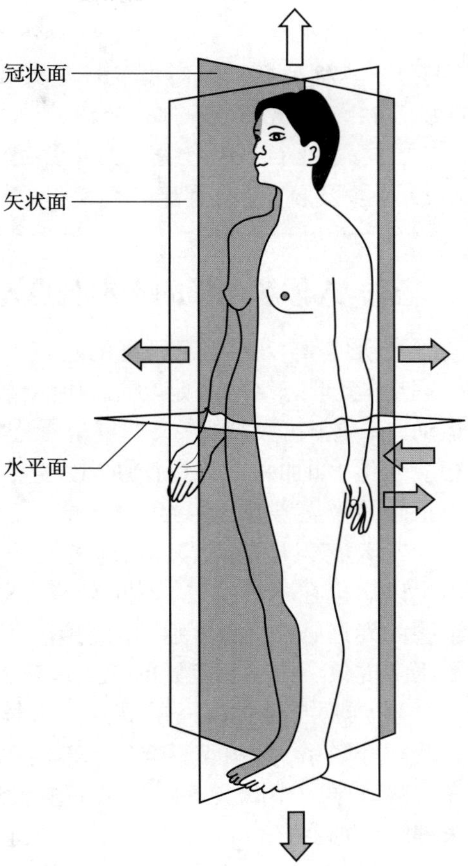

图 5-2 面

在描述器官的切面时，则以其自身的长轴为准，沿长轴平行的切面称纵切面，与长轴垂直的切面称横切面。

知识链接

艾灸的常见体位

1. 仰卧位　头下垫薄枕，仰面而卧，上肢自然置于身体两侧，下肢伸直，全身放松，呼吸自然。亦可根据操作需要，上肢或下肢采取外展、内收、屈曲位等。颜面、胸腹及四肢前侧等部位的操作，常采取此体位。

2. 俯卧位　俯面而卧，头转向一侧，或面向下，或面对呼吸孔，胸部垫枕，上肢自然置于躯干两旁，或屈肘向上置于头部两侧，双下肢伸直，全身放松，呼吸自然。肩背、腰臀及下肢后侧等部位的操作，常采用此体位。

3. 侧卧位　侧面而卧，根据治疗需要，两下肢均屈曲或一腿屈曲，另一腿伸直。侧腰部、侧臀部及上下肢外侧的操作，常采用此体位。

4. 端坐位　端正而坐，两脚分开与肩等宽，大腿与地面平行，上肢自然下垂置于两膝上，其所坐凳子的高度最好与膝至足跟的距离一致，全身放松，呼吸自然。头面、颈项、肩，以及上肢部等部位的操作，常采用此体位。

5. 俯坐位　端坐后，上身前倾，头略低，屈肘支撑于膝上或两臂置于桌面或椅背上，全身放松，呼吸自然。颈项、肩背部的操作，常采用此体位。

五、人体解剖学的基本观点

1. 形态与功能相互联系的观点　人体每个器官都具有一定的形态结构和与之相应的生理功能，形态结构决定功能，功能又影响形态结构，两者密切相关。如眼呈球形，能灵活运动，有利于扩大视野；又如胃呈囊袋状，其功能为收纳食物。功能的改变也会引起形态的相应变化，如加强锻炼可使肌肉发达，长期卧床则导致肌肉萎缩、骨质疏松；又如儿童时期不正确的坐立姿势，会导致脊柱畸形。

2. 动态发展的观点　人体是经过长期演变而来的，现代人仍在不断发展变化之中。人出生以后也在不断发展，不同年龄、不同社会生活、不同劳动条件等，均可影响人体的形态结构的发展；不同的性别、不同地区、不同种族的人，以至于每一个个体均有差异，这些都是正常现象。按动态发展的观点理解人体形态结构，可以更好地认识人体。

3. 局部与整体统一的观点　人体是一个整体，它由许多器官或局部有机地构成。两者既相互联系，又相互影响。局部的改变或损伤不仅影响到相邻的局部，而且影响到整体。在观察和学习中既要善于从局部联想到整体，从表面透视到内部，也要注意从整体的角度来理解个别器官和局部，借以更深刻地把握整体与局部的关系。

六、人体器官的变异、异常和畸形

人体结构虽然基本相同，但由于遗传、环境、社会、营养、职业和体育锻炼等各种因素的影响，每个人的身体大小、高矮、脏器的形态和位置等可能有所差别，这些差别可综合为不同的体型，体型的差异一般都属于正常情况。在解剖时，常可见到器官形态、血管和神经的分支、分布和走向等有多种形式，大多数形式与书本描述是一致的，可认为是正常形态。但也有人的某些器官与正常标准有所不同，离开了统计学所描述的正常范围，但差别尚不显著，也未造成功能障碍或外观障碍，这叫作变异。如果离正常范围太远，与正常形态显著不同，并影响其机能和外观的叫作异常或畸形，如兔唇等。

第二节　人体皮肤的生理结构及功能

皮肤位于人体的表面，表面积平均为 $2m^2$，总重量约占体重的 16%，从重量与面积的角度看，皮肤都是人体最大的器官。皮肤柔软而有弹性，全身各处皮肤的厚薄不等，它就像一件严实的天然“衣服”，把整个身体包裹得天衣无缝，防止外界对人体的侵害。皮肤由表皮、真皮、皮下组织构成，借皮下组织与深部的组织相连。毛发、指（趾）甲、皮脂腺和汗腺都是皮肤的附属结构（图 5-3）。

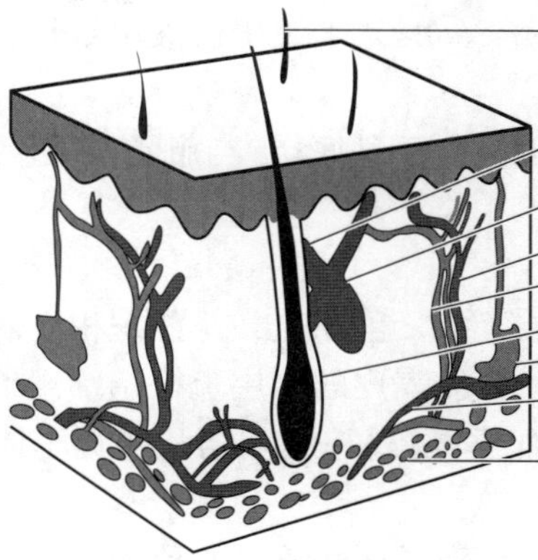

图 5-3 皮肤解剖结构

一、皮肤的生理结构

(一)表皮(epidermis)

表皮位于皮肤的浅层,由角化的复层扁平上皮构成。表皮细胞分两大类:一类是角质形成细胞,占表皮细胞的绝大多数,细胞角化并可脱落;另一类为树枝状细胞,散在于表皮深层的角质形成细胞之间。

1. 角质形成细胞(keratinocytes) 表皮结构从基底到表面可分为五层:基底层、棘层、颗粒层、透明层和角质层。表皮由基底层到角质层的变化,反映了角质形成细胞增殖分化、迁移、逐渐分化为角质细胞和脱落的过程,使表皮各层得以不断更新。

(1)基底层(stratum basale):附着在基膜上,为一层柱状细胞,称基底细胞。一些基底细胞为干细胞,具有活跃的分裂和增殖能力,分化为其他各层细胞。基底细胞在皮肤创伤愈合中有再生修复作用,所以,表皮损伤愈合后不留瘢痕。

(2)棘层(stratum spinosum):由 4~10 层多边形细胞组成,细胞向四周伸出许多细短突起,称棘细胞。

(3)颗粒层(stratum granulosum):由 2~3 层梭形细胞组成,细胞内含粗大的透明角质颗粒。

(4)透明层(stratum lucidum):仅见于掌跖部,由几层扁平的梭形细胞组成。细胞呈嗜酸性透明均质状,细胞核和细胞器已消失。

(5)角质层(stratum corneum):由多层扁平的角质细胞组成。角质细胞无细胞核和细胞器,是一些干硬的死亡细胞。胞质内充满嗜酸性的角蛋白,能吸收短波紫外线,防止体液丢失,对酸、碱及机械摩擦等有较强的抵抗力,是防止化学物质和微生物入侵的主要屏障。

2. 树枝状细胞(arborescent cells)

(1)黑素细胞(melanocytes):生成黑色素的细胞。胞体散在于基底细胞之间,胞质中有黑素体,内含酪氨酸酶,能将酪氨酸转化为黑色素。黑素体内出现黑色素后,改称黑素颗粒,被转移至邻近的基底细胞内。黑素颗粒的分布、大小、数量以及内含黑色素的多少,决定了不同种族和个体的肤色深浅。黑色素能吸收紫外线,可保护角质形成细胞免受辐射损伤。

（2）朗格汉斯细胞（langerhans cells）：来源于血液单核细胞。分散在棘细胞之间，是一种抗原提呈细胞。

（3）梅克尔细胞（merkel cells）：位于基底层，与触觉有关。

（二）真皮（dermis）

真皮位于表皮深面，由致密结缔组织组成，与皮下组织相连，可分为乳头层和网织层两层。

1. 乳头层（papillary layer）　紧靠表皮的薄层疏松结缔组织，它以许多乳头状的凸起突向表皮。乳头内含丰富的毛细血管、游离神经末梢和触觉小体等。皮肤损伤伤及此层，可出现点状出血。

2. 网织层（reticular layer）　乳头层深面较厚的致密结缔组织，含粗大的胶原纤维束交织成网，并有许多弹性纤维，使皮肤具有较强的韧性和弹性。网织层内还有较多血管、神经和淋巴管，深部常见毛囊、汗腺、皮脂腺和环层小体等。

（三）皮下组织（subcutaneous layer）

皮下组织即浅筋膜（Hypodermis），不属于皮肤的组成部分，但其纤维与真皮直接连接。皮下组织由疏松结缔组织和脂肪组织组成，其厚度随个体年龄、性别及部位不同而异，除眼睑、乳头和男性生殖器等处的浅筋膜不含脂肪外，其余各部均含有不同厚度的脂肪。皮下组织内有丰富的血管、淋巴管和神经等。皮下组织可保持体温、缓冲机械压力和贮存能量。

二、皮肤的附属器

（一）毛发（hairs）

毛发分为毛干和毛根两部分。露出皮肤表面的部分为毛干，埋于皮肤内的称毛根，两者由排列紧密的角质细胞组成。毛根包在由上皮和结缔组织组成的毛囊内，毛根和毛囊下端合为一体，形成膨大的毛球。毛球的上皮细胞称毛母质细胞，有活跃的分裂增殖能力，是毛发的生长点。毛球基部有黑素细胞，决定毛发的颜色。毛球底部凹陷，有富含血管和神经的结缔组织突入，称毛乳头，对毛发的生长起诱导和营养作用。毛囊的一侧与真皮乳头层之间有一束平滑肌，称竖毛肌，遇冷或情绪激动时收缩，使毛发竖立，出现“鸡皮疙瘩”样变化（图 5-4）。

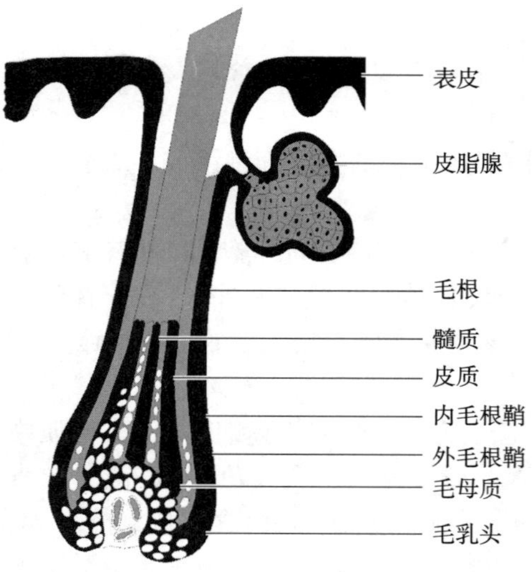

图 5-4　毛发及毛囊结构

（二）皮脂腺（sebaceous glands）

皮脂腺大多位于毛囊和竖毛肌之间，为泡状腺，导管多开口于毛囊上段。皮脂腺分泌皮脂，排至毛囊上部或皮肤表面，有润滑皮肤、保护毛发和抑菌的作用。

（三）汗腺（sweat glands）

汗腺为单曲管状腺，由分泌部和导管部两部分构成。分泌部盘曲成团，位于真皮深层和皮下组织中。开口于皮肤表面的汗孔。腺细胞分泌的汗液中除大量水分外，还有钠、钾、氯、乳酸盐和尿素等。汗腺有调节体温、湿润皮肤和排泄废物等作用。此外，汗腺种类可分为大汗腺和小汗腺两种。大汗腺主要分布在人体的腋窝、乳晕、脐窝等处，分泌物为黏稠的乳状液，被细菌分解后产生特殊气味，形成狐臭。小汗腺遍布全身，在掌跖额部、腋部等处最为丰富，只有少数部位没有，如唇红区、包皮内侧、龟头、阴蒂。小汗腺汗液中的成分与血浆相似，除了水分外，还含有电解质成分。

（四）指（趾）甲（nails）

指甲（趾甲）为指（趾）端背面的硬角质板。甲体是指（趾）甲的外露部分，甲体的近侧埋于皮内的部分称甲根。支持甲体的皮肤为甲床，甲根附着处的甲床上皮细胞分裂活跃，称甲母质，是甲体的生长区，拔指（趾）甲时不可破坏。甲体两侧和近侧皮肤为甲襞，甲襞与甲体之间的沟为甲沟。指（趾）甲对指（趾）末节起保护作用（图 5-5）。

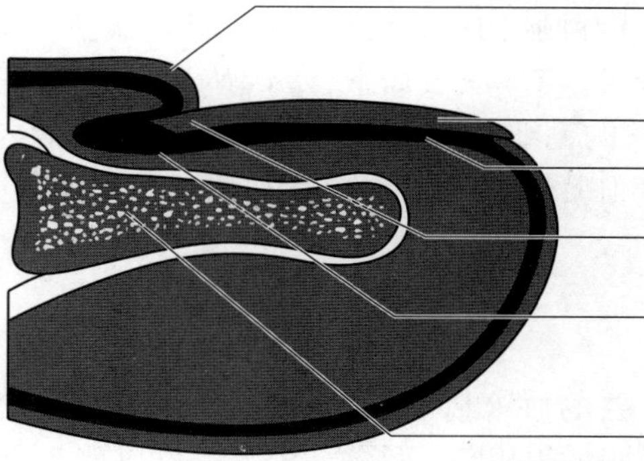

图 5-5　指（趾）甲

三、皮肤的神经、血管和淋巴管

（一）神经

皮肤中有丰富的神经分布，可分为感觉神经和运动神经，通过与中枢神经系统之间的联系感受各种刺激、支配靶器官活动及完成各种神经反射。皮肤的神经支配呈节段性，但相邻节段间有部分重叠。神经纤维多分布在真皮和皮下组织中。

1. 感觉神经　可分为神经小体和游离神经末梢，后者呈细小树枝状分支，主要分布在表皮下和毛囊周围。神经小体和游离神经末梢可感受皮肤表面的压觉、触觉、热觉和冷觉等（图 5-6）。

2. 运动神经　来自交感神经节后纤维，其中肾上腺素能神经纤维支配立毛肌、血管、血管球、顶泌汗腺和小汗腺的肌上皮细胞，胆碱能神经纤维支配小汗腺的分泌细胞，面部横纹肌由面神经支配。

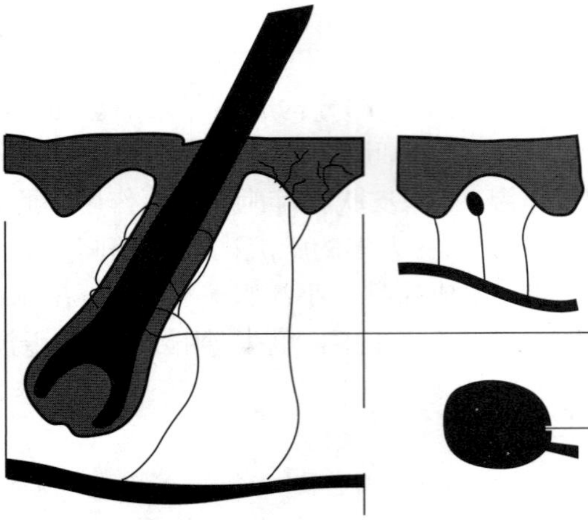

图 5-6　皮肤感觉神经

（二）血管

皮下组织的小动脉和真皮深部较大的微动脉都具有血管的三层结构，即内膜、中膜和外膜。真皮中有由微动脉和微静脉构成的乳头下血管丛（浅丛）和真皮下部血管丛（深丛），这些血管丛大致呈层状分布，与皮肤表面平行，浅丛与深丛之间有垂直走向的血管相连通，形成丰富的吻合支。皮肤的毛细血管大多为连续型，由连续的内皮构成管壁，相邻的内皮细胞间有细胞连接。皮肤血管的上述结构特点有助于其发挥营养代谢和调节体温等作用。

（三）淋巴管

皮肤的淋巴管网与几个主要的血管丛平行，皮肤毛细淋巴管盲端起始于真皮乳头层，逐渐汇合为管壁较厚的具有瓣膜的淋巴管，形成乳头下浅淋巴网和真皮淋巴网，再通连到皮肤深层和皮下组织的更大淋巴管。毛细淋巴管管壁很薄，仅由一层内皮细胞及稀疏的网状纤维构成，内皮细胞之间通透性较大，毛细淋巴管内的压力低于毛细血管及周围。

四、皮肤的年龄变化

随着人体的发育、生长、成熟和衰老过程，皮肤也相应地发生一系列改变。一般自 45 岁左右起，人们感觉体质开始逐渐下降。虽然人体老化是一个缓慢、复杂的生理过程，但作为人体最大器官的皮肤，其老化征象易被观察到，如眼角出现“鱼尾纹”，皮肤变得干燥粗糙等。老年皮肤发生退行性变化，表皮变薄，真皮乳头变低，网状纤维、弹性纤维减少致弹性降低，导致皮肤松弛并形成细小皱纹。面部皱纹是面部皮肤老化最突出的表现，而且皱纹的多少和深浅也标志着老化的程度。同时，因汗腺萎缩、分泌功能减退，使老年人对外界的气温变化不易适应，而且皮肤易患各种疾病，如溃疡、皮肤癌等。由于皮脂腺分泌减少，使皮肤失去润泽而显干燥。皮肤护理上应注意保养，保持皮肤清洁，预防皮肤损伤。

五、皮肤的生理功能

皮肤覆盖于人体表面，对维持体内环境稳定十分重要，具有屏障、吸收、感觉、分泌和排泄、体温调节、物质代谢、免疫等多种功能。

（一）屏障功能

皮肤可以保护体内各种器官和组织免受外界有害因素的损伤，也可以防止体内水分、电解质及营养物质的丢失。狭义的皮肤屏障功能通常指表皮尤其是角质层的物理性屏障作用。而广义上的屏障功能包括物理性、色素性、神经性和免疫性屏障作用。

1. 物理性损伤的防护　皮肤对机械性损伤（如摩擦、挤压、牵拉以及冲撞等）有较好的防护作用。角质层致密而柔韧，是主要的防护结构；真皮内的胶原纤维、弹力纤维和网状纤维交织成网状，使皮肤具有一定的弹性和伸展性；皮下脂肪层对外力具有缓冲作用，使皮肤具有一定的抗挤压、牵拉及对抗冲撞的能力。皮肤通过对光线的吸收，促进黑色素的产生，起到光防护作用。皮肤对电损伤的防护主要由角质层完成，且与角质层的含水量有关。

2. 化学性刺激的防护　角质层是皮肤防护化学性刺激的最主要结构。角质层细胞具有完整的脂质膜、丰富的角蛋白及细胞间的丝聚蛋白，起到防护作用。正常皮肤偏酸性，头部、前额和腹股沟偏碱性，均有一定缓冲作用。

3. 对微生物的防御作用　角质层细胞排列致密，其他层角质形成细胞间也通过桥粒结构相互镶嵌排列，能机械性防御微生物的侵入；角质层含水量较少以及皮肤表面弱酸性环境，均不利于某些微生物生长繁殖；角质形成细胞产生的抗微生物肽具有广谱抑菌作用；角质层生理性脱落，可清除一些寄居于体表的微生物。当表皮完整时，皮肤表面的共生菌不致病；当表皮破损后，体表微生物进入真皮，被免疫细胞识别，诱发炎症。

4. 防止营养物质的丢失　正常皮肤的角质层具有半透膜功能，可防止体内营养物质、电解质和水分的丢失。正常情况下，成人每天经皮丢失的水分为240~480ml（不显性出汗），但如果角质层全部丧失，每天经皮丢失的水分将增加10倍以上。

（二）吸收功能

皮肤具有吸收功能，经皮吸收是皮肤外用药物治疗的理论基础。角质层是经皮吸收的主要途径，其次是毛囊、皮脂腺、汗腺。皮肤的吸收功能可受多种因素影响。

1. 皮肤的结构和部位　皮肤的吸收能力与角质层的厚度、完整性及通透性有关，一般而言，阴囊 > 前额 > 大腿屈侧 > 上臂屈侧 > 前臂 > 掌跖。角质层破坏时，皮肤吸收能力增强，此时应注意避免因药物过量吸收而引起的不良反应。

2. 角质层的水合程度　角质层的水合程度越高，皮肤的吸收能力就越强。局部用药后密闭封包，阻止了汗液和水分的蒸发，角质层水合程度提高，药物吸收可增高100倍，临床上可用于肥厚性皮损。

3. 被吸收物质的理化性质　完整皮肤只能吸收少量水分和微量气体，水溶性物质不易被吸收，而脂溶性物质则相对容易被吸收，主要吸收途径为毛囊和皮脂腺，吸收强弱顺序为羊毛脂 > 凡士林 > 植物油 > 液状石蜡。此外，皮肤还能吸收多种重金属（如汞、铅、砷等）及其盐类。物质分子量与皮肤吸收能力之间无明显相关，如分子量小的氨气极易透皮吸收，而某些分子量大的物质（如汞、葡聚糖分子等）也可通过皮肤吸收。在一定浓度下，物质浓度与皮肤吸收率呈正比，但某些物质（如苯酚）高浓度时可引起角蛋白凝固，反而使皮肤通透性降低，导致吸收不良。剂型和药物基质对物质吸收亦有明显影响，如粉剂和水溶液中的药物很难吸收，霜剂可被少量吸收，软膏和硬膏可促进吸收。加入有机溶媒可显著提高脂溶性和水溶性药物的吸收。

4. 外界环境因素　环境温度升高可使皮肤血管扩张、血流速度增加，加快已透入组织内的物质弥散，从而使皮肤吸收能力提高。而当环境湿度增大时，角质层水合程度增加，皮肤吸收能力也增强。

5. 病理情况　皮肤充血、理化损伤及皮肤疾患均会影响经皮吸收。

（三）感觉功能

皮肤的感觉可以分为两类，一类是单一感觉，皮肤中感觉神经末梢和特殊感受器感受体内外的单一性刺激，转换成一定的动作电位沿神经纤维传入中枢，产生不同性质的感觉，如触觉、痛觉、压觉、冷觉和温觉；另一类是复合感觉，皮肤中不同类型的感觉神经末梢或感受器共同感受的刺激传入中枢后，由大脑综合分析形成感觉，如湿、硬、软、粗糙、光滑等。此外皮肤还有形体觉、两点辨别觉和定位觉等。

痒觉又称瘙痒，是一种引起搔抓欲望的不愉快感觉，属于皮肤黏膜的一种特有感觉，其产生机制尚不清楚，组织学至今尚未发现专门的痒觉感受器。中枢神经系统的功能状态对痒觉有一定的影响，比如精神舒缓或转移注意力可使痒觉减轻，而焦虑、烦躁或过度关注时，痒觉可加剧。

（四）分泌和排泄功能

皮肤的分泌和排泄功能主要通过汗腺和皮脂腺完成。

1. 小汗腺　小汗腺的分泌和排泄受体内外温度、精神因素和饮食的影响。外界温度高于 31℃时全身皮肤均可见出汗，称显性出汗；温度低于 31℃时无出汗的感觉，但显微镜下可见皮肤表面出现汗珠，称不显性出汗；精神紧张、情绪激动等大脑皮质兴奋时，可引起掌跖、前额等部位出汗，称精神性出汗；进食（尤其是辛辣、热烫食物）可使口周、鼻、面、颈、背等处出汗，称味觉性出汗。正常情况下小汗腺分泌的汗液无色透明，呈酸性（pH 4.5~5.5），大量出汗时汗液碱性增强（pH 7.0 左右）。汗液中水分占 99%，其他成分仅占 1%，后者包括无机离子、乳酸、尿素等。小汗腺的分泌对维持体内电解质平衡非常重要。

2. 顶泌汗腺　青春期顶泌汗腺分泌旺盛，情绪激动和环境温度增高时，其分泌也增加。顶泌汗腺新分泌的汗液是一种无味液体，经细菌酵解后可使之产生臭味。有些人的顶泌汗腺可分泌一些有色物质（可呈黄、绿、红或黑色），使局部皮肤或衣服染色，称为色汗症。

3. 皮脂腺　皮脂是多种脂类的混合物，其中主要含有角鲨烯、蜡脂、甘油三酯及胆固醇酯等，由皮脂腺分泌。皮脂腺分泌受各种激素（如雄激素、孕激素、雌激素、糖皮质激素、垂体激素等）影响，其中雄激素可加快皮脂腺细胞的分裂，使其体积增大、皮脂合成增加；雌激素可抑制内源性雄激素产生或直接作用于皮脂腺，减少皮脂分泌。

（五）体温调节功能

皮肤具有重要的体温调节作用。一方面皮肤可通过遍布全身的外周温度感受器感受外界环境温度变化，并向下丘脑发送相应信息；另一方面皮肤又可接收中枢信息，通过血管舒缩反应、寒战或出汗等反应对体温进行调节。

皮肤覆盖全身，且动静脉吻合丰富。冷应激时交感神经兴奋，血管收缩，动静脉吻合关闭，皮肤血流量减少，皮肤散热减少；热应激时动静脉吻合开启，皮肤血流量增加，皮肤散热增加。此外，四肢大血管也可通过调节浅静脉和深静脉的回流量进行体温调节，体温升高时，血液主要通过浅静脉回流使散热量增加；体温降低时，主要通过深静脉回流以减少散热。

体表散热主要通过辐射、对流、传导和汗液蒸发实现。环境温度过高时主要的散热方式是汗液蒸发。

（六）物质代谢功能

与其他组织、器官相比，皮肤的代谢功能具有其特殊性。

1. 糖代谢　皮肤中的糖主要为糖原、葡萄糖和糖胺聚糖等。真皮中糖胺聚糖含量丰富，主要包括透明质酸、硫酸软骨素等。糖胺聚糖的合成及降解主要通过酶促反应完成，但某些非酶类物质（如氢醌、核黄素、抗坏血酸等）也可降解透明质酸。此外内分泌因素亦可影响糖胺聚糖的代谢，如甲状腺功能亢进可使局部皮肤的透明质酸和硫酸软骨素含量增加，形成胫前黏液性水肿。

2. 蛋白质代谢　皮肤蛋白质包括纤维性和非纤维性蛋白质，前者包括角蛋白、胶原蛋白和弹性蛋白等，后者包括细胞内的核蛋白以及调节细胞代谢的各种酶类。角蛋白是中间丝蛋白家族成员，是角质形成细胞和毛发上皮细胞的代谢产物及主要成分，至少包括三十种。

3. 脂类代谢　皮肤中的脂类包括脂肪和类脂质。表皮细胞在分化的各阶段，其类脂质的组成有显著差异，如由基底层到角质层，胆固醇、脂肪酸、神经酰胺含量逐渐增多，而磷脂则逐渐减少。表皮中最丰富的必需脂肪酸为亚油酸和花生四烯酸，后者在日光作用下可合成维生素 D。血液脂类代谢异常也可影响皮肤脂类代谢，如高脂血症可使脂质在真皮局限性沉积，形成皮肤黄瘤。

4. 水和电解质代谢　皮肤中的水分主要分布于真皮内，当机体脱水时，皮肤可提供其水分的 5%~7%，以维持循环血容量的稳定。皮肤中含有各种电解质，主要贮存于皮下组织，它们对维持细胞间的晶体渗透压和细胞内外的酸碱平衡起着重要作用；K^+ 可激活某些酶，Ca^{2+} 可维持细胞膜通透性和细胞间黏着，Zn^{2+} 缺乏可引起肠病性肢端皮炎等。

（七）免疫功能

皮肤是重要的免疫器官，包括获得性免疫（特异性免疫）和天然性免疫（非特异性免疫）。1986 年 Bos 提出了皮肤免疫系统（skin immune system）的概念，提出皮肤免疫系统包括多种细胞成分和体液成分。

六、皮肤吸收途径

皮肤吸收途径一般有三个。

（1）使角质层软化，渗透过角质层细胞膜，进入角质层细胞，然后通过表皮其他各层。

（2）大分子及不易渗透的水溶性物质只有少量可以通过毛囊，皮脂腺和汗腺导管而被吸收。

（3）少量通过角质层细胞间隙而渗透进入皮肤。

（张　雪）

本章练习

一、单选题

1. 人体的基本结构和功能单位是(　　)
   A. 组织　　B. 细胞
   C. 器官　　D. 系统
   E. 蛋白质
2. 以皮肤为参照的方位术语是(　　)
   A. 上和下　　B. 内和外
   C. 内侧和外侧　　D. 前和后
   E. 浅和深
3. 矢状轴(　　)
   A. 与身体长轴垂直　　B. 呈上下方向
   C. 可将人体分为左、右两部分　　D. 不与水平面平行
   E. 可将人体分为上、下两部分
4. 横切面又指(　　)
   A. 矢状面　　B. 冠状面
   C. 额状面　　D. 水平面
   E. 以上均不是
5. 位置不同的两点中靠近正中矢状切面者称为(　　)
   A. 内侧　　B. 内
   C. 外侧　　D. 外
   E. 以上都不是
6. 上肢的外侧又称为(　　)
   A. 尺侧　　B. 近侧
   C. 远侧　　D. 外
   E. 桡侧
7. 人体的冠状面(　　)

A. 与矢状面垂直　　B. 与水平面垂直
C. 与人体的长轴垂直　　D. 将人体分为前、后两部分
E. 又叫额状面

8. 在前后方向上垂直纵切人体所形成的面称(　　)，此面将人体分成左、右两部分。
A. 冠状面　　B. 矢状面
C. 水平面　　D. 横切面
E. 前面

二、多选题

1. 以下细胞类型属于树枝状细胞的有(　　)
A. 黑素细胞　　B. 朗格汉斯细胞
C. 基底层细胞　　D. 麦克尔细胞
E. 上层细胞

2. 以下关于基底层细胞描述正确的是(　　)
A. 位于表皮底层，由一层立方形或圆柱状细胞构成
B. 细胞长轴与真皮 - 表皮交界线平行
C. 胞质呈嗜酸性，胞核卵圆形，核仁明显，核分裂象较常见
D. 细胞底部借半桥粒与基底膜带相附着
E. 基底层细胞生长依靠阳光引导

3. 以下关于黑素细胞的描述正确的有(　　)
A. 黑素细胞起源于外胚层的神经嵴
B. 黑种人的黑素细胞数量较白种人为多
C. 只有表皮、毛囊、黏膜、视网膜色素上皮等处存在黑素细胞
D. 黑素细胞位于基底层，平均数目约占基底层细胞总数的 10%
E. 黑素细胞的生长周期约一年

4. 以下关于角质层细胞特点的描述正确的有(　　)
A. 位于表皮最上层
B. 由 5~20 层已经死亡的扁平细胞构成，在掌跖部位可厚达 40~50 层
C. 细胞正常结构消失，胞质中充满角蛋白
D. 角质层上部细胞间桥粒消失，故易于脱落
E. 角质层不能够自然脱落

5. 以下关于真皮的描述正确的有(　　)
A. 真皮由外胚层分化而来
B. 真皮在全身不同部位厚薄不一
C. 真皮内有皮肤附属器、血管、淋巴管、神经和肌肉等
D. 真皮属于致密结缔组织，由纤维、基质和细胞成分组成，以细胞成分为主
E. 表皮层的损伤会引起真皮层的裸露

6. 以下各项属于皮肤附属器的有(　　)
A. 毛发　　B. 皮脂腺

C. 汗腺　　D. 指(趾)甲
E. 血管

7. 皮肤内含有(　　)
A. 血管　　B. 肌肉
C. 骨骼　　D. 淋巴管
E. 毛发

8. 基底膜带可存在于(　　)
A. 皮肤的表皮和真皮之间　　B. 皮肤附属器与真皮之间
C. 血管周围　　D. 骨骼周围
E. 肌肉周围

三、名词解释

组织　器官　系统　解剖学姿势　表皮　真皮　皮脂腺　小汗腺

第六章
中医基础理论

【学习目标】

1. 通过本章学习掌握藏象学说、精气血津液理论和病因病机的相关内容，熟悉中医学的阴阳五行学说基础内容，了解中医保健原则和基础知识。
2. 能运用阴阳五行基本理论分析相关现象，运用精气血津液理论解释人体生理功能。
3. 培养学生对中医基础理论的正确认识，帮助学生充分意识到中医基础理论在中医保健中的必要性。

第一节　阴阳五行学说基础知识

阴阳学说和五行学说统称为阴阳五行学说，是古人认识自然和解释自然变化的世界观和方法论，属于中国传统的哲学思想范畴。在长期医疗实践的基础上，古代先贤将阴阳五行学说应用于医学领域，用以阐明人体的生理功能和病理变化，并用来分析、归纳疾病的本质及类型，作为指导保健、治疗和康复的依据。

一、阴阳的基本概念

阴阳，是对自然界相互关联的某些事物和现象对立双方属性的概括。它既可以代表相互关联而性质相反的两种事物或现象，又可用以说明同一事物内部相互对立的两个方面。

古人认为，朝向日光者为阳，背向日光者为阴，这是阴阳最初始的含义。后来逐渐引申为温暖为阳，寒冷为阴；明亮为阳，黑暗为阴。一般来讲，凡运动着的、向外的、上升的、温热的、明亮的一方，皆属于阳；而相对静止的、内守的、下降的、寒冷的、晦暗的一方，皆属于阴。

由于阴阳是事物对立属性的抽象概括，并不特定地专指某一事物，所以用阴阳来分析具体的事物属性时，其属性并不是绝对的，而是相对的。具体表现在以下几个方面。

其一，阴阳可以互相转化。阴和阳在一定条件下可以完全向反方向转化。

其二，阴阳之中复有阴阳。即阴中有阳，阳中有阴。阴阳双方的任何一方又可以再分阴阳，以此体现事物既相互对立又相互联系的现象。

其三，阴阳属性随比较对象而变。事物的阴阳属性是通过对立双方比较而划分的。若比较的对象发生改变，事物的阴阳属性可随之发生改变。

二、阴阳学说的基本内容

（一）阴阳交感

阴阳交感指阴阳二气在运动中由于相互感应而交合。阴阳交感是宇宙万物赖以生成和变化的根源。在自然界，阴阳二气交感，则形成了云、雾、雷电、雨、露，生命得以诞生。在人类，男女媾精，新的生命个体诞生，人类得以繁衍。

阴阳交感是事物和现象发展变化的动力。阴阳两者相摩相荡，发生交互作用使宇宙万物生生不息、变化无穷。

（二）阴阳对立制约

1. 阴阳对立　指阴和阳的属性是相反的，相互对峙着的。如天与地、日与月、寒与热、动与静等。只有相反的、相互对峙着的事物和现象，才能区分其阴阳属性。

2. 阴阳制约　指阴阳之间的对立，不是静止着的相互对峙，而是存在相互制约的关系，即阴可以制约阳，阳可以制约阴。如寒可制约热，热可制约寒；动可制约静，静可制约动等。

阴阳对立制约的意义在于防治阴阳的任何一方不至于亢盛为害，以维持阴阳之间的协调平衡。

（三）阴阳互根互用

1. 阴阳互根　指阴阳互为根本，相互依存的关系。任何一方都不能脱离对立的一方而单独存在。如上下，上为阳，下为阴，没有上也就无所谓下，没有下也就无所谓上。

2. 阴阳互用　指阴阳双方不仅互为存在条件，更重要的是阴阳必须相互资生，相互助长，相需为用。

阴阳互根互用是事物得以发展变化的内在条件，也是阴阳相互转化的内在根据。

（四）阴阳消长平衡

阴阳消长是事物或现象中对立的阴阳两个方面的运动形式，主要有两类：一是阴阳互为消长，包括此消彼长和此长彼消，其根据在于阴阳存在着对立制约的关系。二是阴阳皆消皆长，包括此长彼长和此消彼消，其根据在于阴阳存在着互根互用的关系。

阴阳消长平衡，是指阴阳双方的消长运动在一定限度、一定范围内，这种变化的结果就会使事物在总体上呈现出相对稳定的状态，即所谓阴阳平衡协调状态。阴阳消长如果超过一定限度就会打破事物的动态平衡，导致阴阳的消长失调，形成阴或阳的偏盛或偏衰，对人体来说则是病理状态。

（五）阴阳相互转化

阴阳相互转化，是指相互对立的阴阳双方在一定的条件下可以向其对立的方面转化，即阴可以转化为阳，阳可以转化为阴。

事物的阴阳双方之所以能够各自向对方转化，是由于阴阳两者的互根，且事物的阴阳中又各有阴阳，阴阳双方有向对方转化的内在基础。同时，其又有相互消长的变化关系，阴阳消长引起的量变关系超过了限度，就必然引起质变。质变的结果，使阴转为阳，使阳化为阴，从而产生了阴阳的相互转化。

三、五行学说的基本概念

五行，即木、火、土、金、水五类物质属性及其运动变化。“五”，指构成宇宙万物的木、火、土、金、水五类物质属性；“行”，指运动变化。从古代哲学概念出发，五行已超越木、火、土、金、水的具体物质，衍化为归纳宇宙万物并阐释其相互关系的五类物质属性。五行学说是以木、火、土、金、水五类物质属性及其运动规律来认识世界、解释世界和探求宇宙变化规律的世界观和方法论。

四、五行学说的基本内容

（一）五行的特性与归类

1. 五行的特性　古人在长期的生活和生产实践中对木、火、土、金、水五种基本物质的直接观察和朴素认识的基础上，进行抽象而逐渐形成的理性概念，以此作为归纳各种事物或现象五行属性的基本依据。《尚书·洪范》对五行特性进行了经典概括。

（1）“木曰曲直”：木有直有曲，能屈能伸，有升发、生长、性喜条达舒畅的特性。从而引申为凡具有升发、生长、性喜条达的事物或现象，均可归属于木。

（2）“火曰炎上”：火有温暖、光明、向上的特性。因而引申为凡具有升腾、温热、茂盛等特性的事物或现象都可归属于火。

（3）“土爰稼穑”：土有生长万物、种植庄稼、收获五谷的作用。因而引申为凡具有养育、化生、长养作用的事物或现象均可归属于土。

（4）“金曰从革”：金有质地坚硬，性质肃敛，能制作利器、工具，能用于生产、变革事物等特性。从而引申为凡具有清肃、收敛、沉降作用的事物或现象皆可归属于金。

（5）“水曰润下”：水有滋润寒凉、性质柔顺、流动趋下的特性。从而引申为凡具有滋润、寒凉、柔顺、趋下、潜藏作用的事物或现象均可归属于水。

2. 五行的归类　五行学说归类事物的五行属性有两种方法。

（1）直接归类法：即找出能反映事物本质的特有征象（性质、作用、形态等），直接与五行各自的属性相比较，从而确定事物的五行属性。如以方位配属五行，则由于日出东方，与木的升发特性相类，故东方归属于木。

（2）推演络绎法：根据已知的某事物的五行归属，推演与其相关的其他事物的五行属性。如已知肝属木，而肝合胆、主筋、其华在爪、开窍于目、在志为怒，故而可推演络绎胆、筋、爪、目、怒，皆属于木。

中医学的五行学说，将自然界的各种事物和现象以及人体的生理病理现象，进行五行属性归类，构筑了人体内外环境相联系的五行系统（表6-1），以表述人体自身的整体性及人与自然环境的统一性思想。

表 6-1　事物属性五行归类表

自然界							五行	人体						
五化	五音	五味	五色	五气	五方	五季		五脏	五腑	五体	五官	五声	五变	五志
生	角	酸	青	风	东	春	木	肝	胆	筋	目	呼	握	怒
长	徽	苦	赤	暑	南	夏	火	心	小肠	脉	舌	笑	忧	喜
化	宫	甘	黄	湿	中	长夏	土	脾	胃	肉	口	歌	哕	思
收	商	辛	白	燥	西	秋	金	肺	大肠	皮	鼻	哭	咳	悲
藏	羽	咸	黑	寒	北	冬	水	肾	膀胱	骨	耳	呻	栗	恐

（二）五行学说的基本内容

1. 五行的生克制化　五行的生克制化是在正常状态下，五行系统所具有的自我调节机制。

（1）五行的相生：相生，是指这一事物对另一事物的生长和功能具有促进、助长和资生的作用。五行相生的顺序是：木生火，火生土，土生金，金生水，水生木。依次资生，循环无穷。

五行中的任何一行，都有“生我”和“我生”两个方面的联系。《难经》将此比喻为“母”与“子”的关系，“生我”者为“母”，“我生”者为“子”。如以火为例，生火者是木，故木为火之母；火生土，故土为火之子。余可类推。

（2）五行的相克：相克，指这一事物对另一事物的生长和功能具有抑制和制约的作用。五行相克的顺序是：木克土，土克水，水克火，火克金，金克木。依次克制，循环无穷。

在五行中的任何一行，都有“克我”与“我克”两方面的联系。《黄帝内经》中称为“所不胜”与“所胜”。“克我”者为“所不胜”，“我克”者为“所胜”。如以火为例，由于水能克火，故水为火之“所不胜”；火能克金，故金为火之“所胜”。余可类推。

（3）五行的制化：制，克制；化，生化。五行制化，指五行生化中有制约，制约中有生化，二者相辅相成，从而维持其相对平衡和正常的协调关系。五行的相生和相克是不可分割的两个方面：没有生，就没有事物的发生和成长；没有克，就不能维持事物间的正常协调关系。因此，必须生中有克，克中有生，相反相成，才能维持事物间的平衡协调，促进稳定有序的变化与发展。

2. 五行生克制化异常　五行之间的相乘、相侮及母子相及是指五行之间的生克制化遭到破坏后出现的异常现象。

（1）五行的相乘：指五行中某一行对其所胜一行的过度制约或克制，五行相乘的次序与相克相同。导致五行相乘的原因，一是“太过”，即所不胜一方过盛，而使所胜一方受到过分抑制；二是“不足”，即所胜一方不足，不能抵御所不胜一方的克伐。如从肝与脾的关系而言，肝强乘脾，肝旺犯胃等实性病变属“太过”，称为“木旺乘土”。而脾虚肝乘，表现为肝脾不和的虚性病变属“不足”，称为“土虚木乘”。

（2）五行的相侮：相侮，指“反侮”。五行中的相侮，是指由于五行中的某一行过于强盛，对原来“克我”的一行进行反侮，亦称反克。其原因：一是所胜一方过盛，不仅不受所不胜一方的克制，反而对其进行反克；二是所不胜一方不足，丧失了克制所胜一方的能力，反遭所胜一方的抑制，从而导致疾病的传变。如脾属土，肾属水，脾土能制约肾水，脾为肾所不胜。如果肾阳不足，水液失于蒸化，肾水反侮脾土，影响脾阳，则导致肾水侮脾。

（3）五行的母子相及：母病及子，是指五行中某一行异常，累及其子行，而导致母子两行都异常。母病及子一般是在母行虚弱的情况下，引起子行亦不足，导致母子两行皆不足。

子病及母，是指五行中某一行异常影响其母行，导致子母两行都异常。子行太过，引起母行亦亢盛，导致子母两行皆亢盛，称“子病犯母”。子行不足，累及母行，引起母行亦不足，导致子母两行俱不足，称“子盗母气”。

第二节 藏象学说基础知识

藏象学说，是中医理论体系的核心内容，主要研究人体脏腑内在的形态结构、功能活动、病理表现，以及脏腑之间、脏腑与形体官窍及自然、社会环境之间的相互关系，因此被认为是疾病诊治及保健养生的重要理论基础。

一、藏象及脏腑的基本概念

藏象，是指藏于体内的脏腑及其表现于外的生理、病理征象及与自然界相通应的事物和现象。“藏”，指隐藏、藏匿于内的脏腑，包括五脏（心、肺、脾、肝、肾）、六腑（胆、胃、小肠、大肠、膀胱、三焦）和奇恒之腑（脑、髓、骨、脉、胆、女子胞）。“象”，一指脏腑的解剖形态；二指表现于外的生理现象或病理征象；三指内在以五脏为中心的五个生理病理系统与外在自然环境的事物与现象类比所获得的比象。“藏”是“象”的内在根据，“象”是“藏”的外在反映。“藏象”既揭示了人体内在脏腑本质与外在征象之间的有机联系，又体现了中医学“视其外应以知其内脏”“以象测藏”的认识方法。

二、藏象学说的主要特点

藏象学说的主要特点是以五脏为中心的整体观。主要体现在以五脏为中心的人体自身的整体性及五脏与外界环境的统一性两个方面。

藏象学说从整体观念出发，认为人体是以五脏为中心，配合六腑，以精、气、血、津液为物质基础，以形神活动为根本，通过经络系统沟通联络形体官窍，构成人体的五大功能系统。这五大功能系统之间，在形态结构上密不可分，在生理功能活动上互相协调，在物质代谢上互相联系，在病理变化上互相影响，构成一个有机的整体。

五脏与外界环境的统一性包括与自然环境与社会环境的统一两个方面。藏象学说应用五行理论将自然界的季节、方位、五气、五化等与人体五大功能系统相联系，构建了天人相应的宏观整体调控模式。人体的生命活动，还受到社会环境的制约。社会环境的改变主要是通过影响人的精神情志，引起五脏系统的功能失调，从而对人体的生命活动和病理变化产生影响。

三、脏腑分类与各自的生理特点

脏腑虽常常并称，但脏与腑之间各有其生理功能特点。五脏化生和贮藏精气，满而不实，藏而不泻，且藏神，与情志活动有关；六腑主受盛和传化水谷，实而不满，泻而不藏，以通为用，以降为顺。五脏与六腑生理功能上的差异，是建立在其不同的形态结构基础上的。五脏多为实质性器官，主贮藏精气；六腑则多为中空器官，主传化水谷。奇恒之腑在形态结构上多为中空而类似六腑，而功能上多为贮藏精气，故称"奇恒之腑"。

四、藏象学说的基本内容

（一）五脏

五脏，是心、肺、脾、肝、肾的合称。

1. 心　位于胸中，两肺之间，膈膜之上，外有心包络卫护。心在五行属火，为阳中之太阳。心主宰人的整个生命活动，故称心为"君主之官""生之本""五脏六腑之大主"。

（1）生理特性

1）心为阳脏：心位于胸中，在五行属火，为阳中之阳，故称为阳脏，又称"火脏"，火性光明，烛照万物。心喻为阳脏、火脏，其意义在于说明心以阳气为用，心之阳气有推动心脏搏动温通全身血脉、兴奋精神，以使生机不息的作用。

2）心主通明：是指心脉以通畅为本，心神以清明为要。心脉畅通，固然需心阳的温煦和推动作用，但也须有心阴的凉润和宁静作用。

（2）生理功能

1）主血脉：指心气推动和调控血液在脉道中运行，流注全身，发挥营养和滋润作用。心主血脉包括心主血和心主脉两个方面。①主血。一是心气能推动血液运行，以输送营养物质于全身脏腑、形体、官窍；二是心有生血的作用，即所谓"奉心化赤"为血。②主脉。心主脉是指心气推动和调控心脏的搏动和脉管的舒缩，使脉道通利，血流通畅。

2）主神明：是指心有统帅全身脏腑经络、形体官窍的生理活动和主司意识、思维情志等精神活动的作用。心所藏之神，既指主宰人体生命活动的广义之神，又包括意识、思维、情感等狭义之神。

（3）生理联系：心在体合脉，其华在面，在窍为舌，在志为喜，在液为汗，五行属火，与小肠相表里，与夏气相通应。

2. 肺　位于胸腔，左右各一，覆盖于心之上。肺有分叶，"虚如蜂巢"。肺在五行属金，为阳中之少阴。肺具有治理调节全身气、血、津液的作用，概括为"肺主治节"。《素问·灵兰秘典论》说："肺者，相傅之官，治节出焉。"

（1）生理特性

1）肺为华盖："华盖"，原指古代帝王的车盖，肺覆盖于五脏六腑之上，又能宣发卫气于体表，具有保护诸脏免受外邪侵袭的作用。

2）肺为娇脏：是对肺的生理病理特征的概括。生理上，肺脏清虚而娇，吸之则满，呼之则虚，为脏腑之华盖，百脉之所朝会。病理上，外感六淫之邪从皮毛或口鼻而入，常易犯肺而为病；其他脏腑病变，亦常累及于肺。

3）肺主宣发肃降：宣发与肃降是肺气升降出入运动的具体表现形式，肺的生理功能都是通过这两种运动来完成。

肺主宣发，是指肺气向上向外的运动。一是呼出体内浊气；二是将脾所转运来的津液和水谷精微上输头面诸窍，外达于皮毛；三是宣发卫气，以温分肉，充皮肤，肥腠理，司开阖，将代谢后的津液化为汗液，并控制和调节其排泄。

肺主肃降，是指肺气向下向内的运动。一是吸入自然界的清气，并将吸入之清气与谷气相融合而成的宗气向下布散至脐下，以资先天元气；二是将脾转运至肺的津液与水谷精微向下向内进行布散，以濡润其他脏腑，并将脏腑代谢后产生的浊液下输于肾或膀胱，成为尿液生成之源；三是肃清肺和呼吸道内的异物，保持呼吸道的洁净。

4）肺喜润恶燥：肺气通于秋，燥为秋令主气，内应于肺，病变上燥邪最易耗伤肺津，导致咽干鼻燥、干咳少痰等症，治疗多以润肺为主。

（2）生理功能

1）主气，司呼吸：肺为气体交换的场所，主呼吸之气；肺还有主一身之气生成和运行的作用。

2）主行水：指肺通过其宣发和肃降运动，推动和调节全身水液的输布和排泄。①肺气宣发，将脾气转输至肺的水液向上向外布散，上至头面诸窍，外达全身皮毛肌腠；输送到皮毛的水液在卫气的推动作用下化为汗液，并在卫气的调节作用下有节制地排出体外；②肺气肃降，将脾气转输至肺的水液向内向下输送到其他脏腑，并将脏腑代谢所产生的浊液下输至肾或膀胱，成为尿液生成之源。肺为华盖，参与调节全身津液的调节，故称为“水之上源”。

3）朝百脉，主治节：肺朝百脉，指全身的血液都通过百脉流经于肺，经肺的呼吸进行体内外清浊之气的交换，而后输布全身。肺主治节，指肺气具有治理调节肺之呼吸及全身之气、血、津液的作用。

（3）生理联系：肺开窍于鼻，在体合皮，其华在毛，在志为忧（悲），藏魄，在液为涕，五行属金，与大肠相表里，与秋气相通应。

3. 脾　位于腹腔上部，横膈下方，与胃相邻。脾在五行属土，为阴中之至阴。脾与胃通过经络构成表里关系。人出生后，生命过程的维持及其所需精、气、血、津液等营养物质的生成，均依赖于脾（胃）运化所化生的水谷精微，故称脾（胃）为“后天之本”“气血生化之源”。

（1）生理特性

1）主升：脾气主升，指脾气以上升为主，以升为健的气机运动特点。脾主升清，能将胃肠吸收的水谷精微上输心肺、头面，通过心肺的作用化生气血，以营养濡润全身。脾气上升，能维持内脏位置的相对恒定，是防止内脏下垂的重要保证。

2）喜燥恶湿：指脾喜燥洁恶湿浊的生理特性。脾气健运，运化水液功能正常，则无痰饮水湿停聚。若脾气虚衰，则水湿痰饮内生，即“脾生湿”；水湿产生之后，反过来困遏脾气致脾气不升、脾阳不振，即“湿困脾”。外在湿邪侵入人体，也容易引起湿浊内盛，影响脾的正常功能发挥，故说“脾恶湿”。

（2）生理功能

1）主运化：包括运化谷食和水饮。运化谷食，指脾气促进食物的消化和吸收并转输其谷精（精微营养物质）的功能。运化水饮，指脾气的吸收、输布、调节水液代谢的功能。

2）主统血：指脾气具有统摄、控制血液在脉中正常运行而不逸出脉外的功能。脾气统摄血液的功能，实际上是气的固摄作用的体现。脾气健旺，运化正常，气生化有源，气足而固摄作用健全，则血液循脉运行而不逸出脉外。若脾气虚弱，运化无力，气生化无源，气衰而固摄作用减退，血液失去统摄而导致出血。

（3）生理联系：脾开窍于口，在体合肉，主四肢，其华在唇，藏意，在液为涎，五行属土，与胃相表里，与长夏之气相通应。

4. 肝　位于腹腔，横膈之下，右胁之内。肝在五行属木，为阴中之少阳。肝主疏泄而藏血，调和气血，刚柔相济。《素问·灵兰秘典论》曰："肝者，将军之官，谋虑出焉。"

（1）生理特性

1）肝为刚脏：肝具有刚强、躁急的生理特性。肝内寄相火，主升主动，阳气用事，故称刚脏。肝气升动太过，易于上亢、逆乱。

2）肝气升发：指肝气向上升动、向外发散，生机不息之性。肝气升发，有启迪诸脏生长化育、调畅气机的作用。

（2）生理功能

1）主疏泄：指肝气具有疏通畅达全身气机，舒畅情志，调节精血津液运行输布，协调脾升胃降，促进胆汁泌泄及男子排精、女子排卵行经等作用。

2）主藏血：指肝具有贮藏血液、调节血量和防止出血的功能。肝贮藏充足的血液，化生和涵养肝气，维持肝气冲和畅达，使之发挥正常的疏泄功能。肝血充足、肝气畅达则肝血流注冲脉，冲脉血海充盈则月经按时来潮，故以肝血为经血之源，将肝与冲脉并称为"血海"。

（3）生理联系：肝开窍于目，在体合筋，其华在爪，在志为怒，在液为泪，五行属木，与胆相表里，与春气相通应。

5. 肾　左右各一，位于腰部脊柱两侧。肾在五行属水，为阴中之太阴。肾为先天之本。《素问·六节藏象论》说："肾者，主蛰，封藏之本，精之处也。"

（1）生理特性

1）主蛰藏：喻指肾有潜藏、封藏、闭藏之生理特性，是对其藏精功能的高度概括。

2）肾气上升：肾阳鼓动肾阴，合化为肾气上升以济心，维持人体上下的协调。

（2）生理功能

1）肾藏精：指肾贮存、封藏精气以主司人体的生长发育、生殖的生理功能。肾中精气的构成，以先天之精为基础，以后天之精为充养。肾中精气分为肾精、肾气：肾精，即肾藏之精，来源于先天，充养于后天，是肾脏生理活动的物质基础；肾气，即肾精所化之气，是肾脏生理活动的物质基础及其动力来源。两者相互化生、相互促进，共同完成肾的生理功能。

2）主水：肾具有主持和调节人体水液代谢的功能，主要体现在以下两方面：一为调节津液代谢相关脏腑功能，二为调节尿液的生成和排泄。

3）主纳气：肾气有摄纳肺所吸入的自然界清气，保持吸气的深度，防止呼吸表浅的作用。肺的呼吸在肾气的封藏作用下维持一定的深度，有利于清浊气体的内外交换。

（3）生理联系：肾在体合骨，生髓，其华在发，在志为恐，藏志，在窍为耳及二阴，在液为唾，五行属水，与膀胱相表里，与冬气相通应。

(二)六腑

六腑,即胆、胃、小肠、大肠、膀胱、三焦的总称。

1. 胆 位于右胁,附于肝之短叶间。

胆的生理功能:

(1)贮藏和排泄胆汁:胆具有贮藏和排泄胆汁的生理功能。胆汁由肝之精气化生汇聚而成,贮存于胆囊,排泄进入小肠,参与饮食物的消化、吸收。胆的这种功能依赖肝的疏泄才能完成。

(2)主决断:指胆具有判断事物、作出决定的作用。胆的决断能力取决于胆气强弱,胆气强者勇敢果断,胆气弱者数谋虑而不决。

2. 胃 位于膈下,腹腔上部,上接食管,下通小肠,与脾以膜相连。

(1)生理功能

1)主受纳水谷:指胃气具有接受和容纳饮食水谷的作用。饮食入口,由胃接受和容纳,暂存于其中,故胃有“太仓”“水谷之海”之称。

2)主腐熟水谷:指胃气将饮食物初步消化,并形成食糜的过程。经过胃的腐熟,水谷才能游溢出人体所需要的精微物质,人的气血才能充盛,脏腑组织才能得到水谷精微的充养而发挥其各自的生理功能,故又称胃为“水谷气血之海”。

(2)生理特性

1)胃主通降:指胃气的向下通降运动以下传水谷及糟粕的生理特性。

2)喜润恶燥:指胃需要保持充足的津液以利饮食物的受纳和腐熟。胃的受纳腐熟,不仅依赖胃气的推动和蒸化,亦需胃中津液的濡润。胃中津液充足,则能维持饮食水谷的受纳腐熟和胃气的通降下行。

3. 小肠 位于腹中,上端与胃在幽门相接,迂曲回环叠积于腹腔之中,下端与大肠在阑门相连。

小肠的生理功能:

(1)主受盛化物:一是小肠接受由胃腑下传的食糜而盛纳之,即受盛作用。小肠承受适时下降的经过胃初步腐熟的饮食物,并在小肠内停留一定的时间,以便进一步充分消化和吸收。二是由脾气对小肠中的食糜进一步消化,化为精微和糟粕两部分,即化物作用。

(2)主泌清别浊:指小肠中的食糜在进行消化的过程中,随之分为清浊两部分。清者,即水谷精微和津液,由小肠吸收,经脾气转输全身;浊者,即食物残渣和部分水液,经胃和小肠之气的通降作用通过阑门传送到大肠。

(3)小肠主液:指小肠在吸收谷精的同时,吸收了大量的津液。小肠吸收的津液与谷精合为水谷之精,由脾气转输到全身,其中部分津液经三焦下渗膀胱,成为尿液生成之源。

4. 大肠 位于腹腔之中,其上口在阑门处与小肠相接,回环腹腔,其下端连肛门。

大肠的生理功能:

(1)主传导糟粕:大肠接受由小肠下移的食物残渣,吸收水分,形成糟粕,并将粪便传送至大肠末端,经肛门有节制地排出体外。

(2)大肠主津:大肠吸收食物残渣中的津液,由脾气转输全身,部分津液经三焦下渗于膀胱,成为尿液生成之源。

5. 膀胱 位于下腹部，与肾相连，下有尿道，开口于前阴。

膀胱的生理功能：贮存和排泄尿液。在人体水液代谢过程中，多余的水液在肾的气化作用下，下输膀胱。尿液在膀胱内贮留至一定程度时，即排出体外。膀胱的贮尿功能有赖于肾气的固摄；膀胱的排尿有赖于肾气与膀胱的气化作用。

6. 三焦 是上焦、中焦、下焦的合称。三焦概念有六腑三焦与辨证三焦的不同。

（1）六腑之三焦：六腑之三焦是分布于胸腹腔的一个大腑，脏腑之中三焦最大，无与匹敌，故有“孤府”之称。六腑三焦的主要生理功能是运行津液和通行元气。

（2）部位三焦：作为人体上中下部位的划分，源于《灵枢·营卫生会》中“上焦如雾，中焦如沤，下焦如渎”。横膈以上的部位为上焦，包括心肺二脏及头面部，主要的生理功能是敷布精气于全身；膈以下至脐以上的中、上腹部为中焦，包括脾胃、肝胆，主要生理功能是蒸腐、消化水谷，化生气血津液；脐以下的部位和脏器为下焦，包括肾、大小肠、膀胱及男女生殖器官等，主要生理功能是传化水谷糟粕，排泄二便。

（3）辨证三焦：温病学家创立的三焦辨证，是对温病过程中的各种临床表现进行综合分析和概括，以区分病程阶段、识别病情传变、明确病变部位、归纳证候类型、分析病机特点的辨证手段和方法。

（三）奇恒之腑

奇恒之腑，包括脑、髓、骨、脉、胆、女子胞六个脏器组织，除胆为六腑之外，皆无表里配合，也没有五行配属。

1. 脑 居颅内，由髓汇集而成，故《灵枢·海论》说：“脑为髓之海”。

脑的生理功能：

（1）主宰生命活动：“脑为元神之府”，是生命的枢机，主宰人体的生命活动。

（2）主精神活动：人的精神活动，包括思维意识和情志等活动，中医学一方面强调心主神，另一方面也认识到脑与精神活动的关系。

（3）主感觉运动：人的感觉运动由脑所主，是由于眼、耳、口、鼻、舌等官窍皆位于头面，与脑相通。人的视、听、言、动等，皆与脑有密切关系。

2. 髓 膏样物质，因其所藏的部位不同，又有骨髓、脊髓和脑髓之分。藏于骨腔内的为骨髓；藏于脊椎管内的为脊髓，并且与脑髓相通；藏于脑中的为脑髓。髓为先天之精所化，并受到后天之精的不断充养。

髓的生理功能：

（1）充养脑髓：脑为髓之海，髓充盈于脑中，脑得髓养，则脑力充沛。若肾精不足，不能生髓养脑，导致髓海不足，可出现头晕，耳鸣，两眼昏花，反应迟钝，健忘等症。

（2）滋养骨骼：髓藏骨中，骨骼得到髓的滋养，则生长发育正常，保持其坚韧之性。若肾精亏虚，骨失髓养，会导致生长发育障碍，或骨骼脆弱易折等症。

（3）化生血液：肾藏精，精生髓，髓可化血。骨髓也是血液生成的重要物质基础。

3. 骨 人体的骨骼。骨具有贮藏骨髓、支撑形体、保护内脏和进行运动等功能，属五体之一。

骨的生理功能：

（1）贮藏骨髓：骨为髓之府，骨髓藏于骨腔之中，并能充养骨骼。

（2）支撑人体：人体是由诸多骨由筋相连，以支撑形体。若髓少骨弱，支撑人体的功能减退，可出现腰膝酸软，不能久站、久立，甚则骨骼畸形等。

（3）保护内脏：脑藏于颅骨之中、心肺位于胸廓之内，受骨的保护。

（4）协同运动：骨与骨组成关节，在肌肉和筋膜的收缩弛张作用下，使关节屈伸或旋转等，表现出各种躯体运动。

4. 脉　即血脉，又称脉管、脉道、血府，属五体之一。

脉的生理功能：

（1）运行气血：脉是运行气血的管道，能约束气血循着一定轨道和方向运行，使其流布于全身，以营养脏腑、组织。脉道的通利与否，直接影响着血液的正常运行。

（2）传递信息：脉为血府，与心相连，心气推动血液在脉管内流动时产生的搏动，谓之脉搏。由于血液的生成运行与五脏均有密切关系，故人体气血和脏腑功能活动状态，均可显现于脉。

5. 女子胞　又称胞宫、子脏、子宫，位于小腹部，在膀胱之后，直肠之前，是女性的生殖器官。

女子胞的主要功能：

（1）主持月经：女子胞为女子月经发生的器官。女子到 14 岁左右，肾精充盛天癸至，生殖器官发育成熟，子宫发生周期性的变化，28 天左右周期性排血一次，称作“月经”“月信”“月事”等。月经的产生，是脏腑经络气血及天癸作用于胞宫的结果。所以，女子胞的功能正常与否，直接影响着月经的来潮，故女子胞有主持月经的功能。

（2）主孕育胎儿：女子胞是女性孕产的器官。女子受孕后，月经停止来潮，气血下注胞宫以养育胎儿，供养胎儿在胞宫内生长发育直至分娩。

第三节　精、气、血、津液基础知识

精、气、血、津液是构成和维持人体生命活动的基本物质。精、气、血、津液既是脏腑、经络、形体、官窍等功能活动的产物，又是其功能活动的物质基础。中医精、气、血、津液的理论，是研究人体精、气、血、津液的生成、输布、代谢、生理功能的学说。

一、精、气、血、津液理论的基本内容

（一）精

1. 人体之精的概念　所谓精，是由禀受于父母的生命物质与后天水谷精微相融合而形成的物质，是人体生命的本源，是构成人体和维持人体生命活动的基本物质。

人体之精，有狭义之精和广义之精之分。狭义之精，指具有繁衍后代作用的生殖之精，是精的本始含义。广义之精，指一切构成人体和维持人体生命活动的精微物质。如先天之精、水谷之精、生殖之精、脏腑之精及血、津液等，都属广义之精的范畴。

2. 精的生成　人体之精，有先天与后天之分。先天之精禀受于父母，是构成胚胎的原始物质，是与生俱来的生命物质；后天之精，是人出生之后，从自然界吸入的清气及饮食中

摄取的营养精华以及脏腑气化所生成的精微物质。

3. 人体之精的功能

（1）繁衍生命：由先天之精与后天之精合而生成的生殖之精，具有繁衍生命的作用。由于具有遗传功能的先天之精主要藏于肾，并且五脏六腑之精都可资助藏于肾的先天之精，故生殖之精由肾精化生。

（2）生长发育：人之生始于精，由精而成形。精是胚胎形成和发育的物质基础。人出生之后，赖精的充养维持正常的生长发育。随着精气由盛而衰的变化，人则从幼年到青年至壮年而步入老年，呈现出生长壮老已的生命运动规律，这是保健补肾以预防早衰的理论依据。

（3）濡养作用：精能滋润濡养人体各脏腑、形体、官窍。先天之精与后天之精充盛，则脏腑之精充盈，肾精也充盛，因而全身脏腑、组织、官窍得到精的濡养，各种生理功能得以正常发挥。

（4）生髓化血：肾藏精，精能生髓。肾精充盛，可充盈脑髓，滋养骨骼，使脑健生智慧，耳目聪敏，骨骼强健，肢体行动灵活。精生髓，髓可化血，精足则血充，故有精血同源之说。

（5）化气生神：先天之精可以化生先天之气（元气），精气又是神化生的物质基础。神是人本生命活动的主宰及其外在的总体表现，其产生离不开精这一基本物质。只有积精，才能全神，这是生命存在的根本保证。

（二）气

1. 人体之气的概念　气是人体内活力很强、运行不息的极细微物质，是构成人体和维持人体生命活动的基本物质之一，对生命活动起着推动和调控作用。

2. 人体之气的生成

（1）人体之气的生成之源：人体之气来源于先天之精所化生的先天之气（即元气）、水谷之精所化生的水谷之气和自然界的清气，并通过肺、脾胃和肾等脏腑的综合作用，将此三者结合起来而成一身之气。

（2）与气生成的相关脏腑

1）肾为生气之根：肾藏先天之精，先天之精所化生的先天之气，是人体元气的根本。

2）脾胃为生气之源：脾主运化，胃主受纳，共同完成对饮食水谷的消化和水谷精微的吸收，形成水谷之精，水谷之精化生水谷之气。

3）肺为生气之主：肺主气，主司宗气的生成，在气的生成过程中起主要作用。

3. 人体之气的运动与气化　气的运动称作气机，主要有升、降、出、入四种基本运动形式。气的运动而产生的各种变化称为气化。体内精、气、血、津液各自的代谢及其相互转化，是气化的基本形式。气化过程的有序进行，是脏腑生理活动相互协调的结果。

4. 人体之气的功能

（1）推动作用：①激发和促进人体的生长发育及生殖功能；②激发和促进各脏腑、经络的生理功能；③激发和促进精、血、津液的生成及运行输布；④激发和兴奋精神活动。

（2）温煦作用：①温煦机体，维持相对恒定的体温；②温煦各脏腑、经络、形体、官窍，助其进行正常的生理活动；③温煦精、血、津液，助其正常施泄、循行、输布，即所谓“得温而行，得寒而凝”。

（3）防御作用：气既能护卫肌表，防御外邪入侵，同时也可以祛除侵入人体的病邪。

（4）固摄作用：指气对体内精、血、津液等液态物质的固护、统摄和控制作用，防止其无故流失，保证它们发挥正常的生理作用。气的固摄减弱，则有可能导致体内液态物质的大量丢失。

（5）中介作用：指气能感应传导信息以维系机体的整体联系。气充斥于人体各个脏腑、组织、器官之间，是感应传递信息之载体、彼此相互联系的中介。例如，针灸、按摩或其他外治方法产生的刺激和信息，是通过气的感应和运载而传导于内脏，从而达到调节机体生理活动的目的。

5. 人体之气的分类　人体之气，根据生成来源、分布部位及功能特点的不同而有着各自不同的名称，一般可从三个层次进行分类：第一层次是人身之气，亦即一身之气；第二层次是元气、宗气、营气和卫气；第三层次是脏腑之气和经络之气。

人身之气是活力很强、运行于全身的极细微物质，简称“人气”或“气”。人身之气与邪气相对而言，称为“正气”。人身之气从生成来源而言，先天之精化生为元气，水谷之精化生为谷气。人身之气从分布部位而言，其行于脉中为营气，行于脉外为卫气；谷气与自然界清气相聚于胸中者为宗气。人身之气分布于脏腑、经络者称为脏腑之气、经络之气。

（三）血

1. 血的基本概念　血是循行于脉中而富有营养的红色液态物质，又称血液。它是构成人体和维持人体生命活动的基本物质之一，具有营养和滋润作用。血液必须在脉管中循行，才能发挥其正常功能。

2. 血的生成

（1）血液生化之源：①水谷之精化血；②肾精化血。精与血之间存在着相互资生和相互转化的关系，因而肾精充足，则可化为肝血以充实血液。

（2）与血生成相关的脏腑：①脾胃是血液生化之源。脾胃运化的水谷精微所产生的营气和津液，是化生血液的主要物质。②心肺对血液的生成起重要作用。脾胃运化的水谷精微所化生的营气和津液，由脾向上输于心肺，与肺吸入的清气相结合，贯注心脉，在心阳的作用下变化而成为红色血液。③肾藏精，精生髓，精髓是化生血液的基本物质之一。同时肾精充足，肾气充沛，也可以促进脾胃的运化，有助于血液的化生。

3. 血的运行

（1）影响血液运行的因素：①气的推动作用；②气的固摄作用；③脉道的完好无损与通畅无阻；④血液的清浊状态；⑤血液的或寒或热。

（2）影响血液运行的相关脏腑：血液的运行主要与心、肺、肝、脾等脏的功能密切相关。

（四）津液

1. 津液的基本概念　津液，包括津和液，是机体内一切正常水液的总称，包含各脏腑、形体、官窍的内在液体及其正常的分泌物。质地较清稀，流动性较大，布散于体表皮肤、肌肉和孔窍，并能渗入血脉之内，起滋润作用的，称为津；质地较浓稠，流动性较小，灌注于骨节、脏腑、脑、髓等，起濡养作用的，称为液。

2. 津液的生成输布与排泄

（1）津液的生成：津液来源于饮食水谷，在脾胃运化及相关脏腑共同参与下生成。胃主受纳腐熟，“游溢精气”，吸收饮食水谷的部分精微。小肠泌别清浊，将水谷精微和水液吸收后将食物残渣下送大肠。大肠主津，在传导过程中吸收食物残渣中的水液，促使糟粕成形为粪便。

（2）津液的输布：津液的输布主要是通过肺、脾、肝、肾和三焦等脏腑生理功能的协调配合来完成的。①脾气转输布散津液；②肺气宣降以行水；③肾气蒸腾气化水液；④肝气疏泄促水行；⑤三焦决渎利水道。

（3）津液的排泄：主要通过排尿和排汗来完成。除此之外，呼出的气体和排出的粪便也将带走一些水分。因此，津液的排泄主要与肾、肺、脾的生理功能有关。由于尿液是津液排泄的最主要途径，因此肾在津液排泄中起主要作用。

3. 津液的功能

（1）滋润濡养：津液是液态物质，有着较强的滋润作用。津液中含有营养物质，对机体有濡养的作用。若津液不足，可致皮毛、肉、关节、脏腑失去滋润而出现一系列干燥的病变，骨髓、脊髓、脑髓失去濡养则其生理活动受到影响。

（2）充养血脉：津液进入血脉，成为血液的重要组成部分。津液在营气的作用下，渗注于脉中，化生为血液，以循环全身发挥滋润、濡养作用。

二、精、气、血、津液的相互关系

（一）气与血的关系

1. 气为血之帅

（1）气能生血：气能参与、促进血液的化生。营气直接参与血液的生产，是血液的主要构成成分。

（2）气能行血：气能推动与调控血液在脉中稳定运行。血液的运行主要依赖于心气、肺气的推动和调控，以及肝气的疏泄调畅。

（3）气能摄血：气能控制血液在脉中正常循行而不逸出脉外。气的摄血主要体现在脾气统血的生理作用中。

2. 血为气之母

（1）血能养气：指血液对气的濡养作用，血足则气旺。

（2）血能载气：指气存于血中，依附于血而不致散失，赖血之运载而运行全身。

（二）气与津液的关系

1. 气能生津　指通过气化作用促进和激发津液的生成。

2. 气能行津　指气具有推动津液输布和排泄的作用。

3. 气能摄津　指气具有固摄津液，防止津液无故流失的作用。

4. 津能生气　指津液对气具有化生作用，对各脏腑具有滋润和濡养的作用。

5. 津能载气　指津液是气的载体之一，气的运行依附于津液。

（三）精、血、津液之间的关系

1. 精血同源　精与血都由水谷精微化生和充养，化源相同；两者之间又互相资生，互相转化，并都具有濡养和化神等作用。精与血的这种化源相同而又相互资生的关系，称为“精血同源”。

2. 津血同源　血和津液都由饮食水谷精微所化生，都具有滋润濡养作用，二者之间可以相互资生、相互转化，这种关系称为“津血同源”。由于汗由津液化生，故又有“汗血同源”之说。

（郑雪霞　陈　佳　谷云青　吕立珍）

本章练习

一、单选题

1. 世界上很多事物和现象都存在正片反两个方面，皆可用阴阳来表示，体现的是（　　）。

A. 阴阳的普遍性　　B. 阴阳的关联性
C. 阴阳的规定性　　D. 阴阳的相对性
E. 阴阳的绝对性

2. “肝火犯肺”属于（　　）。

A. 子病犯母　　B. 母病及子
C. 相乘　　D. 相侮
E. 相克

3. 区分五脏、六腑、奇恒之腑三类的最主要依据是（　　）。

A. 解剖形态的差异　　B. 分布部位的不同
C. 形态结构和功能特点的不同　　D. 经脉阴阳属性的不同
E. 病因病机的不同

4. 具有“喜燥恶湿”特性的脏（　　）。

A. 心　　B. 肺
C. 脾　　D. 肾
E. 肝

5. “气不足便是寒”体现了气的某一项功能失常，此项功能是（　　）。

A. 中介作用　　B. 推动作用
C. 防御作用　　D. 固摄作用
E. 温煦作用

6. 灌注于骨节、脏腑、脑髓，发挥濡养作用的是（　　）。

A. 精　　B. 气
C. 血　　D. 津
E. 液

7. 具有强烈传染性和流行性的外感病邪是(　　)。
A. 风邪　　B. 暑邪
C. 疠气　　D. 寒邪
E. 燥邪

8. 致病具有明显季节性的外邪是(　　)。
A. 风邪　　B. 寒邪
C. 暑邪　　D. 湿邪
E. 燥邪

9. 阳虚患者常见的症状是(　　)。
A. 腹痛拒按　　B. 畏寒肢冷
C. 盗汗　　D. 脉数
E. 脉细数

10. 阴损及阳病机表现的证候是(　　)。
A. 阴虚证　　B. 阴盛证
C. 阴阳两虚证　　D. 阳虚证
E. 阳盛证

二、判断题

1. 比较对象发生的改变,事物的阴阳属性可随之发生改变。(　　)
2. 五行相生是指木、土、火、金、水之间存在有序的资生、助长和促进关系。(　　)
3. 中医学藏象理论中的“脏腑”与西医学中的“脏器”概念相同。(　　)
4. 奇恒之腑,包括脑、髓、骨、脉、筋、胆、女子胞。(　　)
5. 后天之精是生命的本源物质。(　　)
6. 血虚可出现精神疲惫、健忘、失眠、多梦的表现。(　　)
7. 风邪常是多种外感邪气的先导。(　　)
8. 多种情志交织疾病,可损伤单个或多个脏腑。(　　)
9. “形谢则神灭”,形体是精神活动的载体和依附,神不能离开形体而独立存在。因此,“形”具有更为重要的意义。(　　)
10. 中医学认为,人与天地相应是消极的、被动的。(　　)

三、问答题

1. 五行各自的特性是什么?
2. 简述气的温煦作用。
3. 为什么说“脾为后天之本”?
4. 简述寒邪的性质与致病特点。

第七章 经络腧穴基础知识

【学习目标】

1. 通过学习了解经络的定义、作用，注意与西医学中的血管、神经、淋巴管等概念相区分。
2. 熟悉经络系统的组成，腧穴的分类、定位方法及特定穴应用，通过学习经络与腧穴在临床中的应用理解其治病机理。
3. 掌握艾灸保健的常用腧穴，能准确定位并描述出主治功效，临床中可灵活配伍应用。

第一节　经络基础知识

经络理论早在《黄帝内经》《难经》中就有系统的记载。在此之前，有古帛书、古简书以及《脉书》所载的“十一脉”；之后，则有《针灸甲乙经》等书结合腧穴作了全面的论述，近代研究资料也极为丰富。经络理论临床上广泛应用于辨证和用穴，是针灸治法的基础。

一、经络的定义

经络是经脉和络脉的总称，是人体内运行气血、联络脏腑、沟通内外、贯穿上下的通路。经，有路径的含义，经脉贯通上下，沟通内外，是经络系统中的主干，深而在里。络，有网络的含义，络脉是经脉别出的分支，较经脉细小，纵横交错，遍布全身；络脉又包括浮络、孙络，浮而在表，难以计数。如《黄帝内经·灵枢·脉度》记载：“经脉为里，支而横者为络，络之别者为孙。”《黄帝内经·灵枢·经别》记载：“经脉者，常不可见也”“诸脉之浮而常见者，皆络脉也”。

二、经络系统的组成

经络系统是由经脉、络脉和连属于体表的十二筋经、十二皮部组成（图 7-1）。其中，经脉部分包括十二经脉、奇经八脉和十二经别，络脉部分包括十五络脉与难以计数的孙络、浮络等。经络系统是以十二经脉为主体，各部分相互连接组成的一个周而复始的联络系统（图 7-1）。

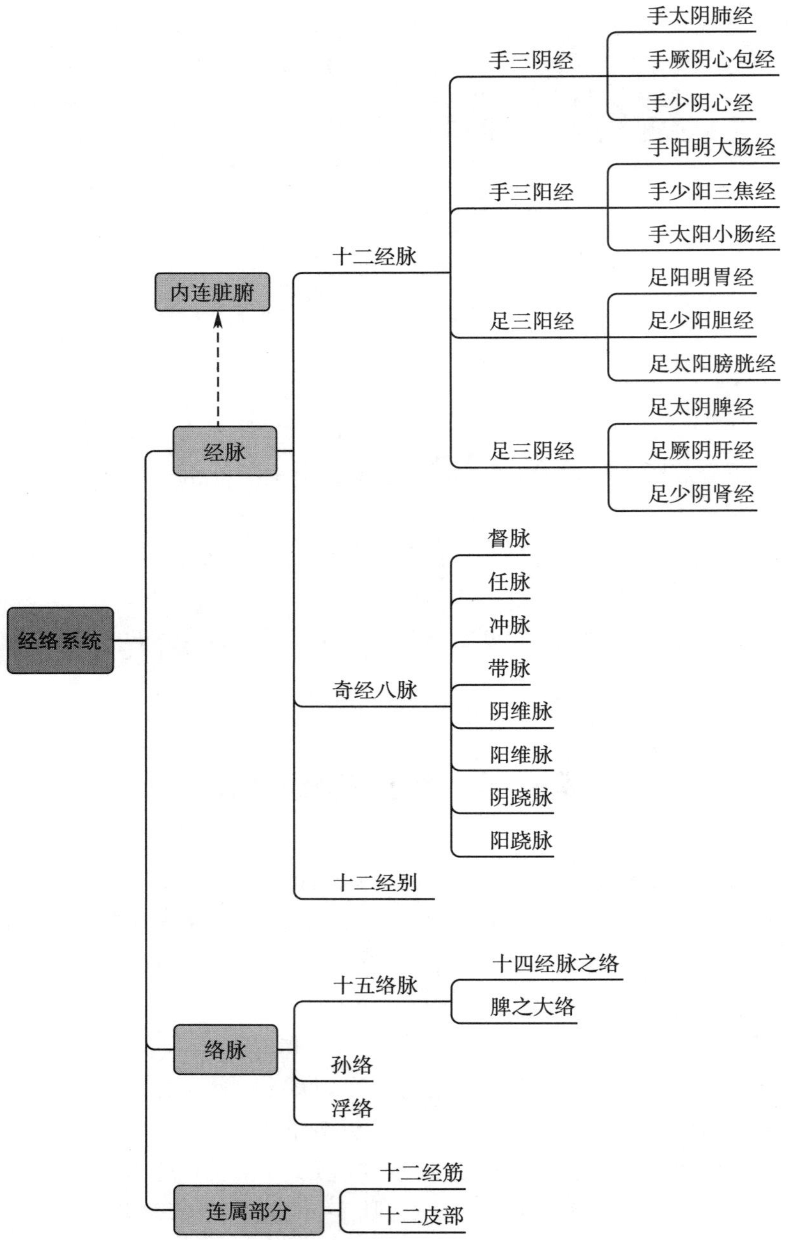

图 7-1　经络系统组成

1. 十二经脉　十二经脉，又称为“正经”，是经络系统的主体，是手三阴经（太阴肺经、厥阴心包经、少阴心经）、手三阳经（阳明大肠经、少阳三焦经、太阳小肠经）、足三阳经（阳明胃经、少阳胆经、太阳膀胱经）、足三阴经（太阴脾经、厥阴肝经、少阴肾经）的总称。

十二经脉的名称由手足、阴阳、脏腑三部分构成，其在人体体表呈左右对称分布。六条阳经分布于四肢外侧、头面、躯干，上肢外侧是手三阳经，下肢外侧是足三阳经，其分布规律是阳明在前、少阳在中、太阳在后。六条阴经分布于四肢内侧和胸腹，上肢内侧是手三阴经，下肢内侧是足三阴经。手三阴经的分布规律是太阴在前、厥阴在中、少阴在后。足三阴经在内踝 8 寸以下分布规律是厥阴在前、太阴在中、少阴在后，在内踝 8 寸以上，太阴交出厥阴之前，分布规律是太阴在前、厥阴在中、少阴在后。

十二经脉在体内与脏腑相联属，脏腑有表里相合的关系，十二经脉之阴经和阳经亦有明确的脏腑属络和表里关系。其中阴经属脏络腑主里，阳经属腑络脏主表。足太阳膀胱经与足少阴肾经为表里，足少阳胆经与足厥阴肝经为表里，足阳明胃经与足太阴脾经为表里；手太阳小肠经与手少阴心经为表里，手少阳三焦经与手厥阴心包经为表里，手阳明大肠经与手太阴肺经为表里。互为表里的经脉在生理上有密切的联系，病变时会相互影响，治疗时可相互为用。

十二经脉在人体循行、相互衔接，其走向和交接是有规律的。十二经脉的走向规律是：手三阴经从胸走手，手三阳经从手走头，足三阳经从头走足，足三阴经从足走腹（胸）。十二经脉相互交接的规律是：①相表里的阴经与阳经在四肢末端交接，如手太阴肺经与手阳明大肠经交接于示指端；②同名的阳经与阳经在头面部交接，如手阳明大肠经与足阳明胃经交接于鼻旁；③相互衔接的阴经与阴经在胸中交接，如足太阴脾经与手少阴心经交接于心中（图 7-2）。

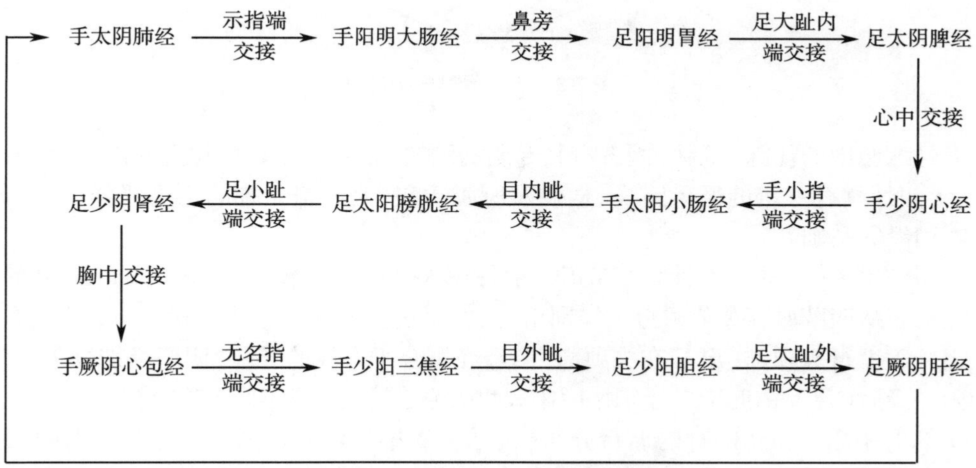

图 7-2　十二经脉循行走向与交接规律

中焦受纳、腐熟水谷，化生水谷精微而生气血，所以十二经脉气血源于中焦。又因十二经脉走向交接规律，使十二经脉气血流注顺序出现了一定的规律：气血流注始于手太阴肺经，然后交手阳明大肠经，再交足阳明胃经、足太阴脾经，继交手少阴心经、手太阳小肠经、足太阳膀胱经、足少阴肾经、手厥阴心包经、手少阳三焦经、足少阳胆经、足厥阴肝经，自肝经上注肺，再返回至肺经，重新再循环，周而复始。如《黄帝内经·灵枢·卫气》载：“阴阳相随，外内相贯，如环之无端。”见图 7-3。

2. 奇经八脉　任脉、督脉、冲脉、带脉、阴维脉、阳维脉、阴跷脉、阳跷脉，统称为奇经八脉。

奇经之“奇”含义有二：一指“奇异”，意指奇经八脉与十二经脉不同，别道奇行，即《难经·二十七难》说：“凡此八者，皆不拘于经，故曰奇经八脉”；二指单数，与“偶”相对，不直属脏腑，没有表里配属关系。

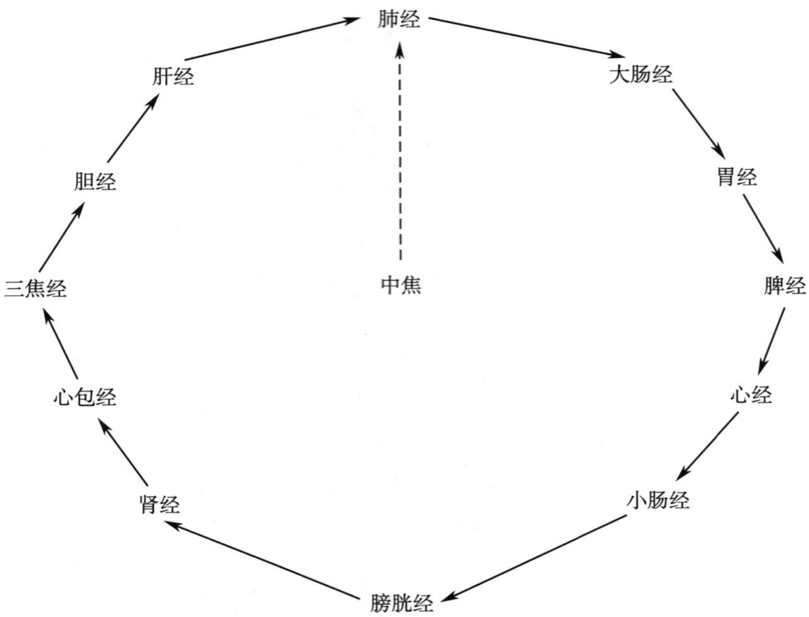

图 7-3　十二经脉气血流注

奇经八脉中的任脉、督脉，因各有其专属的腧穴，常与十二经脉相提并论，合称为“十四经”。十四经具有一定的循行路线、病候及所属腧穴，是经络系统的主要部分，是针灸治疗及药物归经的基础。

3. 十二经别　十二经别是十二正经别行深入体腔的支脉，具有离、入、出、合的特点。十二经别多从四肢肘膝关节附近正经别出（离），经过躯干深入体腔与相关的脏腑联系（入），再浅出体表上行头项部（出），在头项部，阳经经别合于本经的经脉，阴经经别合于与其相表里的阳经经脉（合），由此十二经别按阴阳表里关系会合为六组，称为“六合”。

十二经别离、入、出、合的循行分布，沟通了表里两经并加强了经脉与脏腑的联系，补充了十二经脉在体内循行的不足，从而使十二经脉对人体各部分的联系更趋周密化，同时还扩大了经穴主治的范围。例如阴经经脉在头项部合于与其相表里的阳经经别，这样就加强了阴经经脉同头面部的联系。手足三阴经腧穴之所以能治头面、五官疾病，均与阴经的经别同头面部有其内在联系分不开。

4. 十五络脉　十二经脉和任督二脉各有一条络脉，加上脾之大络，共称为十五络脉。十二经脉的别络在四肢肘膝关节以下本经络穴分出后，均走向其表里经脉；任脉别络从鸠尾分出后，散于腹部；督脉别络从长强分出后，散布于头，左右别走足太阳经；脾之大络从大包分出后，散于胸胁。

络脉中浮行现于体表部位的，称为浮络。络脉中最细小的分支，称为孙络。

十二经别络的主要作用是加强阴阳表里经之间的联系；任脉别络沟通了腹部经气；督脉别络沟通了背部经气；脾之大络沟通了侧胸部经气；浮络、孙络遍布全身，有输布气血，濡养全身各组织、器官的作用。

5. 十二筋经　是十二经脉之气结、聚、散、络于筋肉关节的体系，是十二经脉的外周连属部分，具有约束骨骼、利于关节屈伸活动的作用，用以保持人体正常的运动功能。

6. 十二皮部　是十二经脉功能活动反映于体表的部位，也是络脉之气散布的所在，是机体的卫外屏障。当机体卫外功能失常时，病邪可通过皮部深入络脉、经脉以至脏腑；反之，当机体内脏有病时，亦可通过经脉、络脉而反应于皮部，可用来诊断和治疗疾病。

三、经络的作用

1. 联系脏腑，沟通内外　人体的五脏六腑、四肢百骸、五官九窍、皮肉筋骨等组织器官通过经络的联系而构成一个有机的整体，完成正常的生理活动。十二经脉及其分支等纵横交错、入里出表、通上达下，联系了脏腑、器官，奇经八脉沟通于十二经之间，经筋、皮部联结了肢体、筋肉、皮肤，从而使人体的各脏腑、组织、器官有机地联系起来，正如《黄帝内经·灵枢·海论》所说："夫十二经脉者，内属于腑脏，外络于肢节。"

2. 运行气血，营养全身　气血必须通过经络的传注，才能输布全身，以濡润全身各脏腑、组织、器官，维持机体的正常功能。如营气之和调于五脏，洒陈于六腑，这就为五脏藏精、六腑传化的功能活动提供了物质条件。正如《黄帝内经·灵枢·本脏》说："经脉者，所以行血气而营阴阳，濡筋骨，利关节者也。"

3. 抗御病邪，反映病候　孙络的分布范围很广，最先接触到病邪，当病邪侵犯时，孙络和卫气发挥了重要的抗御作用。经络又是传注病邪的途径，当体表受到病邪侵犯时，可通过经络由表及里、由浅入深。经络还是疾病传变的渠道，是脏腑之间、脏腑与体表组织器官之间相互影响的途径。

4. 传导感应，调和阴阳　针刺中的得气和行气现象都是经络传导感应功能的表现。当经络或内脏机能失调时，通过针灸等刺激体表的一定穴位，经络可以将其治疗性刺激传导到有关的部位和脏腑，从而发挥其调节人体脏腑气血的功能，使阴阳平复，达到治疗疾病的目的。

第二节　腧穴基础知识

腧穴是人体脏腑、经络之气输注于体表的特殊部位。腧，亦作"输"，或从简作"俞"，有转输、输注的含义，言经气转输之义；穴，即孔隙、空隙，言经气所居之处。腧穴在《黄帝内经》中又称作"节""会""气穴""气府""骨空"等；后世医家还将其称为"孔穴""穴道"；宋代《铜人腧穴针灸图经》则通称"腧穴"，并沿用至今。

人体的腧穴既是疾病的反应点，又是针灸等治法的施术部位。腧穴与经络、脏腑、气血密切相关。经穴均分别归属于各经脉，经脉又隶属于一定的脏腑，故腧穴与经脉、脏腑间形成了不可分割的联系。因此，腧穴并不是孤立于体表的点，而是与深部组织器官密切联系、互相输通的特殊部位，从内通向外，反映病痛，从外通向内，接受刺激，防治疾病。

一、腧穴的分类

1. 十四经穴　是指具有固定的名称和位置，且归属于十四经脉（十二经脉和督、任二脉）的腧穴，简称经穴，是腧穴的主体部分。这类腧穴不仅有主治本经病证的作用，而且能反映本经及其所属脏腑的病证。

十二经脉左右各有一条，故十二经脉上的腧穴都是左右对称的，一个穴名有两个穴位；任、督二脉则是单行线，故任、督二脉上的腧穴是单穴，一个穴名只有一个穴位。经穴在《黄帝内经》中计有160个穴名，到清代李学川《针灸逢源》已发展为361个穴名，670个穴位，并沿用至今。

2. 经外奇穴 是指具有固定名称和位置，但没有归属于十四经脉的腧穴，简称奇穴。经外奇穴的分布较为分散，有的在十四经循行路线上，有些不在经脉循行路线上，但却与经络系统有密切的联系。有些奇穴并不指某一部位，而由多穴位组合而成，如十宣、八风、八邪、华佗夹脊等。

经外奇穴对某些病证具有特殊的疗效，其主治作用一般比较单纯。

3. 阿是穴 是指无具体名称、无固定位置，而是以压痛点、病痛局部或与病痛有关的敏感点作为针灸施术部位的一类腧穴，又称"天应穴""不定穴""压痛点"等。唐代孙思邈《备急千金要方》中首载阿是穴，即当按压某一局部时患者反应敏感，出现疼痛、酸胀，发出"啊"的声音，"啊"处即作为施术的穴位，故称阿是穴。

阿是穴在临床的应用十分广泛，不仅适用于痛证，对某些内部脏器的疾患也有较好的疗效。

二、腧穴的定位方法

腧穴的定位是否准确，直接影响针灸的疗效。因此，针灸治疗强调准确取穴。常用的腧穴定位方法有以下四种。

1. 体表解剖标志定位法 是以人体解剖学的各种体表标志为依据来确定腧穴定位的方法。体表解剖标志可分为固定标志和活动标志两种。

（1）固定标志：指在人体自然姿势下可见的标志，包括五官轮廓、发际、肚脐、乳头以及骨节、肌肉所形成的突起或凹陷等。例如，两乳中间取膻中；腓骨小头前下方凹陷处取阳陵泉；鼻尖取素髎等。

（2）活动标志：指在人体活动姿势下出现的标志，包括皮肤、肌腱、肌肉、关节随着活动而出现的空隙、凹陷、皱纹、尖端等。例如，拇指上翘取阳溪；微张口，耳屏正中前缘凹陷中取听宫；上臂外展，肩部前方凹陷取肩髃，后方凹陷取肩髎等。

2. 骨度折量定位法 是以体表骨节为主要标志折量全身各部的长度和宽度，定出分寸，用以腧穴定位的方法。

全身主要骨度折量寸见表7-1所示。

表7-1 全身主要骨度折量寸

分部	起止点	折量寸	度量法	说明
头面部	前发际正中至后发际正中	12寸	直寸	用于确定头部腧穴的纵向距离
	眉间（印堂）至前发际正中	3寸	直寸	当前发际不明时，用于确定前发际（眉心至后发际为15寸）
	第7颈椎棘突下（大椎）至后发际正中	3寸	直寸	用于确定项部腧穴的纵向距离
	两额角发际之间	9寸	横寸	用于确定头前部腧穴的横向距离
	耳后两乳突之间	9寸	横寸	用于确定头后部腧穴的横向距离

续表

分部	起止点	折量寸	度量法	说明
胸腹部	胸骨上窝至剑胸结合中点	9寸	直寸	用于确定胸部任脉腧穴的纵向距离
	剑胸结合中点至脐中	8寸	直寸	用于确定上腹部腧穴的纵向距离
	脐中至耻骨联合上缘	5寸	直寸	用于确定下腹部腧穴的纵向距离
	两乳头之间	8寸	直寸	用于确定胸腹部腧穴的横向距离
	两肩胛骨喙突内侧缘之间	12寸	横寸	用于确定胸部锁骨下腧穴的横向距离
背腰部	肩胛骨内侧缘至后正中线	3寸	横寸	用于确定背腰部腧穴的横向距离
上肢部	腋前、后纹头至肘横纹（平尺骨鹰嘴）	9寸	横寸	用于确定上臂部腧穴的纵向距离
	肘横纹（平尺骨鹰嘴）至腕掌（背）侧远端横纹	12寸	直寸	用于确定前臂部腧穴的纵向距离
下肢部	耻骨联合上缘至髌底	18寸	直寸	用于确定大腿内侧部（足三阴经）及前部（足阳明经）腧穴的纵向距离
	髌底至髌尖	2寸	直寸	用于对比髌底与腘横纹的关系
	髌尖（膝中）至内踝尖	15寸	直寸	用于确定小腿内侧部（足三阴经）腧穴的纵向距离
	胫骨内侧髁下方至内踝尖	13寸	直寸	用于确定小腿内侧部（足三阴经）腧穴的纵向距离
	股骨大转子至腘横纹（平髌尖）	19寸	直寸	用于确定大腿外侧部（足少阳经）腧穴的纵向距离
	臀横纹至腘横纹	14寸	直寸	用于确定大腿后部（足太阳经）腧穴的纵向距离
	腘横纹（平髌尖）至外踝尖	16寸	直寸	用于确定小腿前、外、后侧部（足三阳经）腧穴的纵向距离
	内踝尖至足底	3寸	直寸	用于确定足内侧部腧穴的纵向距离

3. 指寸定位法　是指依据被取穴者的手指所规定的分寸以量取腧穴的方法，又称为“手指同身寸”定位法。

（1）中指同身寸：以被取穴者的中指中节桡侧两端纹头（拇指、中指屈曲呈环形）之间的距离作为1寸（图7-4）。

（2）拇指同身寸：以被取穴者的拇指的指间关节背侧的宽度作为1寸（图7-5）。

（3）横指同身寸：被取穴者四指并拢，以中指中节横纹为基准，其四指的掌侧宽度作为3寸（图7-6）。四指相并名曰“一夫”，故该取穴方法又名“一夫法”。

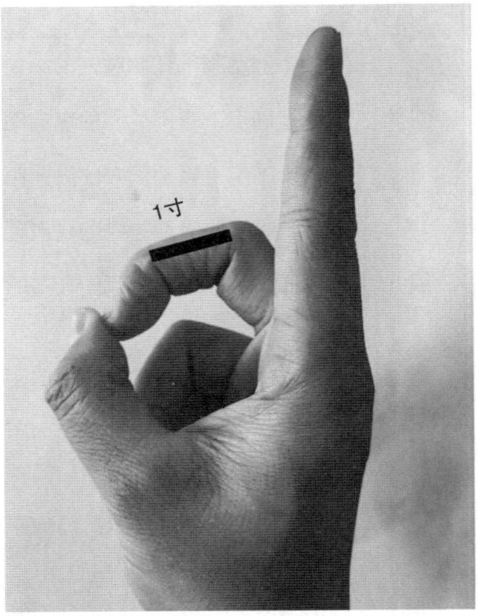

图 7-4　中指同身寸

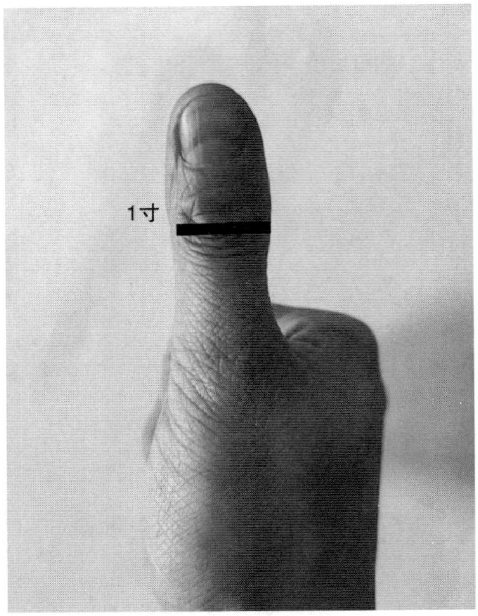

图 7-5　拇指同身寸

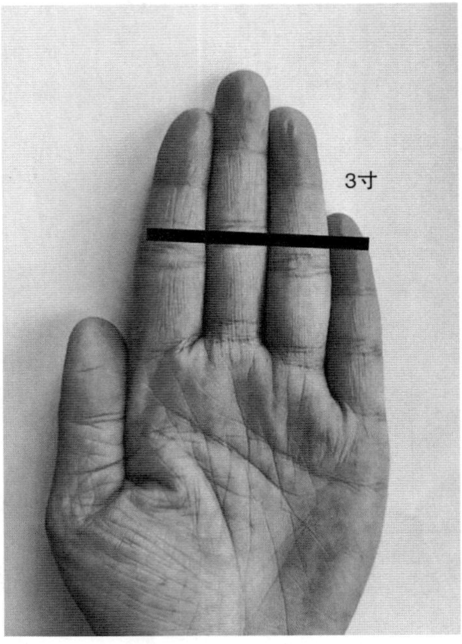

图 7-6　横指同身寸

4. 简便定位法　是一种简单易行的腧穴定位方法，常作为辅助取穴法或非专业人员取穴的方法。例如，两手虎口自然平直交叉，一手示指压在另一手腕后高骨的上方，示指尽端处取列缺；立正姿势，双臂自然下垂，中指指端在下肢所触及处为风市。

三、特定穴

特定穴，是十四经穴中具有特殊治疗作用，并按照特定称号归类概括的腧穴。特定穴主治规律强，运用范围广，在临床应用中具有重要意义。

特定穴可分为十类。

1. 五输穴　十二经脉分布在肘、膝关节以下的五个特定腧穴，分别名为井、荥、输、经、合，合称“五输穴”（表 7-2）。

表 7-2　五输穴

十二经脉		五输穴				
		井	荥	输	经	合
六阴经	手太阴肺经	少商	鱼际	太渊	经渠	尺泽
	手厥阴心包经	中冲	劳宫	大陵	间使	曲泽
	手少阴心经	少冲	少府	神门	灵道	少海
	足太阴脾经	隐白	大都	太白	商丘	阴陵泉
	足厥阴肝经	大敦	行间	太冲	中封	曲泉
	足少阴肾经	涌泉	然谷	太溪	复溜	阴谷
六阳经	手阳明大肠经	商阳	二间	三间	阳溪	曲池
	手少阳三焦经	关冲	液门	中渚	支沟	天井
	手太阳小肠经	少泽	前谷	后溪	阳谷	小海
	足阳明胃经	厉兑	内庭	陷谷	解溪	足三里
	足少阳胆经	足窍阴	侠溪	足临泣	阳辅	阳陵泉
	足太阳膀胱经	至阴	足通谷	束骨	昆仑	委中

五输穴首载于《黄帝内经·灵枢·九针十二原》，“以上下，所出为井，所溜为荥，所注为输，所行为经，所入为合”。古人把经气运行过程用自然界的水流由小到大、由浅入深的变化来形容，把五输穴按井、荥、输、经、合的顺序，从四肢末端向肘、膝方向依次排列。“井”穴多位于手足之端，喻作水的源头，是经气所出的部位，即“所出为井”。“荥”穴多位于掌指或跖趾关节之前，喻作水流尚微，萦迂未成大流，是经气流行的部位，即“所溜为荥”。“输”穴多位于掌指或跖趾关节之后，喻作水流由小而大，由浅注深，是经气渐盛，由此注彼的部位，即“所注为输”。“经”穴多位于腕踝关节以上，喻作水流变大，畅通无阻，是经气正盛运行经过的部位，即“所行为经”。“合”穴位于肘膝关节附近，喻作江河水流汇入湖海，是经气由此深入，进而会合于脏腑的部位，即“所入为合”。

2. 原穴　是脏腑原气经过和留止的腧穴。十二经脉在腕、踝关节附近各有一个原穴，合为十二原。阴经的原穴即本经五输穴的输穴，阳经则另设原穴（表 7-3）。

表 7-3　十二原穴

阴经经脉	原穴	阳经经脉	原穴
手太阴肺经	太渊	手阳明大肠经	合谷
手厥阴心包经	大陵	手少阳三焦经	阳池
手少阴心经	神门	手太阳小肠经	腕骨
足太阴脾经	太白	足阳明胃经	冲阳
足厥阴肝经	太冲	足少阳胆经	丘墟
足少阴肾经	太溪	足太阳膀胱经	京骨

3. 络穴　十五络脉从经脉别出的部位各有一个腧穴，称为络穴。十二经脉的络穴位于肘、膝关节以下；任脉的络穴在胸部鸠尾，散于腹部；督脉的络穴在会阴部长强，散于头上；脾之大络的络穴是大包，布散于胸胁，共有十五穴，故又称“十五络穴”（表 7-4）。

表 7-4　十五络穴

经脉	肺	心包	心	大肠	三焦	小肠	脾	肝	肾	胃	胆	膀胱	任脉	督脉	脾之大络
络穴	列缺	内关	通里	偏历	外关	支正	公孙	蠡沟	大钟	丰隆	光明	飞扬	鸠尾	长强	大包

4. 郄穴　是各经脉的经气深聚之处，也是脏腑、经脉病证的病理反应点，大多位于四肢肘、膝关节以下。十二经脉各有一个郄穴，阴跷脉、阳跷脉、阴维脉、阳维脉也各有一个郄穴，合而称为“十六郄穴”（表 7-5）。

表 7-5　十六郄穴

经脉	肺	心包	心	大肠	三焦	小肠	脾	肝	肾	胃	胆	膀胱	阴跷脉	阳跷脉	阴维脉	阳维脉
郄穴	孔最	郄门	阴郄	温溜	会宗	养老	地机	中都	水泉	梁丘	外丘	金门	交信	跗阳	筑宾	阳交

5. 背俞穴　是脏腑之气聚集输注于腰背部的腧穴，位于腰背部足太阳膀胱经的第一侧线上，大体依脏腑位置的高低而上下排列，分别冠以脏腑之名，共十二穴（表 7-6）。

表 7-6　十二背俞穴

经脉	肺	心包	心	大肠	三焦	小肠	脾	肝	肾	胃	胆	膀胱
背俞穴	肺俞	厥阴俞	心俞	大肠俞	三焦俞	小肠俞	脾俞	肝俞	肾俞	胃俞	胆俞	膀胱俞

6. 募穴　是脏腑之气聚集输注于胸腹部的腧穴，共有十二募穴（表 7-7）。募穴的分布无明显规律，有在本经者，有在他经者，有呈双穴者，有为单穴者。

表 7-7　十二募穴

经脉	肺	心包	心	大肠	三焦	小肠	脾	肝	肾	胃	胆	膀胱
募穴	中府	膻中	巨阙	天枢	石门	关元	章门	期门	京门	中脘	日月	中极

7. 下合穴　是指六腑之气下合于下肢足三阳经的腧穴，主要用来治疗六腑病变。胃、胆、膀胱之气下合于本经腧穴，大肠、小肠下合于足阳明胃经的腧穴，三焦之气下合于足太阳膀胱经的腧穴（表 7-8）。

表 7-8　下合穴

六腑	胃	胆	膀胱	大肠	小肠	三焦
下合穴	足三里	阳陵泉	委中	上巨虚	下巨虚	委阳

8. 八会穴　是指脏、腑、筋、脉、气、血、骨、髓八者精气会聚的腧穴，首载于《难经·四十五难》（表 7-9）。

表 7-9　八会穴

	脏	腑	筋	脉	气	血	骨	髓
八会穴	章门	中脘	阳陵泉	太渊	膻中	膈俞	大杼	悬钟

9. 八脉交会穴　是指奇经八脉与十二经脉发生气脉互通的八个腧穴，又称“交经八穴”“流注八穴”，均分布在肘、膝关节以下。八脉交会穴可单独使用，也可以配伍应用。为增强疗效，临床常将八穴分为四组，配成四对简易处方。一个上肢穴配一个下肢穴，是上下配穴法的典型代表。阴经两对按五行相生关系配伍，偏治五脏在里之疾；阳经两对按同名经同气相应关系配伍，偏治头面肢体在表之病（表 7-10）。

表 7-10　八脉交会穴

配对	奇经八脉	十二经脉	八脉交会穴
阴经第一对	任脉	手太阴肺经	列缺
	阴跷脉	足少阴肾经	照海
阴经第二对	阴维脉	手厥阴心包经	内关
	冲脉	足太阴脾经	公孙
阳经第一对	督脉	手太阳小肠经	后溪
	阳跷脉	足太阳膀胱经	申脉
阳经第二对	阳维脉	手少阳三焦经	外关
	带脉	足少阳胆经	足临泣

10. 交会穴　是指 2 条或 2 条以上经脉相交会的腧穴。人体全身的交会穴约有 90 个。有的在体表交会，有的在体内贯通，主要用于治疗交会经脉所属脏腑、组织的病变。例如，大椎为诸条阳经的交会穴，能通一身之阳；三阴交为足三阴经的交会穴，调理脾、肝、肾有独到之处。

四、腧穴的主治规律

1. 腧穴所在，主治所能　腧穴都能治疗所在部位及邻近器官的病证，这是腧穴的近部主治作用。例如，分布在耳区的耳门、听宫、听会等穴，多能治疗耳病；鼻区的迎香、口禾髎以及邻近的上星、通天等均能治疗鼻病。

2. 经脉所过，主治所及　腧穴能主治所属经脉循行部位及其深部组织、器官的病证，这是腧穴的远部主治作用。在十二经脉四肢肘、膝以下的腧穴中，腧穴的远治作用尤为显著。例如，阳陵泉不仅能治疗下肢病变，还能治疗胁肋、胆、肝、神志病以及痉挛、抽搐等筋的病证。

3. 特定腧穴，特定主治　特定穴不仅具有一般腧穴的主治特性，还有独特的主治作用。例如，背俞穴、原穴主治五脏病证；募穴、下合穴主治六腑病证；郄穴主治急性、痛性病证；八会穴主治慢性、虚弱性病证等。

4. 同一腧穴，双向主治　腧穴治病具有良性的双向调节作用。机体在不同状态下，同一腧穴会表现出两种相反的治疗作用。例如，天枢，腹泻时可止泻，便秘时又能通便；内关，既可使心动过缓者心率加快，又可使心动过速者心率减慢。

5. 主治相同，疗效有别　某些腧穴在主治病证上有共性，但临床疗效却不相同。例如，艾灸隐白、太白、三阴交、少商、至阴都有转胎作用，但以至阴疗效最佳；二间、三间、合谷、阳溪均可治疗牙痛，但以合谷疗效最好。

第三节　艾灸常用保健腧穴

《扁鹊心书》云：“人于无病时，常灸……虽未得长生，亦可保百余年寿矣”。在身体某些特定腧穴施灸，可使人体气血和、经络通、邪气除、阳气增，起到保健、益寿延年、祛邪治病、充养阳气的作用，故艾灸常作为一种实用的保健、治疗方法而广泛应用于内、外、妇、儿各临床科室，抑或老百姓的日常生活中。

腧穴，是艾灸治疗疾病、保健强身的重要反应点和刺激点。因此，准确进行腧穴定位和施灸、巧用各腧穴作用的特定性，对取得良好的临床疗效有重要意义。

根据腧穴部位，结合临床艾灸应用，以下将对艾灸常用保健腧穴进行分部讨论。

一、头颈部腧穴

1. 百会

（1）归经：督脉。

（2）定位：正坐，前发际正中直上 5 寸处取穴。或于头部中线与两耳尖连线的交点处取穴。

（3）解剖：位于帽状腱膜中。布有枕大神经，额神经的分支和左、右颞浅动、静脉及枕动、静脉吻合网。

（4）功效：平肝熄风，升阳益气，清脑安神。

（5）主治：眩晕，健忘，头痛，脱肛，泄泻，中风，癫痫，口噤不开，癔病，瘛疭，耳鸣，耳聋，阴挺，疝气，痔疾，痢疾等。

2. 大椎

（1）归经：督脉。

（2）定位：在后正中线上，第7颈椎棘突下凹陷中。

（3）解剖：在腰背筋膜、棘上韧带及棘间韧带中；有颈横动脉分支，棘间皮下静脉丛；布有第8颈神经后支内侧支。

（4）功效：清热解表，截疟止痛。

（5）主治：热病，疟疾，咳嗽，喘逆，骨蒸潮热，项强，肩背痛，腰脊强，角弓反张，小儿惊风，癫狂，痫证，五劳虚损，七伤乏力，中暑，霍乱，呕吐，黄疸，风疹。

临床应用举例一

赵某，女，教师，48岁，2023年4月8日初诊。主诉：眩晕伴颈项疼痛2月余，加重1天。现病史：2月前开始出现眩晕，伴颈项部疼痛，颈部转动时眩晕加重，双上肢时有麻痹、恶心欲吐、心慌，自行购买止晕药物并行推拿治疗后，未见明显好转，在社区医院行颈椎X线检查提示"颈3~6椎体骨质增生"。1天前颈部猛地向左侧转动时突发眩晕，程度较前加重，遂来就诊。患病以来，精神欠佳，饮食、睡眠一般，二便基本正常。

1. 中医诊断　眩晕（痰浊中阻证）。

2. 治则　化痰降浊，通络止晕。

3. 选穴　百会、丰隆、风池。

4. 治法　丰隆、风池，针刺泻法；百会压灸。

5. 艾灸操作过程　患者正坐位，将患者百会周围头发向两侧分开（可剪掉少许头发），露出施灸部位，局部涂上凡士林油以黏附艾炷；于穴位上点燃麦粒大小的艾炷，待患者局部有灼热感时，医者用干棉球由轻力到重力压灭艾炷并停留片刻，此时患者自觉有热力向脑内传，然后去掉残余艾绒继续施灸，每次灸3~5壮，每天灸1次，最后涂上万花油。

6. 操作注意　施灸后一般穴位处会有小灸疱，不需特殊处理，如无感染1周左右灸痂自行脱落。一般患者灸后眩晕症状马上缓解，头部如释重负，精神清爽。临床上患者施灸次数，应视患者病情轻重及灸痂愈合程度而定。亦可在百会铺石棉纸，艾条替代艾炷，压灸。或者使用隔姜灸。

二、背腰部腧穴

1. 背俞穴　肺俞、厥阴俞、心俞、肝俞、胆俞、脾俞、胃俞、三焦俞、肾俞等。

（1）归经：足太阳膀胱经。

（2）定位：在背部，后正中线旁开1.5寸，膀胱经第一侧线上。

（3）解剖：斜方肌、菱形肌、背阔肌、最长肌等。

（4）功效：畅调脏腑气机、升阳补益脏气等。

（5）主治：各脏腑功能失调疾患。

2. 身柱

（1）归经：督脉。

（2）定位：在背部，当后正中线上，第3胸椎棘突下凹陷中。

（3）解剖：在腰背筋膜、棘上韧带及棘间韧带中；有第3肋间动脉后支，棘间皮下静脉丛；布有第3胸神经后支内侧支；深部为脊髓。

（4）功效：宣肺清热，宁神镇痉。

（5）主治：身热，头痛，咳嗽，气喘，惊厥，癫狂，痫证，腰脊强痛，疔疮发背。

3. 膏肓

（1）归经：足太阳膀胱经。

（2）定位：在背部，脊柱区，当第4胸椎棘突下，后正中线旁开3寸。

（3）解剖：在肩胛骨脊柱缘，有斜方肌、菱形肌，深层为髂肋肌；有第4肋间动、静脉背侧支及颈横动脉降支；布有第4、5胸神经后支。

（4）功效：理肺补虚，养阴调心。

（5）主治：肺痨，咳嗽，气喘，吐血，盗汗，健忘，遗精。现多用于治疗肺结核，支气管炎，胸膜炎，神经衰弱，各种慢性虚损性疾病等。

4. 命门

（1）归经：督脉。

（2）定位：在腰部，当后正中线上，第2腰椎棘突下凹陷中。

（3）解剖：在腰背筋膜、棘上韧带及棘间韧带中；有腰动脉后支及棘间皮下静脉丛；布有腰神经后支的内侧支。

（4）功效：温益肾阳，舒筋活络。

（5）主治：虚损腰痛，脊强反折，遗尿，尿频，泄泻，遗精，白浊，阳痿，早泄，赤白带下，胎屡坠，五劳七伤，头晕耳鸣，癫痫，惊恐，手足逆冷。

5. 腰阳关

（1）归经：督脉。

（2）定位：在腰部，当后正中线上，第4腰椎棘突下凹陷中。

（3）解剖：在腰背筋膜、棘上韧带及棘间韧带中；有腰动脉后支、棘间皮下静脉丛；布有腰神经后支的内侧支。

（4）功效：祛寒除湿，舒筋活络。

（5）主治：腰骶疼痛，下肢痿痹，月经不调，赤白带下，遗精，阳痿，便血。

6. 八髎穴

（1）归经：足太阳膀胱经。

（2）定位：在骶区，左右对称，正对第1-4骶后孔中。

（3）解剖：在骶棘肌起始部及臀大肌起始部；当骶外侧动、静脉后支处，有臀下动、静脉分支；当第1~4骶神经后支通过处。

（4）功效：健腰调经，清利下焦。

（5）主治：腰骶痛，腹痛，二便不调，月经不调，赤白带下，阴挺，阳痿，遗精，下肢不利等。

临床应用举例二

王某，男，农民，62岁，2023年1月5日初诊。主诉：咳嗽，痰中带血1月。现病史：1月前无明显诱因开始出现咳嗽咳痰，痰少较难咯出，时有血丝，频繁咳嗽后出现胸部疼痛，睡醒后衣物有些许潮湿，自感乏力疲倦，稍有燥热，测体温37.3℃，自行服用止咳药物后未见好转，遂来就诊。患病以来，精神欠佳，饮食、睡眠欠佳，二便基本正常。

1. 中医诊断　咳嗽（气阴两虚证）。

2. 治则　益气养阴，理气止咳。

3. 选穴　大椎至命门段脊柱区域，风门、肺俞、脾俞、肾俞、孔最、曲池、三阴交等。

4. 治法　四肢腧穴针刺平补平泻；背部腧穴隔蒜灸。

5. 艾灸操作过程　患者俯卧位，胸部略垫高，双手置于头前；大蒜250~500g，去皮捣烂如泥，依次铺敷在大椎至命门段及风门、肺俞、脾俞、肾俞处，蒜泥厚度约0.5cm；从大椎起，每隔一个棘突放1个艾炷，风门等穴处逐一各放1个艾炷，依次点燃艾炷，灸至患者自觉口鼻有蒜味时为度，每3~5天灸1次。

6. 操作注意　施灸过程中严密观察，避免患者因咳嗽时身体晃动而导致意外烫伤。

三、胸腹部腧穴

1. 膻中

（1）归经：任脉。

（2）定位：在胸部，当前正中线上，平第4肋间隙，两乳头连线的中点。

（3）解剖：在胸骨体上；有胸廓（乳房）内动、静脉的前穿支；布有第4肋间神经前皮支的内侧支。

（4）功效：理气止痛，生津增液。

（5）主治：咳嗽，气喘，咯唾脓血，胸痹心痛，心悸，心烦，产妇少乳，噎膈，鼓胀。

2. 中脘

（1）归经：任脉。

（2）定位：在上腹部，前正中线上，当脐中上4寸。

（3）解剖：在腹白线上，深部为胃幽门部；有腹壁上动、静脉；布有第7、8肋间神经前皮支的内侧支。

（4）功效：和胃健脾，通降腑气。

（5）主治：胃脘痛，腹胀，呕吐，呃逆，反胃，吞酸，纳呆，食不化，疳积，鼓胀，黄疸，肠鸣，泻痢，便秘，便血，胁下坚痛，虚劳吐血，哮喘，头痛，失眠，惊悸，怔忡，脏躁，癫狂，痫证，尸厥，惊风，产后血晕。

3. 神阙

（1）归经：任脉。

（2）定位：在腹中部，脐中央。

（3）解剖：在脐窝正中，深部为小肠；有腹壁下动、静脉；布有第10肋间神经前皮的内侧支。

（4）功效：温阳救逆，利水固脱。

（5）主治：中风脱证，虚脱，四肢厥冷，尸厥，风痫，形惫体乏，绕脐腹痛，水肿，鼓胀，脱肛，腹泻，痢疾，便秘，小便不利，五淋，妇女不孕。

4. 气海

（1）归经：任脉。

（2）定位：在下腹部，前正中线上，当脐中下 1.5 寸。

（3）解剖：在腹白线上，深部为小肠；有腹壁浅动脉、静脉分支，腹壁下动、静脉分支；布有第 11 肋间神经前皮支的内侧支。

（4）功效：益气助阳，调经固精。

（5）主治：绕脐腹痛，水肿，鼓胀，脘腹胀满，水谷不化，大便不通，泻痢不禁，癃淋，遗尿，遗精，阳痿，疝气，月经不调，痛经，经闭，崩漏，带下，阴挺，产后恶露不止，胞衣不下，脏气衰惫，形体羸瘦，四肢乏力。

5. 关元

（1）归经：任脉。

（2）定位：在下腹部，前正中线上，当脐中下 3 寸。

（3）解剖：在腹白线上，深部为小肠；有腹壁浅动、静脉分支，腹壁下动、静脉分支；布有第 12 肋间神经前皮支的内侧支。

（4）功效：培补元气，导赤通淋。

（5）主治：中风脱证，虚劳冷惫，羸瘦无力，少腹疼痛，霍乱吐泻，痢疾，脱肛，疝气，便血，溺血，小便不利，尿频，尿闭，遗精，白浊，阳痿，早泄，月经不调，经闭，经痛，赤白带下，阴挺，崩漏，阴门瘙痒，产后恶露不止，胞衣不下，消渴，眩晕。

6. 中极

（1）归经：任脉。

（2）定位：在下腹部，前正中线上，当脐中下 4 寸。

（3）解剖：在腹白线上，深部为乙状结肠；有腹壁浅动、静脉分支，腹壁下动、静脉分支；布有髂腹下神经的前皮支。

（4）功效：益肾兴阳，调经止带。

（5）主治：小便不利，遗溺不禁，阳痿，早泄，遗精，白浊，疝气偏坠，积聚疼痛，月经不调，阴痛，阴痒，痛经，带下，崩漏，阴挺，产后恶露不止，胞衣不下，水肿。

7. 三角灸

（1）归经：无，为经外奇穴。

（2）定位：在下腹部，以患者两口角之间的长度为一边，作等边三角形，将顶角置于患者肚脐中心，底边呈水平线，在两底角处取穴。

（3）解剖：在腹直肌中，穴区有腹壁下动、静脉和第 10、11 肋间神经分布。

（4）功效：益气助阳，调经固精。

（5）主治：疝气、腹痛。

临床应用举例三

刘某，男，农民，43岁，2023年9月6日初诊。主诉：腹部胀痛2月。既往史：有慢性乙型病毒性肝炎病史，未曾服药。个人史：吸烟20年，每天20根；饮酒20年余，每天1两。现病史：2个月前无明显诱因开始出现腹部胀痛，伴腹泻、食欲下降，时有恶心呕吐，进食后腹胀症状加重，肝区尚无明显压痛。入院行腹部CT检查提示肝硬化改变，腹腔少量积液。患病以来体重下降约5kg，精神、睡眠欠佳，小便基本正常。

1. 中医诊断　腹胀（水湿内停证）。

2. 治则　补肾助阳，健脾利水。

3. 选穴　针刺肝俞、水分、脾俞、三阴交、章门等；艾灸：甲组取大椎、筋缩、腰俞；乙组取神阙、中脘、关元、大横。

4. 治法　针刺宜补泻兼施，以补为主；艾灸可分甲乙两组，交替选用。

5. 艾灸操作过程　若取甲组腧穴施灸，患者取俯卧位；大蒜250~500g，去皮捣烂，取面粉30~60g，二者搅拌如泥状；自大椎至腰俞铺敷蒜泥一层，约0.5cm厚；在大椎、筋缩、腰俞处各置艾炷施灸，至患者口鼻有蒜味为止，7~10天灸1次。若取乙组腧穴施灸，患者则取仰卧位，医者手持艾条施灸；以神阙为中心，上至中脘，下至关元，左右各至大横穴，悬起灸30分钟；每天可灸，10天为一疗程，疗程间隔3~5天。

6. 操作注意　针、灸配合治疗，艾灸可分组交替进行，治疗时间较长，疗程间隔3~5天。

临床应用举例四

谢某，女，工人，50岁，2023年5月27日初诊。主诉：上腹部胀满疼痛1年，加重1周。既往史：有慢性胃炎病史。现病史：1年前因工作紧张繁忙进食不节，开始出现上腹部胀满不适，时有隐痛，进食后症状更明显，自觉有堵塞感，伴恶心，经休息后可缓解，遂未系统就医。1周前，工作压力较大，饮食不规律，又出现食后上腹部闷胀不适，胃部疼痛加重，有下坠感，伴恶心、嗳气，反吐酸水，食欲下降，大便不成形，自感疲乏倦怠，遂来就医。患病以来，精神欠佳，食欲下降，多梦易醒，大便溏，小便基本正常。

1. 中医诊断　胃脘痛（中气下陷证）。

2. 治则　健脾益气，升阳举陷。

3. 选穴　针刺肝俞、脾俞、中脘、内关、足三里等；艾灸百会、中脘、气海、关元。

4. 治法　针刺宜用补法；艾灸可艾条悬起灸或隔物灸。

5. 艾灸操作过程　患者取仰卧位，在百会、中脘、气海、关元等穴悬起灸各15~20分钟，至局部潮红为度。隔物灸可取五倍子2g研细末，蓖麻子仁10g捣烂，二者混合搅成糊状，制成直径约3cm，厚度约1cm的薄饼；将薄饼置于百会、中脘、气海、关元等穴，取艾炷置于薄饼上施灸，至局部皮肤潮红湿润为度。

6. 操作注意　针、灸配合治疗，隔物施灸需每隔1~2天更换药饼。

四、四肢部腧穴

1. 涌泉

（1）归经：足少阴肾经。

（2）定位：在足底部，屈足卷趾时足心最凹陷处，约当足底第 2、3 趾蹼缘与足跟连线的前 1/3 与后 2/3 交点凹陷中。

（3）解剖：有趾短屈肌腱、趾长屈肌腱、第 2 蚓状肌，深层为骨间肌；有来自胫前动脉的足底弓；布有足底内侧神经分支。

（4）功效：益肾调便，平肝熄风。

（5）主治：头顶痛，头晕，眼花，咽喉痛，舌干，失音，小便不利，大便难，小儿惊风，足心热，癫狂，霍乱转筋，昏厥。现多用于神经衰弱，三叉神经痛，扁桃体炎，高血压，精神分裂症，癔病，中暑，休克等。

2. 至阴

（1）归经：足太阳膀胱经。

（2）定位：在足小趾末节外侧，趾甲根角后方 0.1 寸。

（3）解剖：有趾背动脉及跖趾侧固有动脉形成的动脉网；布有跖趾侧固有神经及足背外侧皮神经。

（4）功效：通窍活络，舒筋转胎。

（5）主治：头痛，鼻塞，鼻衄，目痛，胎位不正，难产，胞衣不下。现多用于神经性头痛，偏瘫，胎位不正等。

3. 太溪

（1）归经：足少阴肾经。

（2）定位：在足踝区，内踝后方，当内踝尖与跟腱之间的凹陷处。

（3）解剖：有胫后动、静脉；布有小腿内侧皮神经，当胫神经之经过处。

（4）功效：益肾纳气，培土生金。

（5）主治：头痛，目眩，咽喉肿痛，齿痛，耳聋，耳鸣，咳嗽，气喘，胸痛，咳血，消渴，月经不调，失眠，健忘，遗精，阳痿，小便频数，腰脊痛，下肢厥冷，内踝肿痛。现多用于支气管哮喘，肾炎，膀胱炎，慢性喉炎，神经衰弱，贫血，下肢瘫痪等。

4. 三阴交

（1）归经：足太阴脾经。

（2）定位：在小腿内侧，当足内踝尖上 3 寸，胫骨内侧缘后际。

（3）解剖：在胫骨后缘和比目鱼肌之间，深层有趾长屈肌；有大隐静脉，胫后动、静脉；有小腿内侧皮神经，深层后方有胫神经。

（4）功效：滋补肝肾，补养精血，调经止带，健脾利湿。

（5）主治：腹痛，肠鸣，腹胀，泄泻，痛经，月经不调，崩漏，带下，阴挺，不孕，流产，遗精，阳痿，遗尿，小便不利，水肿，疝气，阴部痛，下肢痿痹，头痛，眩晕，失眠。现多用于神经性皮炎，湿疹，荨麻疹，高血压，急、慢性肠炎，细菌性痢疾，功能失调性子宫出血，遗尿，性功能减退，神经衰弱，小儿舞蹈病，下肢神经痛或瘫痪等。

5. 足三里

（1）归经：足阳明胃经。

（2）定位：在小腿前外侧，当犊鼻下3寸，胫骨前缘外一横指处，犊鼻与解溪连线上。

（3）解剖：在胫骨前肌、趾长伸肌之间；有胫前动、静脉；为腓肠外侧皮神经及隐神经的皮支分布处，深层有腓深神经。

（4）功效：和胃健脾，通腑化痰，升降气机。

（5）主治：胃痛，呕吐，呃逆，腹胀，肠鸣，泄泻，痢疾，便秘，乳痈，肠痈，膝胫酸痛，脚气，水肿，咳嗽，气喘，虚劳羸瘦，疳积，完谷不化，中风，瘫痪，头晕，失眠，癫狂。现多用于急、慢性胃炎，胃或十二指肠溃疡，急、慢性胰腺炎，肝炎，消化不良，急、慢性肠炎，细菌性痢疾，阑尾炎，休克，神经性头痛，高血压，癫痫，神经衰弱，精神分裂症，动脉硬化，支气管哮喘，白细胞减少症，坐骨神经痛，下肢瘫痪，膝关节及周围软组织疾患等。

临床应用举例五

李某，女，学生，19岁，2023年8月11日初诊。主诉：经期小腹疼痛3年。现病史：14岁初潮，色、量、周期、经期均正常。3年前因家庭变故，经期受寒、饮食失节，逐渐出现经期腹痛，初期经腹部保暖、卧床休息，小腹疼痛可缓解，故未及时就医调理。现每于月经来潮便伴小腹疼痛，喜温喜按，月经量少，色淡质稀，周期延长，甚至2个月才来一次月经，伴腰骶部酸痛，全身疲乏少力，故前来就诊。患者形体消瘦，面色少华，腹软无压痛，舌淡苔薄白，脉细，饮食、睡眠一般，二便基本正常。

1. 中医诊断　痛经（气血两虚证）。
2. 治则　益气养血，调经止痛。
3. 选穴　气海、关元、肾俞、足三里、三阴交等。
4. 治法　针刺宜用补法；艾灸可艾条悬起灸或隔物灸。
5. 艾灸操作过程　患者取仰卧位，在气海、关元、肾俞、足三里、三阴交等穴悬起灸各15~20分钟，至局部潮红为度。隔物灸可取生姜适量，洗净切片，制成厚度约0.5cm的薄片；用针将生姜片扎细孔，再置于气海、关元、肾俞、足三里、三阴交等穴，取艾炷置于薄片上施灸，至局部皮肤潮红湿润为度。
6. 操作注意　生姜切片，厚薄适中，需扎细孔以便增强疗效；每次治疗宜在月经来潮前3~5天开始进行，坚持灸疗直至下一次月经来潮。

（刘美琳　宋宪元）

本章练习

一、单选题

1. 正经是指（　　）

A. 督脉　　B. 冲脉

C. 十二经别　　D. 十二经脉

E. 任脉

2. 循经取穴的理论依据是(　　)

A. 阴阳学说
B. 卫气营血理论
C. 脏腑学说
D. 经络学说
E. 五行学说

3. 十二经脉命名的主要依据是(　　)

A. 阴阳　五行　脏腑
B. 内外　脏腑　五行
C. 手足　五行　阴阳
D. 手足　阴阳　脏腑
E. 手足　五行　脏腑

4. 下列哪一经的名称是错误的(　　)

A. 手太阴肺经
B. 足少阳胆经
C. 足太阴肾经
D. 足太阴脾经
E. 手少阴心经

5. 下列经脉循行流注次序错误的是(　　)

A. 肺经，大肠经，胃经
B. 肾经，心包经，三焦经
C. 心经，小肠经，膀胱经
D. 心经，膀胱经，肾经
E. 三焦经，胆经，肝经

6. 经脉的分支是(　　)

A. 奇经八脉
B. 经筋
C. 皮部
D. 络脉
E. 气街

7. 分布于四肢外侧、头面和躯干的经脉是(　　)

A. 阴经
B. 带脉
C. 奇经
D. 阴维脉
E. 阳经

8. 手三阴经在上肢的分布规律是(　　)

A. 太阴在前，厥阴在中，少阴在后
B. 太阴在前，少阴在中，厥阴在后
C. 厥阴在前，太阴在中，少阴在后
D. 少阴在前，厥阴在中，太阴在后
E. 厥阴在前，少阴在中，太阴在后

9. 十二经脉中阴经与阳经的交接部位在(　　)

A. 头面
B. 手足
C. 胸腹
D. 上肢
E. 下肢

10. 手足阳明经的交接部位在(　　)

A. 示指端
B. 小指端
C. 鼻翼旁
D. 目内眦
E. 目外眦

11. 手足三阳经在四肢的分布规律是(　　)

A. 阳明在前，少阳在中，太阳在后
B. 阳明在前，太阳在中，少阳在后

C. 少阳在前，阳明在中，太阳在后　　D. 少阳在前，太阳在中，阳明在后
E. 太阳在前，阳明在中，少阳在后

12. 足太阳膀胱经所络的内脏是(　　)
A. 心　　B. 三焦
C. 肾　　D. 肝
E. 小肠

13. 具有“主胞胎”功能的奇经是(　　)
A. 冲脉　　B. 任脉
C. 督脉　　D. 带脉
E. 阴维脉

14. 除下列哪项外，均属十二经表里相合关系(　　)
A. 手太阴经与手阳明经　　B. 足阳明经与足太阴经
C. 足太阳经与足少阴经　　D. 足少阳经与足厥阴经
E. 手厥阴经与手太阳经

15. 奇经八脉中，起于季胁，环行腰间一周的是(　　)
A. 冲脉　　B. 任脉
C. 督脉　　D. 带脉
E. 阳维脉

16. 关于奇经八脉的名称，下列哪项说法不正确(　　)
A. 督有统率、总管之意　　B. 任有总任、担任及妊养之意
C. 跷有轻健矫捷之意　　D. 维有维系、连接之意
E. 带指妇女白带

17. 行于背部正中线的经脉是(　　)
A. 任脉　　B. 督脉
C. 肾经　　D. 膀胱经
E. 冲脉

18. 脾之大络分出部位的穴位是(　　)
A. 丰隆　　B. 内关
C. 大包　　D. 公孙
E. 列缺

19. 内踝上八寸处以下，循行于下肢内侧前缘的经脉是(　　)
A. 足太阴脾经　　B. 足阳明胃经
C. 足厥阴肝经　　D. 足少阳胆经
E. 足少阴肾经

20. 十二经脉气血流注形式为(　　)
A. 直线贯注　　B. 循环贯注
C. 手足贯注　　D. 左右贯注
E. 上下贯注

21. 下列各组经脉中，从手指末端走向头面部的是(　　)

A. 胃、大肠、胆经　　B. 心、脾、胆经
C. 小肠、三焦、胃经　　D. 大肠、小肠、三焦经
E. 胆、大肠、三焦经

22. 在常用骨度分寸法中前发际至后发际为(　　)
A. 9寸　　B. 10寸
C. 12寸　　D. 14寸

23. 在常用骨度分寸法中肘横纹至腕横纹为(　　)
A. 8寸　　B. 10寸
C. 12寸　　D. 14寸

24. 在下腹部，前正中线上，当脐中下4寸穴是(　　)
A. 曲骨　　B. 中极
C. 关元　　D. 气海

25. 在腰部，当后正中线上，第二腰椎棘突下凹陷中穴是(　　)
A. 腰俞　　B. 命门
C. 悬枢　　D. 腰阳关

26. 在肘横纹中，当肱二头肌腱的尺侧缘穴是(　　)
A. 尺泽　　B. 小海
C. 曲泽　　D. 少海

27. 在前臂掌侧，腕横纹上2寸，掌长肌腱与桡侧腕曲肌腱之间穴是(　　)
A. 间使　　B. 内关
C. 外关　　D. 大陵

28. 在腕背横纹桡侧，手拇指向上翘起时，当拇短伸肌腱与拇长伸肌腱之间的凹陷中穴是(　　)
A. 阳谷　　B. 阳池
C. 阳溪　　D. 偏历

29. 在鼻翼外缘中点，当鼻唇沟中穴是(　　)
A. 地仓　　B. 迎香
C. 禾髎　　D. 素髎

30. 在耳垂后方，当乳突与下颌角之间的凹陷处穴是(　　)
A. 翳风　　B. 风池
C. 安眠　　D. 翳明

31. 在小腿前外侧，当犊鼻下3寸距胫骨前缘一横指穴是(　　)
A. 梁丘　　B. 足三里
C. 下巨虚　　D. 上巨虚

32. 在背部，第五胸椎棘突下，旁开1.5寸穴是(　　)
A. 风门　　B. 心俞
C. 肺俞　　D. 大杼

33. 在小腿外侧，当腓骨头前下方凹陷处穴是(　　)
A. 阴陵泉　　B. 阳陵泉

C. 膝阳关　　D. 阳交

34. 十二经脉的命名主要结合了(　　)

A. 阴阳、脏腑、手足　　B. 阴阳、五行、脏腑

C. 五行、脏腑、手足　　D. 阴阳、五行、手足

35. 下列穴位中用于便秘比较好的是(　　)

A. 公孙、丰隆　　B. 中脘、下巨虚

C. 下脘、上巨虚　　D. 天枢、支沟

36. 具有退热作用的穴位是(　　)

A. 大椎　　B. 哑门

C. 列缺　　D. 风门

37. 位于腹中线上，脐下 1.5 寸的穴位是(　　)

A. 水分　　B. 阴交

C. 气海　　D. 关元

38. 足太阳膀胱经的络穴是(　　)

A. 飞扬　　B. 光明

C. 丰隆　　D. 筑宾

39. 手阳明大肠经的募穴是(　　)

A. 足三里　　B. 委中

C. 天枢　　D. 关元

40. 手少阳三焦经的下合穴是(　　)

A. 足三里　　B. 委中

C. 丰隆　　D. 委阳

二、填空题

1. (　　)能总督一身之阳气，称为阳脉之海。
2. 分布于人体浅表部位的络脉称为(　　)。
3. 根据经络的循行路线和联系范围来取穴，称为(　　)。
4. 依次络于上、中、下焦的经脉是(　　)。
5. 《灵枢·逆顺肥瘦》说："手之三阴，从脏走手；手之三阳，从手走头；(　　)"。
6. 同起于胞中的经脉有(　　)。
7. 阴经与阴经相交，是在(　　)部位。
8. 分别起自四肢，循行于体腔脏腑深部，然后浅出体表而上头面的是(　　)。
9. 任脉能总督一身之阴气，称为(　　)。
10. 经络系统中，(　　)与脏腑有直接络属关系。
11. (　　)的气血充盛有余时，则渗注于奇经。
12. 奇经八脉包括冲脉、任脉、(　　)、(　　)、阴跷脉、阳跷脉、阴维脉、(　　)。
13. 八会穴中的脉会穴是(　　)，筋会穴是(　　)，血会穴是(　　)，骨会穴是(　　)，髓会穴是(　　)，气会穴是(　　)，脏会穴是(　　)，腑会穴是(　　)。

14. 八脉交会穴中任脉与手太阴肺经相交于( )穴，阴跷脉与( )相交于照海穴。

15. 八脉交会穴中的外关穴与( )组成一对上下配穴法。

16. 阴经的原穴是本经五输穴的( )，阳经的原穴则另置一穴。

17. 郄穴共有( )个，分布于十二经脉和奇经八脉中的阴跷脉、阳跷脉、( )和( )中。

18. 在骨度折量定位法中，两额角发际之间为( )寸，两乳头之间为( )寸，脐中至耻骨联合上缘为( )寸，耻骨联合上缘至髌底为( )寸。

19. 足少阴肾经的五输穴中的原穴是( )，手少阳三焦经的原穴是( )。

20. 位于会阴区，男性在阴囊根部与肛门连线之间的中点，女性在大阴唇后联合与肛门连线中点的穴位是( )；在会阴区，尾骨下方，尾骨端与肛门连线的中点处的穴位是( )。

三、判断题

1. 经穴就是分布在十二经脉上的穴位。 ( )
2. 腧穴分为经穴和经外奇穴两类。 ( )
3. 奇穴就是分布在奇经八脉上的穴位。 ( )
4. 近治作用是一切腧穴主治作用所具有的共同特点。 ( )
5. 拇指同身寸，又名“一夫法”。 ( )
6. 十四经脉在肘膝关节以下各有称为井、荥、输、经、合的五个腧穴合称“五输穴”。 ( )
7. 背俞穴是脏腑之气输注于背腰部的腧穴。 ( )
8. 指寸定位法是指依据医者本人手指所规定的分寸来量取腧穴的定位方法。 ( )
9. 腧穴的治疗作用有：邻近作用、远道作用、整体作用。 ( )
10. 脏腑背俞穴均位于背腰部足太阳膀胱经第一侧线上，其位置大体与相关脏腑所在部位相接近。 ( )
11. 经外奇穴不位于十四经循行线上。 ( )
12. 十二经脉在四肢部各分出一络，再加躯干前的任脉络，躯干后的督脉络及躯干侧的脾之大络，共十五条称“十五络脉”。 ( )
13. 同名的阳经与阳经在手足末端交接。 ( )
14. 奇经八脉都是纵行。 ( )
15. 足厥阴肝经注于肺。 ( )
16. 在腹部：“距正中线 0.5 寸是足阳明胃经，2 寸是足少阴肾经，4 寸是足太阴脾经”。 ( )
17. 奇经八脉中的任脉和督脉，与十二经脉相提并论，合称“十四经”。 ( )
18. 足三阳经的循行走向是从足走腹(胸)。 ( )
19. 十二经脉在头部的分布，手足三阳联系头，故称“头为诸阳之会”。 ( )
20. 脏腑有表里相合关系，十二经脉内属于脏腑，亦有相应的表里相合关系。 ( )

第二篇
职 业 技 能

第八章
保健艾灸师通用技能

【学习目标】

1. 通过学习熟练掌握各种灸具的操作流程和技巧，熟悉各种灸材的选择以及作用，并能根据顾客的情况选择；了解灸法的适应证和人群、功效。
2. 学会运用各种灸具进行艾灸操作，并注意与顾客的密切合作。
3. 培养严谨细心的工作作风，提高艾灸效果和顾客的满意度。

第一节　艾灸灸材的认知

传说在远古时期，人们生活在自然环境中，由于缺乏医疗手段，面对病痛时只能用手掐按或用石头敲击痛处，甚至尝试用火烤来缓解疼痛。这种原始的疗法逐渐积累并发展，为艾灸的雏形奠定了基础。艾灸，作为中医传统疗法的重要组成部分，其疗效深受患者信赖。而灸材作为艾灸疗法的物质基础，其种类、质量及应用方式均对疗效产生直接影响。本节将围绕艾灸的灸材，从各种灸材、应用方式及选择建议等方面进行详细阐述。艾灸的常见灸材如图所示（图 8-1）。

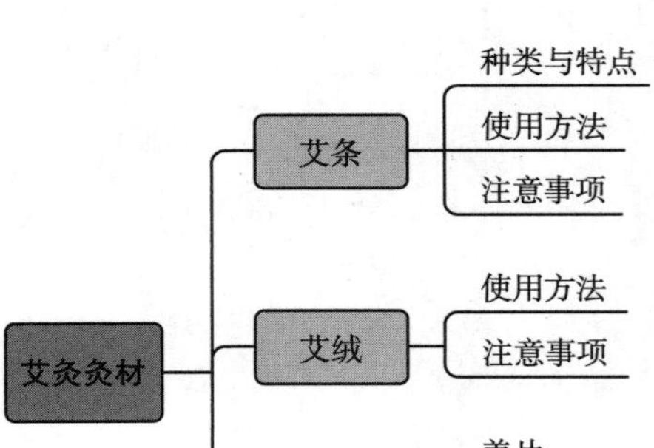

图 8-1　艾灸灸材

一、艾条

1. 概念　艾条是用棉纸包裹艾绒制成的圆柱形长卷，主要用于艾灸。艾灸是中国最古老的医术之一，属中药外治法，具有温经散寒、行气血、逐寒湿等功效。

2. 种类与特点　艾条按艾绒陈放年份可分为陈艾条和新艾条，陈艾条效果更佳。

按艾条排出的烟可分为有烟艾条、无烟艾条及微烟艾条（图 8-2）。

按艾条的成分可分为清艾条和药艾条，药艾条中添加了多种中草药成分，如桂枝、高良姜等，以增强疗效。

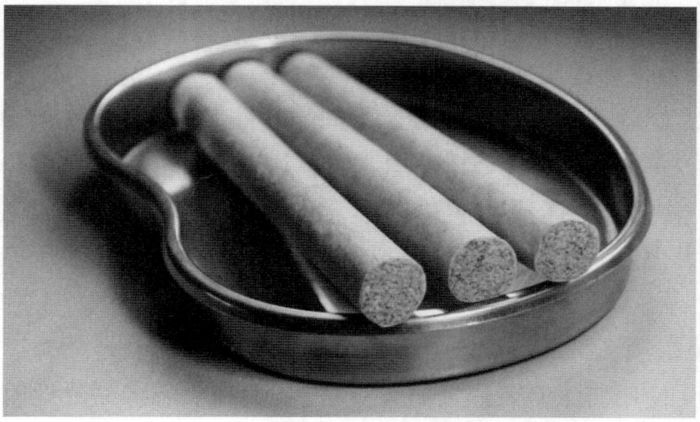

图 8-2　艾条

艾条的规格多样，直径在 4~50mm 之间，长度在 2~300mm 之间，最常见的直径为 18mm，长度为 200mm。艾条已被国家食品药品监督管理总局纳入Ⅱ类医疗器械管理，应选择具有医疗器械注册证的产品。

3. 使用方法

（1）直射灸法：将艾条点燃后，点燃端对准需要施灸的穴位或患处，保持一定距离（通常为 10~30mm），直至皮肤温热发红，但避免灼伤。具体灸法包括温和灸、回旋灸和雀啄灸。

（2）配合艾灸器使用：如温灸盒、温灸架等，以固定艾条并方便操作。

（3）局部艾熏：用多根艾条捆成一排，对特定部位进行上下熏烤，如痛经时熏小腹至肚脐。

4. 注意事项

（1）观察颜色

1）优质艾条：颜色通常为金黄色或土黄色，且色泽均匀，无杂质或黑点。这表明艾绒质量高，可能是陈年艾绒制成。

2）劣质艾条：颜色可能偏青、青黑色或绿色，且茎秆颗粒较大，这可能意味着使用了新艾或掺杂了杂质。

（2）闻味道

1）优质艾条：散发的是淡淡的、芳香的艾草味，不刺鼻，无异味。

2）劣质艾条：可能气味浓烈、刺鼻，甚至带有霉味，这通常是由于艾叶质量不佳或存储不当所致。

（3）检查艾绒含量与纯度

1）纯度标识：市面上艾绒的纯度有多种规格，如 1∶1、8∶1、15∶1、35∶1 等。纯度越高，艾绒越细腻，燃烧时烟雾越少，对人体伤害也越小。

2）检查方法：可以通过观察艾条的横切面来判断艾绒的纯度，高纯度的艾绒应无明显黑点或杂质。

（4）关注艾条的年份

1）陈年艾条：通常认为陈年艾条（如三年陈、五年陈）的药效更为温和，渗透力更强。这是因为陈艾叶经过长时间的自然陈化，其药用成分更加丰富和稳定。

2）避免误区：但并非年份越久越好，过长时间的陈化可能导致药效减弱。因此，建议选择三年陈以上的艾条。

（5）考虑使用效果与适用性

1）使用效果：好的艾条在使用后会产生明显的效果，如温经散寒、通络止痛等。但请注意，艾灸效果因人而异，且需要坚持使用才能看到显著效果。

2）适用性：根据个人体质和病情选择合适的艾条和灸法。例如，对于皮肤敏感的人群，应选择火力温和的艾条；对于需要重点刺激的穴位，可采用雀啄灸或回旋灸等灸法。

（6）安全注意事项

1）防火安全：使用艾条时要注意防火安全，避免在易燃物品附近使用，并确保有足够的通风。

2）避免烫伤：艾灸时要保持适当的距离和温度控制，避免烫伤皮肤。

3）遵循医嘱：特殊人群（如孕妇、婴幼儿等）在使用艾条前应咨询医师意见，并遵循医嘱进行使用。

（7）特殊人群：孕妇的腹部和腰骶部不宜施灸；极度疲劳、过饥、过饱、酒醉、大汗淋漓、情绪不稳者忌灸。

（8）存放：艾条应存放在干燥通风处，避免受潮。

应用举例

李先生，50岁，公司中层管理人员，因长期伏案工作及缺乏运动，近半年来逐渐出现右肩疼痛，伴有活动受限，尤以夜间和天气变化时疼痛加剧。经医院诊断为肩周炎（又称“五十肩”），尝试了物理疗法和口服药物治疗，但效果不甚理想。听闻艾灸疗法对肩周炎有良好疗效，李先生决定尝试使用药艾条进行艾灸调理。依据上述情况做以下处理。

1. 艾灸方法　艾条灸。

2. 取穴

1）材料准备：选用优质、纯度高、含有多种中草药成分的药艾条，确保其具有良好的渗透性和保健效果。同时，准备灸盒、防火垫等辅助工具。

2）穴位选择：针对肩周炎，主要选取肩髃、肩髎、肩贞、阿是穴（即疼痛点）等穴位进行艾灸。这些穴位位于肩关节周围，对缓解肩周炎症状有显著作用。

3. 灸法实施　让李先生取舒适体位，暴露需艾灸部位。在选定穴位上放置灸盒，或将药艾条点燃后悬于穴位上方适当距离（10~15mm）。根据李先生的耐受程度调整艾条与皮肤的距离及艾灸时间，一般每个穴位灸10~15分钟，以皮肤温热泛红但不烫伤为度。依次灸完所有选定穴位，完成一次艾灸调理。

4. 沟通交流　整个艾灸过程顾客均能够承受，及时为顾客调整姿势和更换艾炷；嘱顾客精神放松。灸后清洁皮肤，告知顾客注意事项，顾客满意而归。

二、艾绒

1. 概念　艾绒由菊科植物艾叶的干叶制成。其色泽灰白，柔软如绒，易燃而不起火焰，气味芳香，适合灸用。根据加工程度的不同有粗细之分，粗者多用于温针或制作艾条，细者多用于制作艾炷。质地以陈年者为佳。由艾叶经过反复晒杵、捶打、粉碎，筛除杂质、粉尘，而得到的软细如棉的物品。艾绒是制作艾条的原材料，也是灸法所用的主要材料（图 8-3）。

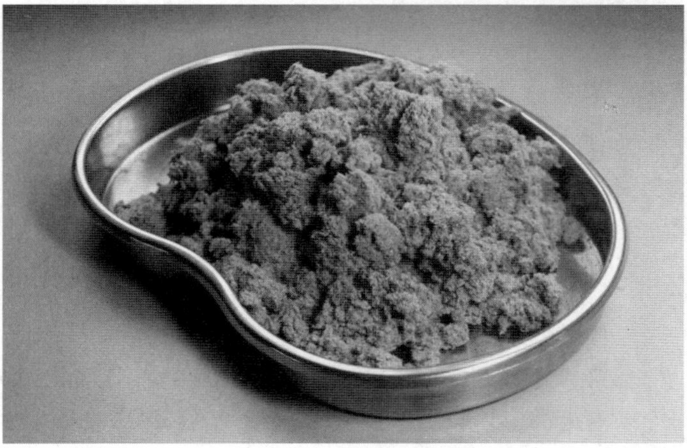

图 8-3　艾绒

2. 使用方法

（1）直接使用：艾绒可以放置于灸盒中，铺平，点燃使用。艾绒在灸盒中的使用，通过艾绒燃烧产生的热量和药性，刺激人体穴位或患处，达到调理身体健康的效果。灸盒的使用方法简单方便，适合家庭日常保健和辅助调理。

（2）制作艾炷使用

1）准备艾绒：选择优质、干燥、无杂质的艾绒作为原料。确保艾绒已经过精细加工，呈现出柔软、细腻的状态。

2）手工成型

干捻法：取适量艾绒置于左手手掌上，用右手的拇指、示指和中指进行捻搓，将艾绒逐渐捻成所需形状的艾炷。根据需要，艾炷可以制成麦粒状、重灸艾炷（如正三角形）等不同大小和形状。这种方法简单易行，适用于小规模制作。

湿捻法（针对较大或较结实的艾炷）：先在艾绒上喷洒适量水雾，使艾绒略微湿润后拌匀。然后按照干捻法的方式进行捻搓成型。湿捻法制作的艾炷较为结实，燃烧时间较长。

3）调整与检查：在成型过程中，要不断调整艾炷的形状和紧实度，确保艾炷外形美观、燃烧均匀。检查艾炷是否有松散、杂质等问题，如有必要可进行修整。

4）如果需要大量制作艾炷或追求更高的制作效率和质量，可以使用辅助工具进行制作：艾炷器由艾炷模、压棒和探针三部分组成。使用时，先将艾绒放入艾炷模的空洞中，然

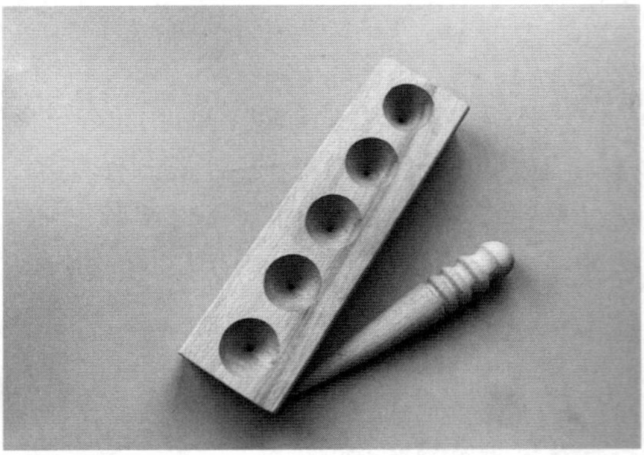

图 8-4　艾炷器

后用压棒压紧艾绒并制成所需形状的艾炷。最后用探针从背面的小孔将艾炷捅出即可。这种方法制作的艾炷大小一致、形状美观且紧实度高（图 8-4）。

3. 注意事项

（1）选择优质艾绒：优质的艾绒是制作高质量艾炷的基础。选择无杂质、干燥且火力均匀的艾绒有助于确保艾炷的燃烧效果和疗效。

（2）控制艾炷大小与形状：根据需要选择适当的艾炷大小和形状。一般来说，直接灸时使用的艾炷较小（如麦粒状）；间接灸或需要长时间燃烧的场合则可以使用较大的艾炷。

（3）注意卫生与安全：在制作过程中要保持手部清洁和干燥以避免污染艾绒和艾炷。同时要注意防火安全避免发生火灾等意外情况。

应用举例

李女士，35 岁，公司职员。李女士自述近一年来月经不调，主要表现为月经周期不规律，经量时多时少，经期延长，伴有小腹冷痛，腰部酸痛，且常感疲倦乏力，面色苍白，睡眠质量差，梦多易醒。

1. 顾客整体情况　面色苍白，缺乏光泽。舌苔：舌淡苔薄白。眼神：眼神黯淡，略显疲惫。呼吸声低弱，无咳嗽等症状。顾客自诉工作压力大，常熬夜加班，饮食不规律，喜食冷饮。症状：经期不规律，经量不稳定，伴有小腹冷痛，腰部酸痛，疲倦乏力，睡眠质量差。脉细弱无力，提示气血两虚。

2. 评估：月经不调（气虚血瘀、寒凝血脉）。

3. 证候分析　根据中医望闻问切的结果，李女士的月经不调属于“气虚血瘀、寒凝血脉”型。气虚则推动无力，血瘀则经行不畅，寒凝则血脉凝滞，导致月经不调，经量不定，小腹冷痛。

4. 艾灸原则　疏风散寒，止痛。

5. 穴位选取

（1）关元：位于下腹部，脐下三寸处，具有培元固本、补益下焦的作用，能调理冲任，温阳祛寒。

（2）三阴交：位于小腿内侧，内踝尖上三寸，胫骨内侧缘后际，为肝、脾、肾三经交汇之穴，具有调和气血、通经活络的功效。

（3）子宫：位于下腹部，脐下四寸，旁开三寸处，主治月经不调、痛经等妇科病症。

（4）气海：位于下腹部，脐下一寸半处，能补气益肾，温养胞宫。

（5）足三里：位于小腿外侧，犊鼻下三寸，胫骨前嵴外一横指处，具有调理脾胃、补益气血的功能。

6. 艾灸方法　艾绒放置于灸盒进行艾灸。

7. 操作过程

（1）关元：将灸盒置于关元上方，调整灸盒与皮肤的距离，使局部感到温热舒适，避免烫伤，灸20~30分钟。

（2）三阴交、子宫、气海、足三里：依次进行，每个穴位灸20~30分钟，确保皮肤温热，有红晕感。

三、艾灸隔物（姜、蒜、盐、附子饼）

隔物灸作为艾灸的一种特殊形式，通过在艾炷与皮肤之间放置特定材料（隔物），以实现更加精准、温和的调理效果。以下是几种常见的隔物灸种类、作用及制作方法。

1. 隔姜灸

（1）作用：生姜性辛温，具有散寒解表、温中止呕、温肺止咳的功效。隔姜灸结合了艾灸与生姜的双重作用，对于寒邪凝滞、脾胃虚寒、风寒感冒等症状有显著疗效。

（2）制作方法：选用新鲜老姜，切成0.2~0.5cm厚的姜片，用针在姜片上刺几个小孔以便热力穿透。将姜片置于需灸治的穴位上，再将艾炷放置于姜片上点燃。当艾炷燃尽，再换一炷，直至灸完规定的壮数（灸的次数或量）。

2. 隔蒜灸

（1）作用：大蒜味辛性温，具有解毒消肿、杀虫止痒、行滞气、暖脾胃的作用。隔蒜灸常用于调理痈疽肿毒、虫蛇咬伤、腹痛泄泻等病证。

（2）制作方法：选用独头大蒜，切成0.2~0.3cm厚的蒜片，中间穿孔以利艾炷稳固。将蒜片放置于选定穴位上，再将艾炷放在蒜片上点燃。施灸方法及注意事项与隔姜灸类似。

知识扩展

隔姜灸的优势和特点

优势：

1. 温通经络　隔姜灸能够通过热力刺，促进经络血液循环和气血流畅，有助于疏通经络堵塞，增强身体抵抗力。

2. 祛风散寒　生姜具有温热的性质，隔姜灸能加强艾灸的温热作用，有助于驱散体内的寒邪，改善因寒邪引起的各种身体不适，如寒痛、恶心、呕吐等。

3. 舒缓痛经　对于女性而言，隔姜灸还能帮助舒缓痛经和改善经期不适症状，通过促进血液循环，舒缓子宫肌肉痉挛，减轻痛经症状。

4. 补火助阳　隔姜灸能补火助阳，散寒止痛，增强体内阳气，缓解寒证。对于外感风寒感冒、恶心、呕吐、呃逆，或各种风寒湿痹、关节疼痛、局部肌肉疼痛等症状均有良好疗效。

特点：

隔姜灸通常是将鲜姜切成薄片，置于需灸治的穴位上，再将艾炷放在姜片上点燃，使热力和药性透过姜片渗透到穴位及体内。

姜片具有调和营卫、散寒发表、祛痰下气等多种作用，与艾灸相结合，能发挥更好的治疗效果。

隔蒜灸的优势和特点

优势：

1. 清热解毒　隔蒜灸具有清热解毒的功效，对于热毒引起的病证有一定的治疗作用。

2. 杀虫杀菌　蒜具有温中散寒、消谷杀虫的功效，在艾灸过程中，蒜中的部分成分能抑制皮下病菌、寄生虫的繁殖，同时起到一定的解毒作用。

3. 消肿定痛　隔蒜灸主要用于治疗痈疽肿痛之证，具有拔毒、消肿、定痛的作用。

特点：

隔蒜灸是将大蒜头切成薄片后中间针刺孔洞，置于需灸治的部位，再将艾炷放在蒜片上点燃施灸。

蒜片具有较强的渗透力和杀菌作用，与艾灸结合后能更好地发挥治疗效果。

隔姜灸与隔蒜灸的区别

1. 功效不同　隔姜灸主要侧重于温中散寒、祛风除湿、补火助阳等方面；而隔蒜灸更侧重于清热解毒、杀虫杀菌、消肿定痛等方面。

2. 适用病证不同　隔姜灸适用于因寒邪引起的各种病证，如风寒感冒、腹痛泄泻、痛经等；隔蒜灸则更适用于热毒、痈疽肿痛等病证。

3. 使用材料不同　隔姜灸使用的是生姜片作为隔物；而隔蒜灸则使用大蒜片作为隔物。

综上所述，隔姜灸和隔蒜灸在中医艾灸疗法中各具特色，分别适用于不同的病证和治疗需求。在实际应用中，应根据患者的具体病情和体质情况选择合适的灸法进行治疗。

3. 隔盐灸

（1）作用：食盐味咸性寒，入肾经，具有清热解毒、凉血润燥、滋肾通便的作用。隔盐灸主要用于调理急腹症、泄泻、小便不利等由虚寒引起的病症，亦可用于回阳救逆。

（2）制作方法：将洁净的食盐填敷于脐部或病变部位，使之与皮肤相隔。随后，在盐上放置大小适宜的艾炷进行艾灸。此法需注意盐层不宜过厚，以免热力不易透达。

4. 隔附子饼灸

（1）作用：附子辛甘大热，有毒，归心、肾、脾经，具有回阳救逆、补火助阳、散寒止痛的功效。隔附子饼灸多用于调理阳虚阴盛、四肢厥冷、沉寒痼冷等重证，需谨慎使用。

（2）制作方法：将附子切片或捣碎成末，敷于施灸部位，再将艾炷置于其上点燃。由于附子药性峻猛，操作时必须严格掌握灸量，避免发生不良反应。

第二节　艾灸器具的应用

一、灸盒

1. 概念　灸盒将艾灸疗法与现代科技相结合，通过合理的结构设计，使艾叶的燃烧更加稳定可控，热量均匀分布，从而简化操作流程，提升艾灸效果（图 8-5）。

2. 灸盒特点

（1）安全便捷：灸盒采用隔热材料设计，可有效防止烫伤，同时配备可调节通风口，以控制火力大小，确保艾灸过程的安全。其便携式设计，无论是家庭自用还是专业机构使用，都极为方便。

（2）热量均匀：内置结构设计合理，确保艾烟和热量能均匀覆盖目标区域，提升艾灸效果，减少因热量不均造成的局部过热或无效调理。

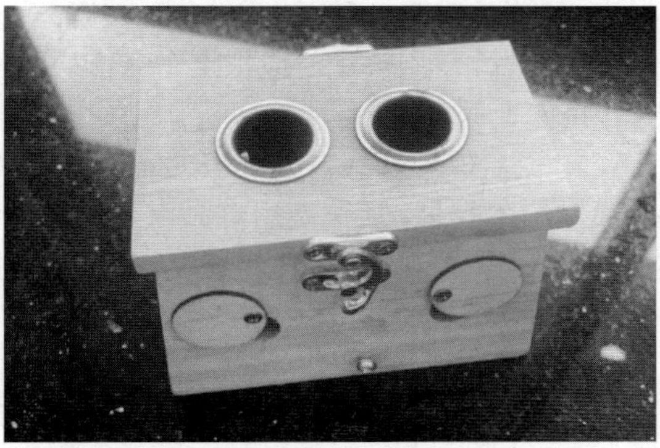

图 8-5　双孔灸盒

（3）多功能性：现代灸盒往往设计有多种使用模式，如直接灸、隔物灸等，可满足不同人群和病证的调理需求。部分高端灸盒还结合了电子温控技术，实现精准控温，可进一步提高艾灸效果和舒适度。

（4）环保健康：使用天然艾叶作为热源，无烟或低烟设计，减少环境污染，同时保留了艾灸疗法的自然健康属性。

3. 灸盒作用

（1）温通经络：艾灸的温热刺激能促进气血流通，缓解经络不通引起的疼痛、僵硬等症状。

（2）散寒除湿：对于因寒邪入侵、湿气过重引起的关节疼痛、肌肉酸痛等问题，艾灸能有效驱散寒气，排出湿气。

（3）调和气血：通过调节体内气血平衡，艾灸有助于改善面色无华、乏力倦怠等气血不足的表现。

（4）防病保健：长期艾灸可增强机体免疫力，预防感冒、哮喘等常见疾病，同时对慢性疾病如关节炎、颈椎病等也有辅助调理作用。

4. 灸盒使用方法　使用灸盒进行艾灸时，请遵循以下步骤。

（1）准备工作：选择合适的灸盒，并根据需要准备好艾草或其他灸材。确保使用前灸盒内部清洁无异物。

（2）预热灸盒：按照灸盒说明书的要求，将灸盒接通电源（或点燃艾草）进行预热，直至达到适宜的温度。

（3）选定穴位：根据个人需求，在身体上选定需要艾灸的穴位或部位，并用清洁布擦拭干净。

（4）固定灸盒：将预热好的灸盒放置于选定位置，利用固定带或底座将其稳固，确保灸盒与皮肤保持适当距离，避免烫伤。

（5）调节温度与时间：根据个人耐受情况调节灸盒温度，并设定合适的艾灸时间。一般建议单次艾灸时间不超过30分钟。

（6）完成艾灸：到达设定时间后，关闭灸盒电源（或熄灭艾草），缓慢取下灸盒，让皮肤自然散热。可轻轻按摩艾灸部位，促进药效吸收。

（7）后续护理：艾灸后注意保暖，避免受风着凉。部分人群可能会出现轻微的红斑或水疱，属正常反应，可涂抹适量药膏缓解。

请注意，使用灸盒时应根据个人体质和健康状况谨慎操作，如有不适，请立即停止使用并咨询专业医师。

5. 灸盒保养及鉴定方法　灸盒作为艾灸疗法中不可或缺的辅助工具，其保养与鉴定对于确保使用效果、延长使用寿命以及保障用户安全至关重要。以下是从日常清洁保养、专业消毒处理、外观鉴定、功能鉴定、品牌与售后以及安全性能六个方面详细阐述灸盒的保养与鉴定方法。

（1）日常清洁保养

1）定期清洁：使用完毕后，应及时清理灸盒内的残留物，如艾灰、油脂等。可使用软布或棉签轻轻擦拭，避免使用过于粗糙的材质以免划伤表面。

2）防潮防霉：灸盒应存放在干燥通风处，避免潮湿环境导致霉变。可在不使用时，将灸盒置于密封袋或容器中，以保持其干燥。

3）避免碰撞：灸盒多为陶瓷或金属材质，虽有一定的耐用性，但仍需避免剧烈碰撞，以免损坏结构或影响外观。

（2）专业消毒处理

1）消毒必要性：为确保卫生安全，定期对灸盒进行消毒处理尤为重要。特别是对于公共使用或多人共用的灸盒，更须严格消毒。

2）消毒方法：可采用紫外线消毒、高温蒸煮或专用消毒剂浸泡等方式进行消毒。具体方法需根据灸盒材质及厂家说明书进行选择，避免使用可能腐蚀灸盒材质的消毒液。

（3）外观鉴定

1）检查完整性：观察灸盒表面是否有裂痕、破损或掉漆现象，这些都可能影响使用效果及安全性。

2）颜色与光泽：新灸盒通常颜色均匀，光泽度好。长时间使用后，若保养得当，颜色变化应均匀，无异常褪色现象。

3）细节处理：注意检查灸盒的接缝处、边缘等细节部分，看是否处理得平整、无毛刺，这些都能反映出品质的好坏。

（4）功能鉴定

1）加热效果：测试灸盒的加热速度、温度控制及稳定性，确保能满足艾灸调理的需求。

2）密封性能：对于需要密封使用的灸盒（如熏蒸型灸盒），应检查其密封性能是否良好，以防艾烟泄漏影响效果。

3）操作便捷性：灸盒的设计应便于取放艾炷、调节温度等操作，以提高使用的舒适度和便捷性。

（5）品牌与售后

1）品牌信誉：选择知名品牌的灸盒，通常意味着更高的产品质量和更完善的售后服务。

2）售后服务：了解产品的保修政策、维修渠道及客服响应速度等信息，以便在遇到问题时能及时得到解决。

（6）安全性能

1）防烫伤设计：灸盒应具备良好的隔热性能，防止在使用过程中烫伤用户。

2）电气安全：对于电动加热型灸盒，需检查其电源线、插头等电气部件是否符合安全标准，避免因电气故障引发危险。

3）材质安全：确保灸盒材质无毒、无害，不会在使用过程中释放有害物质影响用户健康。

灸盒的保养与鉴定是一个综合性的过程，需要从多个方面进行综合考量。通过科学合理的保养方法和严谨的鉴定流程，可以确保灸盒始终处于最佳状态，为用户的艾灸调理提供有力保障。

二、灸筒

1. 概念　灸筒，作为中医艾灸疗法的一种现代化工具，是一种结合了传统艾灸原理与现代设计理念的器具。它通常采用金属、陶瓷或竹木等材料制成，内部可放置艾草或其他灸材，通过加热灸材产生的温热效应及药草的药性，对人体特定穴位或部位进行温热刺激，以达到预防疾病、保健养生的目的（图 8-6）。

2. 特点

（1）便携性：灸筒设计紧凑，轻便易携，适合家庭自用及户外使用。

（2）安全性：部分灸筒配备温控装置，能有效控制温度，防止烫伤，提高使用安全性。

（3）灵活性：灸筒可根据需要调整灸材量及温度，适应不同体质和病证的调理需求。

（4）高效性：灸筒能集中热量，加速艾草药性的渗透，提高艾灸效果。

（5）环保节能：相比传统燃烧艾草的方式，部分电加热灸筒更加环保，且易于控制温度。

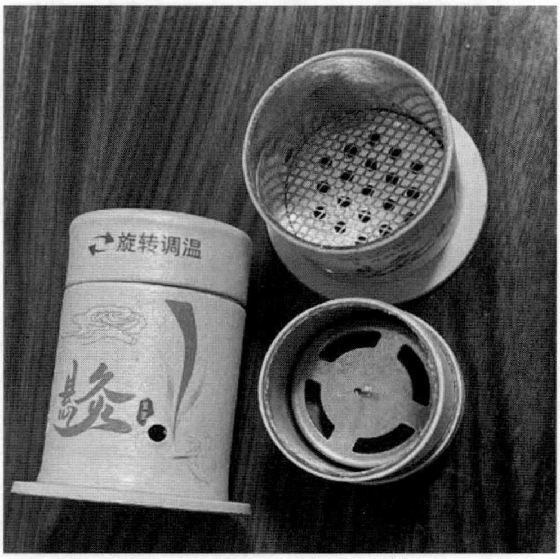

图 8-6　灸筒

3. 作用

（1）温经散寒：灸筒的温热刺激有助于驱散体内寒气，缓解因寒邪入侵导致的各种症状。

（2）通络止痛：通过促进血液循环，灸筒能有效缓解因气血不畅引起的关节疼痛，如关节炎、肩周炎等。

（3）扶阳固脱：增强人体阳气，提高机体免疫力，对阳气不足、体质虚弱的人群有良好效果。

（4）防病保健：定期使用灸筒进行艾灸，可调节脏腑功能，增强体质，预防疾病，达到养生保健的目的。

4. 使用方法

（1）准备：选择合适的灸筒及艾草或其他灸材，清洁灸筒及待灸部位皮肤，确保无污垢、油脂等，根据个人体质和需求，准备好适量的灸材放入灸筒内。

（2）施灸：点燃灸材（如为电加热灸筒，则接通电源预热至适宜温度），将灸筒放置于选定穴位或部位上方，保持适当距离，避免直接接触皮肤以防烫伤。

根据个人耐受力调整灸筒高度及温度，保持稳定的温热刺激。

灸疗时间一般为15~30分钟，具体根据个人体质和病情而定。

（3）结束：灸疗结束后，关闭电源（如为电加热灸筒）或熄灭灸材。缓慢取下灸筒，让皮肤自然散热。可轻轻按摩艾灸部位，促进药效吸收。

（4）注意事项：使用灸筒前应了解个人体质是否适合艾灸，孕妇、经期女性、高热患者等人群慎用。施灸过程中应注意观察皮肤变化，如有红肿、水疱等异常反应应立即停止灸疗并咨询医师。灸筒使用后应及时清洁并妥善保存，以防损坏或污染。艾灸虽好，但应遵循适度原则，避免过量灸疗导致身体不适。在使用灸筒进行艾灸时，应保持室内通风良好，避免烟雾积聚影响呼吸健康。

5. 灸筒保养及鉴定方法

灸筒作为艾灸疗法中的重要工具，其正确的保养能够显著延长其使用寿命，并保持其良好的使用效果。以下是一些关键的保养方法：

（1）定期清洁：使用后，及时清理灸筒内的残留物，如艾灰、油渍等。可以使用软布或专用清洁刷轻轻擦拭，避免使用硬物或化学溶剂，以免损伤灸筒表面或影响其材质特性。清理完毕后，将灸筒放置在通风干燥处自然晾干，避免直接阳光暴晒或高温烘烤，以防变形或开裂。

（2）防潮防霉：灸筒应存放在干燥、通风、无阳光直射的地方，以防潮气侵入导致霉变或腐蚀。长时间不使用时，可以将灸筒装入密封袋或容器中，以保持其干燥状态。

（3）避免碰撞：灸筒通常由陶瓷、金属等材质制成，虽然具有一定的耐用性，但仍需避免剧烈碰撞或摔落，以防破损或变形。存放时，应将灸筒放置在平稳、不易被碰撞的地方。

（4）正确使用：在使用灸筒进行艾灸时，应按照说明书或专业人士的指导正确操作，避免过度加热或不当使用导致灸筒损坏。注意控制艾条的燃烧速度和温度，避免高温烧焦灸筒或引起火灾等安全隐患。

为了确保灸筒的质量和使用效果，定期进行鉴定是非常必要的。以下是一些主要的鉴定方法：

（1）外观检查：观察灸筒的外观是否完整无损，表面是否光滑均匀，无裂痕、破损或掉漆等现象。检查灸筒的接缝处、边缘等细节部分是否处理得平整、无毛刺，以判断其制作工艺的精细程度。

（2）材质鉴定：通过触摸和观察灸筒的材质，判断其是否为优质材料制成。例如，优质的陶瓷灸筒应具有细腻的手感和均匀的色泽；金属灸筒则应具有良好的导热性和耐腐蚀性。也可以咨询专业人士或使用专业仪器进行材质鉴定，以确保灸筒的材质符合使用要求。

（3）功能测试：对于需要加热的灸筒（如电子灸筒），应测试其加热功能是否正常。检查加热速度、温度控制及稳定性等方面是否符合要求。同时，可以观察灸筒在使用过程中是否产生异味或有害气体等异常情况，以评估其安全性和环保性。

（4）品牌与售后：了解灸筒的品牌信誉和售后服务情况也是鉴定其质量的一个重要方面。选择知名品牌和具有良好售后服务的灸筒产品可以更有保障地获得优质的使用体验和服务支持。

三、灸架

1. 灸架概念　灸架，作为一种辅助艾灸调理的工具，其设计初衷在于提升艾灸操作的安全性、便捷性和舒适度。传统艾灸过程中，直接手持艾条或艾炷对穴位进行熏烤，虽疗效显著，但长时间操作易导致手部疲劳，且难以保持稳定的施灸距离和角度。因此，灸架应运而生，它巧妙地解决了这一问题，使艾灸过程更加科学化、规范化。灸架一般由金属或木质材料制成，结构紧凑，便于携带，能够稳固地支撑艾条或艾炷，实现自动或半自动的艾灸过程（图 8-7）。

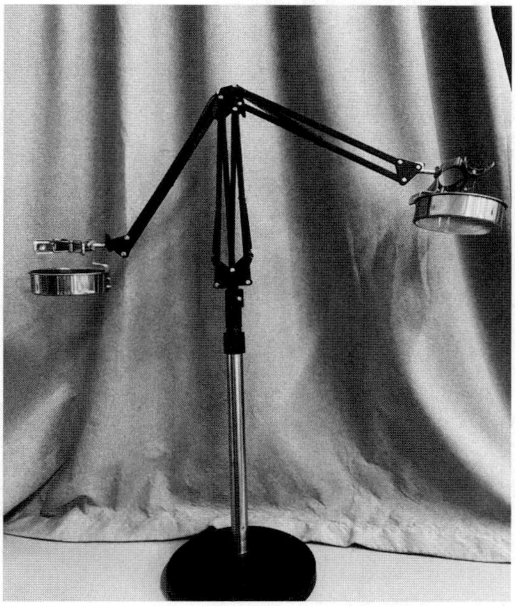

图 8-7　灸架

2. 灸架特点

（1）稳定性：灸架设计合理，能够稳固地固定艾条，确保在艾灸过程中艾条不会因重力或外力而脱落，从而保持稳定的施灸状态。

（2）可调性：多数灸架具备高度和角度调节功能，可根据个人需求及穴位位置调整艾条与皮肤的距离和角度，以达到最佳的施灸效果。

（3）安全性：通过灸架进行艾灸，有效避免了直接接触热源可能造成的烫伤风险，特别是对于皮肤娇嫩或感觉不明显的人群来说，更加安全可靠。

（4）便捷性：灸架操作简便，即便是初次使用者也能快速上手，同时便于在身体不同部位进行艾灸，提高了艾灸效率。

（5）多功能性：部分高端灸架还集成了温控、定时等功能，使艾灸过程更加智能化、个性化。

3. 灸架作用

（1）温通经络：通过灸架稳定施灸，有效促进气血运行，温通经络，缓解因寒凝、气滞等原因引起的疼痛不适。

（2）祛湿散寒：艾草的温热特性结合灸架的稳定作用，能更好地驱散体内湿寒之气，改善体质。

（3）增强免疫力：长期坚持艾灸，能够激发和增强人体正气，提高机体的免疫力，预防疾病。

（4）舒缓压力：艾灸过程中产生的温热感能够放松身心，缓解紧张情绪，改善睡眠质量。

4. 灸架使用方法

（1）准备工作：选择合适的灸架和艾条（或艾炷），检查灸架各部件是否完好，艾条是否干燥无霉变。

（2）固定艾条：将艾条一端点燃后，迅速插入灸架的艾条夹中，确保艾条稳固不松动。

（3）调节灸架：根据个人需求及穴位位置，调整灸架的高度、角度，确保艾条与皮肤保持适宜的距离（一般为 2~3cm），避免烫伤。

（4）开始施灸：将灸架对准穴位，保持灸架稳定，开始进行艾灸。可根据需要调整施灸时间，一般建议每次 10~20 分钟。

（5）观察反应：施灸过程中，注意观察皮肤颜色变化及患者感受，如有不适应立即停止并调整灸架位置或距离。

（6）结束清理：艾灸结束后，熄灭艾条，待其完全冷却后取下，清理灸架及施灸区域，保持干燥卫生。

5. 灸架保养及鉴定方法

灸架作为艾灸疗法中不可或缺的工具，其保养与鉴定对于确保艾灸效果、延长使用寿命及保障用户安全至关重要。以下从日常清洁、螺丝检查、防潮存放、材料鉴定、结构设计几个方面，详细介绍灸架的保养及鉴定方法。

（1）日常清洁

1）步骤：每次使用完灸架后，应及时清理残留的艾灰和污渍。可用软布轻轻擦拭表面，避免使用化学清洁剂或硬质物品刮擦，以防损伤表面涂层。

2）注意：清理时务必确保灸架已完全冷却，防止烫伤。

（2）螺丝检查

1）定期检查：每隔一段时间（如每月）检查灸架上的螺丝是否松动或损坏。特别是连接部位和可调节部件的螺丝，需特别注意。

2）紧固与更换：发现松动螺丝应及时拧紧，损坏的螺丝应及时更换，以保证灸架结构的稳固性。

（3）防潮存放

1）存放环境：灸架应存放在干燥、通风、避光的地方，避免潮湿和阳光直射，以防生锈和变形。

2）防潮措施：在潮湿季节或地区，可使用防潮袋或干燥剂来保持存放环境的干燥。

（4）材料鉴定

1）材质识别：优质的灸架通常采用耐腐蚀、耐高温的金属材料（如不锈钢）或环保木材制成。通过观察材质光泽、触感及重量等特征，可初步判断其材质优劣。

2）环保检测：对于木质灸架，可要求厂家提供环保检测报告，确保材料无毒无害。

（5）结构设计

1）稳固性：良好的结构设计应保证灸架在使用过程中稳固不晃动，艾条固定牢靠。

2）便捷性：设计应便于调节高度、角度及艾条位置，以满足不同用户和使用场景的需求。

3）安全性：注意检查是否有防烫伤设计，如隔热层或防护网等。

第三节　艾灸的适应证和人群

一、艾灸的适应证

艾灸，作为中医传统疗法的重要组成部分，凭借其独特的温热效应和经络调节作用，在防治疾病、保健养生方面展现出广泛而深远的应用价值。其适应证涵盖了多个领域，包括经络系统疾病、外感疾病、妇科疾病、内科脏腑疾病、体质调理等。

1. 经络系统疾病　经络系统是中医理论中的基础，负责气血的运行和脏腑的联络。当经络因各种内外因素导致痹阻或失衡时，便会引发一系列疾病。艾灸以其温热之力，能够温通经络，散寒除湿，活血化瘀，对经络系统疾病有显著疗效。

1）风湿痹痛：如风湿性关节炎、类风湿性关节炎等，表现为关节疼痛、肿胀、活动受限。常用选穴包括阿是穴（即痛点）、足三里、阴陵泉、丰隆等，通过艾灸这些穴位，可有效缓解疼痛，改善关节功能。

2）颈肩腰腿痛：由于长期不良姿势、劳损或外伤引起的颈、肩、腰、腿等部位疼痛。常用选穴包括大椎、肩井、风池、肾俞、命门、环跳、委中等，艾灸这些穴位能够舒筋活络，缓解疼痛，促进康复。

2. 外感疾病　主要指因外界风、寒、暑、湿、燥、火等邪气侵袭人体而引发的疾病。艾灸通过其温热效应，能够驱散外邪，扶正祛邪，对调理外感疾病有显著效果。

1）风寒感冒：表现为恶寒、发热、头痛、身痛、鼻塞、流清涕等。常用选穴包括大椎、风池、肺俞、列缺等，艾灸这些穴位能够发汗解表，驱散风寒，缓解感冒症状。

2）胃肠型感冒：伴有恶心、呕吐、腹泻等胃肠道症状。除上述穴位外，还可加灸中脘、天枢、足三里等穴位，以调理脾胃，和胃止呕，止泻。

3. 阳虚类疾病　阳虚是指机体阳气不足，功能减退，表现为畏寒肢冷、面色苍白、神疲乏力等症状。艾灸能够温补阳气，振奋机能，对阳虚类疾病有显著疗效。

1）脾阳虚：表现为食欲不振、腹胀、便溏、面色萎黄等。常用选穴包括脾俞、胃俞、中脘、足三里等，艾灸这些穴位能够温补脾阳，增强脾胃功能。

2）肾阳虚：表现为腰膝酸软、畏寒肢冷、阳痿、早泄等。常用选穴包括肾俞、命门、关元、气海、太溪等，艾灸这些穴位能够温补肾阳，增强体质。

4. 气虚下陷疾病　气虚下陷是指因气虚无力升举而导致的内脏下垂等疾病。艾灸能够提升阳气，固摄脏器，对气虚下陷疾病有较好疗效。

1）胃下垂：表现为饭后饱胀、嗳气、胃脘疼痛等。常用选穴包括中脘、梁门、足三里、胃俞等，艾灸这些穴位能够提升胃气，缓解下垂症状。

2）子宫脱垂：多见于产后或老年女性，表现为小腹下坠、腰酸背痛等。常用选穴包括气海、关元、子宫（经外奇穴）、三阴交等，艾灸这些穴位能够升提固脱，促进子宫复位。

5. 部分热证调理　在中医理论中，有“热因热用”“以热引热”的治法。对于部分热证患者，如热毒内蕴、寒包火等，艾灸可通过特定穴位的选择和艾灸手法的运用，达到清热解毒、引邪外出的目的。但需注意，此类应用需严格遵循中医辨证施治原则，在专业医师指导下进行。

6. 妇科疾病　艾灸在妇科疾病的调理中也有广泛应用，其温热效应能够温经散寒，活血化瘀，对痛经、月经不调、不孕症等妇科疾病有显著效果。

1）痛经：表现为经期或行经前后小腹疼痛、坠胀等。常用选穴包括关元、气海、三阴交、次髎等，艾灸这些穴位能够温经散寒，缓解疼痛。

2）月经不调：包括月经过多、过少、提前或延后等。常用选穴根据具体症状而定，如月经过多者可加灸隐白以止血；月经过少者可加灸血海、归来等穴以活血调经。

7. 内科及脏腑疾病　艾灸在内科及脏腑疾病的调理中同样展现出其独特的疗效。通过刺激相关穴位，可以调动和激发人体自身的抗病能力和修复能力，对多种内科疾病及脏腑功能失调有较好的调理作用。

1）消化系统疾病：如慢性胃炎、胃溃疡、慢性肠炎等，常用选穴包括中脘、天枢、足三里、胃俞、脾俞等。艾灸这些穴位能够调和脾胃功能，促进消化液分泌，改善胃肠道症状。

2）呼吸系统疾病：如慢性支气管炎、支气管哮喘等，常用选穴包括大椎、肺俞、风门、定喘等。艾灸这些穴位能够温肺散寒，止咳平喘，改善呼吸功能。

3）心血管系统疾病：如高血压、冠心病等，虽然艾灸不能直接替代药物治疗，但可以作为辅助调理手段，帮助改善血液循环，降低血压，缓解心绞痛等症状。常用选穴包括内关、神门、心俞、膻中等。

4）泌尿系统疾病：如慢性肾炎、前列腺炎等，常用选穴包括肾俞、膀胱俞、关元、气海等。艾灸这些穴位能够温补肾阳，利尿通淋，改善泌尿系统症状。

5）神经系统疾病：如神经衰弱、失眠、抑郁症等，常用选穴包括百会、四神聪、神门、三阴交等。艾灸这些穴位能够安神定志，调节神经功能，改善精神状态。

8. 亚健康状态　随着现代生活节奏的加快和工作压力的增大，亚健康状态日益普遍。艾灸能够调理身体机能，增强体质，提高免疫力，对亚健康状态有显著调理作用。常用选穴包括足三里、气海、关元、命门、神阙等，这些穴位被誉为人体的“长寿穴”，通过定期艾灸，可以调和气血，平衡阴阳，促进身体自我修复和调节，从而达到预防疾病、延缓衰老的目的。

二、艾灸的适用人群

艾灸作为中医传统疗法的一种，其适用人群广泛，涵盖了不同年龄段和体质状况的人群。以下是艾灸的主要适用人群：

1. 体质虚弱者　艾灸具有促进血液循环、增强机体免疫力的作用，对于体质虚弱者，特别是老年人、体弱多病者以及产后恢复期的女性等，具有很好的保健作用。通过艾灸，可以改善这些人群的身体状况，提高生活质量。

2. 慢性病患者　艾灸对于多种慢性病有缓解和改善作用，如风湿性关节炎、腰椎间盘突出症、颈椎病等。这些疾病往往伴随着疼痛和不适，艾灸可以通过其温热效应和经络调节作用，缓解疼痛，改善患者的症状。

3. 痛经及月经不调者　艾灸对女性的保健作用尤为明显，特别是对于痛经和月经不调等问题有显著疗效。通过艾灸特定穴位，如关元、气海、三阴交等，可以调理气血，温经散寒，从而缓解痛经症状，改善月经不调状况。

4. 工作压力大、身心疲惫者　现代人生活节奏快，工作压力大，容易出现失眠、头痛、焦虑等身心疲惫症状。艾灸可以通过舒缓身心、放松神经的作用，缓解这些症状，提高工作效率和生活质量。艾灸的温热效应可以促进体内气血的流通，帮助人们恢复精力和活力。

5. 呼吸系统疾病患者　艾灸对于呼吸系统疾病也有一定的辅助调理作用，如支气管炎、慢性咳嗽等。通过艾灸特定穴位，如大椎、肺俞等，可以温肺散寒，止咳化痰，缓解呼吸系统疾病的症状。

6. 特定体质人群　根据中医体质分类，不同体质的人群也适合进行艾灸。例如：

（1）寒湿体质：体内湿气重，手脚冰凉、四肢沉重的人群，适合进行艾灸，以排除寒湿，达到温通经络、健脾祛湿的效果。

（2）气虚体质：气血不足，面色苍白、乏力、气短的人群，适合进行补益艾灸，通过艾灸补益脾、肺、肾三脏，增强体质，提高免疫力。

（3）血瘀体质：容易出现瘀血、经血不畅、痛经等症状的人群，适合进行疏通艾灸，通过温灸的方式激活血脉、疏通经络，消除血瘀。

（4）湿热体质：体内湿气和热气较重，口苦、口臭、口干的人群，适合进行清热艾灸，祛除体内湿热，调节气血。

（5）阳虚体质：气血不足、阳气不足，手脚冰凉、腰膝酸软的人群，适合进行温阳艾灸，提高体内阳气，温通经络。

7. 注意事项　虽然艾灸的适用人群广泛，但并非所有人都适合进行艾灸调理。以下人群应谨慎或避免艾灸。

（1）孕妇：艾灸可能对胎儿造成不良影响，孕妇应避免进行艾灸。

（2）高热患者：艾灸具有温热效应，可能加重高热症状，因此高热患者应避免艾灸。

（3）皮肤破损者：艾灸会对皮肤造成一定刺激，皮肤破损者应避免在破损处进行艾灸。

（4）五岁以下儿童：儿童体质较为敏感且皮肤娇嫩，进行艾灸时需要严格掌握适应证和刺激量，因此一般不建议五岁以下儿童进行艾灸。

总之，艾灸作为一种传统的中医疗法，在适宜的人群中具有显著的疗效和保健作用。然而，在进行艾灸调理前，最好咨询专业医师的意见和建议，以确保艾灸的安全和有效。

第四节　艾灸的功效

一、温经散寒

艾灸通过燃烧艾叶产生的温热效应，直接作用于人体穴位或病变部位，能够深入肌层，温通经络，散寒除湿。这一功效在中医理论中占有重要地位，因为寒邪是导致许多疾病的重要因素之一。具体来说，艾灸的温经散寒作用主要体现在以下几个方面。

1. 疏通经络　经络是气血运行的通道，若经络受阻，气血运行不畅，则易导致各种疾病。艾灸的温热效应能够促进气血的流通，使经络得以疏通，从而恢复气血的正常运行。

2. 积蓄阳气　艾叶具有纯阳之性，能够激发人体的阳气。艾灸时，艾叶的温热之力通过穴位渗透至体内，帮助人体积蓄阳气，增强机体的抵抗力。

3. 预防寒气入侵　冬季或寒冷环境下，人体易受寒气侵袭，导致关节疼痛、小腹冰凉、畏寒肢冷等症状。艾灸能够提前温通经络，积蓄阳气，有效预防寒气入侵，保护人体健康。

二、行气通络

艾灸不仅具有温经散寒的作用，还能够行气通络。经络分布于人体全身，内联脏腑，外达体表肌肉、骨骼。艾灸通过对经络穴位的温热刺激，能够调和气血，使气血运行更加顺畅，从而达到调理疾病的目的。具体来说，艾灸的行气通络作用体现在以下几个方面。

1. 调和气血　气血是维持人体生命活动的基本物质。艾灸能够调和气血，使气血运行更加顺畅，从而缓解因气血不畅导致的各种症状，如胸闷、气短、肢体麻木等。

2. 疏通经络　如前所述，艾灸能够疏通经络，使气血得以顺畅运行。这对于缓解因经络不通导致的各种疼痛、肿胀等症状具有显著疗效。

3. 调理外科、伤科疾病　艾灸在外科、伤科疾病的调理中也有广泛应用。例如，对于疮疡疖肿、冻伤、扭伤等疾病，艾灸能够通过其温热效应和行气通络作用，促进局部血液循环，加速炎症消退和组织修复。

三、扶阳固脱

艾灸的扶阳固脱作用是指其能够提升阳气，固摄脏器，防止脏器下垂或脱出的功效。这一作用在中医临床中具有重要意义，特别是对于阳气不足、中气下陷等疾病的调理具有显著疗效。具体来说，艾灸的扶阳固脱作用体现在以下几个方面。

1. 提升阳气　艾叶的温热之力和纯阳之性能够提升人体的阳气，增强机体的抵抗力。艾灸时，艾叶的温热之力通过穴位渗透至体内，帮助人体提升阳气，使机体更加健康。

2. 固摄脏器　阳气具有固摄脏器的作用。当人体阳气不足时，脏器容易下垂或脱出。艾灸能够通过其扶阳固脱作用，帮助脏器恢复正常的位置和功能。

3. 回阳救逆　对于因阳气不足导致的虚脱证，如中风脱证、体质特别虚弱等，艾灸能够起到回阳救逆的作用。通过重灸特定穴位，如关元、气海等，能够迅速提升阳气，挽救患者生命。

四、活血化瘀

艾灸的活血化瘀作用是指其能够促进血液循环，加速瘀血消散的功效。这一作用在中医临床中广泛应用于调理因气滞血瘀导致的各种疾病。具体来说，艾灸的活血化瘀作用体现在以下几个方面。

1. 促进血液循环　艾灸的温热效应能够扩张血管，增加血流量，促进血液循环。这对于缓解因气滞血瘀导致的各种疼痛、肿胀等症状具有显著疗效。

2. 加速瘀血消散　瘀血是导致许多疾病的重要因素之一。艾灸能够促进血液循环，加速瘀血的消散和吸收，从而缓解因瘀血导致的各种症状。

3. 调理妇科疾病　妇科疾病中常见气滞血瘀的病理机制。艾灸能够通过其活血化瘀作用，调理痛经、月经不调、闭经等妇科疾病。

五、艾灸的防病保健作用

艾灸作为中医传统疗法的重要组成部分，其防病保健作用不可忽视。通过定期艾灸特定穴位，可以有效调节人体生理机能，增强免疫力，预防疾病的发生。以下是艾灸防病保健作用的详细阐述。

1. 提升正气，增强免疫力　艾灸能够激发人体的正气，即提升机体的免疫力。正气是中医理论中的重要概念，指人体的抗病能力和自我修复能力。艾灸时，艾叶的温热之力通过穴位渗透至体内，促进气血的流通和脏腑功能的协调，从而增强机体的正气。正气充足，则能够有效抵御外邪的侵袭，预防感冒、支气管炎等呼吸系统疾病的发生。

2. 调节内分泌，平衡激素水平　艾灸还具有调节内分泌的作用。内分泌系统是人体内的重要调节系统，负责分泌各种激素以维持机体的生理平衡。艾灸能够刺激特定穴位，如关元、气海等，促进激素的分泌和代谢，使激素水平保持平衡。这对于缓解因内分泌失调导致的月经不调、失眠等症状具有显著疗效。同时，平衡的激素水平也有助于提高人体的免疫力，预防疾病的发生。

3. 促进新陈代谢，加速废物排出　艾灸的温热效应能够促进人体的新陈代谢，加速体内废物的排出和毒素的清除。新陈代谢是人体内物质和能量交换的过程，对于维持人体的正常生理功能具有重要意义。艾灸时，艾叶的温热之力能够扩张血管，增加血流量，促进新陈代谢的加速。这有助于将体内的废物和毒素及时排出体外，保持机体的健康状态。

4. 舒缓神经，改善睡眠质量　艾灸还具有舒缓神经的作用。现代生活中，人们常常面临各种压力和挑战，容易导致神经紧张和焦虑。艾灸时，艾叶的香气和温热效应能够舒缓神经，使人放松身心，从而改善睡眠质量。良好的睡眠是保持身体健康的重要因素之一，充足的睡眠有助于恢复体力和精力，提高人体的免疫力。

5. 预防慢性疾病，延缓衰老　艾灸对于预防慢性疾病和延缓衰老也具有积极作用。慢性疾病如高血压、糖尿病等的发生与多种因素有关，包括不良的生活习惯、环境污染等。艾灸通过调节人体的生理机能和免疫力，有助于预防这些慢性疾病的发生。同时，艾灸还能够促进人体的新陈代谢和血液循环，加速体内废物的排出和毒素的清除，有助于保持皮肤的弹性和光泽，延缓衰老过程。

总之，艾灸作为一种中医传统疗法，其防病保健作用广泛而深远。通过定期艾灸特定穴位，可以有效提升人体的免疫力、调节内分泌、促进新陈代谢等，从而预防疾病的发生和延缓衰老过程。但在进行艾灸时也需要注意选择合适的穴位、掌握适当的温度和时间、注意个体差异和避免禁忌证等问题。

（黄嘉慧　姚中进）

本章练习

一、单选题

1. 隔姜灸中，姜片的主要作用是(　　)
   A. 清热解毒　　B. 温中散寒
   C. 活血化瘀　　D. 消肿止痛
   E. 祛风除湿
2. 在进行隔姜灸时，姜片通常需要切成多厚的厚度(　　)
   A. 1~2mm　　B. 2~5mm
   C. 6~8mm　　D. 9~11mm
   E. 12mm 以上
3. 隔姜灸最适宜用于哪种体质或症状的调理(　　)
   A. 阴虚火旺　　B. 脾胃虚寒
   C. 湿热内蕴　　D. 气血两虚
   E. 风寒感冒
4. 关于隔姜灸的禁忌，以下哪项描述是正确的(　　)
   A. 孕妇下腹部可用　　B. 糖尿病患者皮肤破损处可用
   C. 高热患者慎用　　D. 面部可随意施灸
   E. 无特殊禁忌
5. 隔姜灸的机理主要是通过什么实现的(　　)
   A. 姜片的直接药理作用　　B. 艾火与姜片共同作用产生的温热效应
   C. 艾草的挥发性成分　　D. 姜片中的姜辣素
   E. 艾火直接作用于皮肤
6. 隔蒜灸常用于改善哪种类型的皮肤疾病(　　)
   A. 湿疹　　B. 痤疮
   C. 痈疽未溃　　D. 荨麻疹
   E. 银屑病
7. 在进行隔蒜灸时，蒜片通常需要捣烂至何种程度(　　)
   A. 保持完整　　B. 轻微捣碎
   C. 中等捣碎，保留一定汁液　　D. 完全捣成泥状
   E. 无须捣碎，直接切片
8. 隔蒜灸的解毒作用主要体现在哪些方面(　　)

A. 清热解毒　　B. 解毒消肿
C. 排毒养颜　　D. 解毒杀虫
E. 以上都是

9. 哪类人群不宜进行隔蒜灸(　　)
A. 皮肤病患者　　B. 体质虚弱者
C. 过敏体质且对蒜过敏者　　D. 风寒感冒患者
E. 脾胃虚寒者

10. 隔蒜灸的温通作用主要是通过什么机制实现的(　　)
A. 蒜的辛辣味　　B. 蒜的抗菌性
C. 蒜与艾火的共同作用　　D. 艾火的直接温热效应
E. 蒜的挥发性成分

11. 隔附子饼灸中，附子主要起什么作用(　　)
A. 清热解毒　　B. 温阳散寒
C. 活血化瘀　　D. 消肿止痛
E. 祛风除湿

12. 附子饼的制作过程中，附子通常需要经过哪一步处理以减少毒性(　　)
A. 直接切片　　B. 煮沸后切片
C. 炒制后切片　　D. 晒干后切片
E. 无须处理直接切片

13. 隔附子饼灸最适合用于调理哪种类型的疾病(　　)
A. 阴虚火旺　　B. 脾胃湿热
C. 阳虚寒证　　D. 血瘀阻络
E. 气血两虚

14. 关于隔附子饼灸的注意事项，以下哪项描述是错误的(　　)
A. 注意控制艾火温度，避免烫伤　　B. 附子饼应适量涂抹凡士林以增加黏附性
C. 孕妇禁用　　D. 高热患者慎用
E. 可用于面部皮肤

15. 隔附子饼灸的温热效应主要依赖于什么因素(　　)
A. 附子饼的厚度　　B. 艾绒的质量
C. 燃烧时间的长短　　D. 附子饼与皮肤的距离
E. 以上都是

16. 灸盒灸主要用于调理哪些部位的疾病(　　)
A. 面部　　B. 手足末端
C. 身体较大面积部位　　D. 头部
E. 特定穴位

17. 灸盒灸的主要优点是什么(　　)
A. 操作复杂，需要专业人员　　B. 烟雾大，影响环境
C. 温度可调节，使用方便　　D. 适用范围小，仅限于特定穴位
E. 效果不明显，需长时间使用

18. 灸盒灸过程中，如何确保安全并避免烫伤（　　）
A. 将灸盒直接置于皮肤上
B. 随时调整灸盒与皮肤的距离
C. 无须关注，让其自行燃烧
D. 使用高浓度酒精加速燃烧
E. 将灸盒放在密闭容器中

19. 以下哪种情况不适合使用灸盒灸（　　）
A. 腰肌劳损
B. 风湿性关节炎
C. 皮肤破损处
D. 肩周炎
E. 宫寒痛经

20. 灸盒灸的温热效应主要通过什么传递到人体（　　）
A. 艾草的挥发性成分
B. 艾火的直接辐射
C. 灸盒的金属材质
D. 艾绒燃烧产生的热量
E. 艾草的机械压力

21. 灸筒灸主要适用于哪些场景（　　）
A. 家庭日常保健
B. 医院手术室
C. 野外急救
D. 精密仪器操作间
E. 婴幼儿护理

22. 灸筒灸与艾条灸的主要区别在于什么（　　）
A. 使用的艾草种类不同
B. 燃烧方式不同
C. 施灸工具的形状和结构
D. 艾灸效果差异显著
E. 适用人群不同

23. 进行灸筒灸时，如何确保热量均匀分布（　　）
A. 不断晃动灸筒
B. 使用特制的散热片
C. 保持灸筒静止不动
D. 调整灸筒与皮肤的角度
E. 增加艾绒的用量

24. 以下哪种情况可能导致灸筒灸效果不佳（　　）
A. 灸筒质量差，燃烧不充分
B. 施灸时间过长
C. 灸筒距离皮肤过近
D. 施灸环境通风良好
E. 使用优质艾绒

25. 灸筒灸的温热效应对哪种类型的疾病有显著疗效（　　）
A. 急性炎症
B. 恶性肿瘤
C. 虚寒性疾病
D. 高热惊厥
E. 过敏性皮肤病

26. 灸架的主要作用是什么（　　）
A. 固定艾条位置，便于施灸
B. 增加艾条的燃烧效率
C. 过滤艾烟，减少刺激
D. 监测艾条燃烧状态
E. 美化施灸环境

27. 在进行灸架灸时，如何避免艾条脱落（　　）
A. 使用黏性强的胶带固定艾条
B. 选择质量好的灸架和艾条
C. 将艾条插入灸架后用力拧紧
D. 使用重物压住灸架

E. 无须特别处理，自然放置

28. 灸架最适合用于哪些疾病(　　)

A. 急性感染
B. 恶性肿瘤
C. 慢性疾病及亚健康调理
D. 外伤出血
E. 精神类疾病

29. 艾灸对于下列哪种病症的改善最为适宜(　　)

A. 高热神昏
B. 风寒感冒
C. 急性湿疹
D. 皮肤溃疡
E. 急性胃肠炎

30. 下列哪项是艾灸在妇科疾病中常用于改善的症状(　　)

A. 急性盆腔炎
B. 经期出血量过多
C. 宫寒不孕
D. 子宫内膜异位症急性发作
E. 阴道炎急性发作

31. 艾灸对于缓解哪种类型的疼痛最为有效(　　)

A. 急性扭伤疼痛
B. 风湿性关节炎疼痛
C. 恶性肿瘤引起的疼痛
D. 皮肤灼伤疼痛
E. 神经性疼痛

32. 艾灸在消化系统疾病中，常用于改善哪种情况(　　)

A. 急性胃出血
B. 胃溃疡穿孔
C. 胃寒胃痛
D. 急性胰腺炎
E. 急性肠梗阻

33. 艾灸在呼吸系统疾病中，对哪种病症的改善有显著效果(　　)

A. 急性肺炎
B. 支气管哮喘缓解期
C. 肺结核活动期
D. 肺癌晚期
E. 急性咽喉炎

34. 艾灸对于哪种体质的人群调理效果最佳(　　)

A. 阴虚火旺
B. 阳虚体寒
C. 湿热内蕴
D. 痰湿阻滞
E. 气滞血瘀

35. 艾灸在调理哪种疾病时，可起到温阳补肾的作用(　　)

A. 肾盂肾炎
B. 肾阳虚型阳痿
C. 肾结石
D. 肾癌
E. 急性肾衰竭

36. 下列哪种情况最适合使用艾灸进行辅助调理(　　)

A. 孕妇胎位不正
B. 婴儿高烧
C. 糖尿病患者足部溃疡
D. 癫痫持续状态
E. 严重心脏病患者

37. 艾灸在改善中风后遗症时，主要侧重于哪方面的改善(　　)

A. 迅速恢复意识
B. 清除脑部血栓

C. 缓解肢体麻木、无力
D. 消除语言障碍
E. 立即降低血压

38. 艾灸对于哪种类型的关节炎有较好的改善效果（　　）
A. 急性化脓性关节炎
B. 风湿性关节炎
C. 关节结核
D. 痛风性关节炎急性发作
E. 骨折后关节炎

39. 艾灸在调理失眠时，主要针对哪种类型的失眠有效（　　）
A. 焦虑症伴发的失眠
B. 躁狂症伴发的失眠
C. 心脾两虚型失眠
D. 精神分裂症伴发的失眠
E. 甲状腺功能亢进引起的失眠

40. 艾灸在调理妇科疾病时，常用来调理哪种情况引起的月经不调（　　）
A. 子宫肌瘤引起的月经量过多
B. 子宫内膜癌引起的绝经后出血
C. 卵巢早衰引起的闭经
D. 寒凝血瘀型月经不调
E. 血液系统疾病引起的阴道出血

二、判断题

1. 隔姜灸是通过将姜片放在穴位上，再施以艾灸，以达到温中散寒、通络止痛的效果。（　　）
2. 姜片在隔姜灸中无须特殊处理，直接切片即可使用。（　　）
3. 隔姜灸适用于所有体质和症状，无特殊禁忌。（　　）
4. 隔姜灸的主要作用机制是艾火的温热效应，与姜片无关。（　　）
5. 进行隔姜灸时，姜片越厚越好，可以延长艾灸时间。（　　）
6. 隔蒜灸主要用于改善皮肤感染性疾病，如痈疽初起未溃。（　　）
7. 在进行隔蒜灸时，蒜片应捣烂至泥状，以充分发挥其调理作用。（　　）
8. 隔蒜灸的解毒作用仅依赖于蒜的抗菌性，与艾灸无关。（　　）
9. 由于蒜的刺激性较大，隔蒜灸不适合用于面部等敏感区域。（　　）
10. 面部皮肤较薄且敏感，应避免使用可能引起刺激的治疗方法。（　　）
11. 隔蒜灸适用于所有体质和年龄段的人群，无须特殊注意。（　　）
12. 隔附子饼灸是利用附子的温阳散寒作用，结合艾灸的温热效应进行调理。（　　）
13. 附子饼在制作过程中需要生附子直接切片使用。（　　）
14. 隔附子饼灸最适合用于改善阳虚寒证，如虚寒性腹痛、关节痛等。（　　）
15. 进行隔附子饼灸时，附子饼越厚越好，可以更好地发挥附子的药效。（　　）
16. 隔附子饼灸无特殊禁忌，任何人群均可使用。（　　）
17. 灸盒灸主要用于身体较大面积部位，如腰背部、腹部等。（　　）
18. 灸盒灸的优点在于温度可调节，使用方便，且烟雾相对较少。（　　）
19. 使用灸盒灸时，应将灸盒直接置于皮肤上以确保疗效。（　　）
20. 灸盒灸不适用于家庭日常保健，应在专业医疗机构进行。（　　）
21. 灸盒灸操作简单，适合家庭日常保健使用。（　　）
22. 灸筒是一种便携式艾灸工具，适用于家庭日常保健和外出使用。（　　）

23. 灸筒灸与艾条灸的主要区别在于艾条是手持燃烧，而灸筒则是将艾条放入筒内燃烧。 (　　)

24. 灸筒灸时，灸筒应始终保持静止不动以确保热力均匀分布。 (　　)

25. 灸筒灸的烟雾较大，不适合在室内环境进行。 (　　)

26. 灸架是一种用于固定艾条，实现悬起灸的工具，便于控制艾条与皮肤的距离。 (　　)

27. 灸架灸适用于所有需要艾灸的穴位和部位，无特殊限制。 (　　)

28. 灸架灸相比手持艾灸，可以更有效地避免烫伤风险。 (　　)

29. 灸架灸时，艾条燃烧产生的烟雾和热量可以完全通过灸架传递至人体。 (　　)

30. 灸架灸的效果完全取决于灸架的设计和质量，与艾条的品质无关。 (　　)

31. 艾灸适用于所有类型的感冒，包括风热感冒和风寒感冒。 (　　)

32. 艾灸可以用于调理急性胃肠炎引起的腹泻。 (　　)

33. 艾灸在改善中风后遗症时，对改善患者肢体功能有显著效果。 (　　)

34. 艾灸是孕妇禁用的疗法，因为它可能对胎儿造成不良影响。 (　　)

35. 艾灸可用于缓解颈椎病引起的颈部疼痛和僵硬。 (　　)

36. 艾灸对改善所有类型的关节炎都有效，无须区分病因。 (　　)

37. 艾灸在妇科中主要用于调理月经不调，对其他妇科疾病无效。 (　　)

38. 艾灸可用于高热神昏患者，帮助降低体温。 (　　)

39. 艾灸具有温经散寒、通络止痛的功效，适用于寒凝血瘀型痛经。 (　　)

40. 艾灸在操作过程中，可以随意延长艾灸时间以获得更佳效果。 (　　)

三、问答题

1. 简述艾灸在改善慢性疼痛方面的适应证及其原理。
2. 列举艾灸在中医妇科中的几个常见适应证，并简述其作用机理。
3. 请简述隔物灸的定义、特点及常用的隔物材料。

第九章
保健艾灸师初级工(五级)技能

【学习目标】

1. 通过学习熟练掌握各种温灸器灸的操作流程和要点、艾灸的禁忌证；熟悉各种灸法需要准备的灸材灸具等用品；了解灸前环境的准备及灸后环境的整理。
2. 能与顾客有效沟通，学会运用各种灸具准确进行温灸操作，并能熟练处理各种艾灸异常情况。
3. 具有平和、细致而耐心的工作态度，提高艾灸的功效和顾客的满意度。

艾灸作为一种传统的中医疗法，在中国有着悠久的历史和深厚的文化底蕴。它以其独特的治疗效果和保健作用，深受广大民众的喜爱。本章节旨在为保健艾灸师初级工(五级)提供全面、系统的技能培训，帮助学员掌握艾灸的基本知识和操作技能，为顾客提供优质的艾灸服务。

第一节 灸前管理

为了更好地为顾客提供专业、优质的艾灸服务，我们需要深入了解灸前管理的各个环节。从顾客接待服务的每一个细节，到准确推荐适合的艾灸项目，再到坚守职业道德的基本要求，每一个步骤都至关重要。只有将这些环节做到极致，才能让顾客在享受艾灸服务的过程中，感受到真正的关怀与呵护，从而建立起对艾灸疗法的信任和认可。

一、顾客接待服务

(一)顾客接待流程及规范

1. 迎接顾客　当顾客来到艾灸馆时，保健艾灸师应立即起身，面带微笑，用热情的语气向顾客问好，如“您好，欢迎光临！”并主动上前迎接，引导顾客至休息区就座。

2. 提供饮品　询问顾客是否需要饮品，如茶水、果汁等，并及时为顾客送上。在提供饮品时，要注意使用干净的杯子和托盘，动作轻缓，避免洒落。

3. 登记信息　与顾客进行沟通，记录顾客的健康状况、需求和期望。可以通过询问顾客的症状、病史、过敏史等方面的问题，来初步判断顾客是否适合进行艾灸，并确定顾客的具体需求。如果顾客是首次到店，还需要为顾客填写基本信息表，包括姓名、年龄、性别、联系方式、健康状况等，为后续的服务提供依据。顾客信息登记表见表 9-1。

表 9-1　顾客信息登记表

《顾客信息登记表》

一、基本信息

顾客姓名：______　性别：______　年龄：______

联系电话：______　电子邮箱：______　职业：______

二、健康状况

1. 过往病史：

①重大疾病史（请注明疾病名称、发病时间及治疗情况）：______

②慢性疾病史（请注明疾病名称、发病时间及目前控制情况）：______

2. 过敏史：

①药物过敏（请注明过敏药物名称）：______

②食物过敏（请注明过敏食物名称）：______

③其他过敏（请注明过敏物质及过敏反应）：______

3. 近期身体不适症状：

①请详细描述（如头痛、失眠、肩颈酸痛等）：______

②症状持续时间：______

4. 女性顾客特殊情况

①是否处于孕期或哺乳期：______

②生理期情况（请注明日期及是否有异常）：______

三、生活习惯

1. 饮食偏好：

①素食 / 荤食 / 无特殊偏好：______

②偏好的食物类型（如辛辣、甜食等）：______

2. 运动习惯：

①经常运动 / 偶尔运动 / 不运动：______

②主要运动方式：______

3. 睡眠情况：

①睡眠时间（平均每天小时数）：______

②是否有失眠、多梦等问题：______

4. 工作性质及强度：

①工作类型（如办公室文员、体力劳动者等）：______

②工作强度（轻松、中等、高强度）：______

四、艾灸需求

1. 期望通过艾灸改善的问题：______

2. 对艾灸的了解程度：

①非常了解 / 了解一些 / 不了解：______

②了解途径（如朋友介绍、网络、书籍等）：______

3. 是否有特定的艾灸项目偏好：______

五、其他信息

1. 是否有家族遗传病史：______

2. 对本次艾灸服务的期望和要求：______

3. 备注：______

顾客签名：______

登记日期：______

4. 介绍艾灸　向顾客介绍艾灸的基本原理、功效和注意事项。可以使用通俗易懂的语言，结合图片、视频等资料，让顾客更加直观地了解艾灸。同时，要解答顾客的疑问，消除顾客的顾虑。

5. 制定方案　根据顾客的需求和身体状况，制定个性化的艾灸方案。方案应包括艾灸的穴位、时间、次数等内容，并向顾客详细介绍方案的具体内容和预期效果。

6. 引导体验　如果顾客同意进行艾灸，可以引导顾客至艾灸室，为顾客准备好艾灸所需的物品，并向顾客介绍艾灸室的环境和设施。在顾客进行艾灸的过程中，要随时观察顾客的反应，及时调整艾灸的强度和时间。

（二）顾客沟通礼仪和话术

1. 沟通礼仪

（1）仪表端庄：保健艾灸师应穿着整洁、得体的工作服，保持良好的个人形象。头发要梳理整齐，面部要保持清洁，不得佩戴过多的首饰。

（2）语言文明：使用文明用语，避免使用粗俗、不礼貌的语言。说话时要语气平和、语速适中，不得大声喧哗或争吵。

（3）耐心倾听：认真倾听顾客的需求和意见，不得打断顾客讲话。在倾听的过程中，可适当地给予回应，如点头、微笑等，让顾客感受到被尊重和关注。

（4）表达清晰：在与顾客沟通时，表达要清晰、准确，避免使用模糊、含糊不清的语言。可以使用简单明了的句子，让顾客容易理解。

（5）尊重隐私：尊重顾客的隐私，不得泄露顾客的个人信息和病情。在与顾客沟通时，要注意保护顾客的隐私，避免让其他顾客听到。

2. 沟通话术

（1）问候语："您好，欢迎光临！请问有什么可以帮您？"

（2）了解需求："请问您是哪里不舒服呢？有没有什么病史或过敏史？"

（3）介绍艾灸："艾灸是一种传统的中医疗法，通过燃烧艾草产生的热量和气味，刺激人体的穴位，起到温通经络、祛湿散寒、调理气血等作用。艾灸对很多疾病都有很好的调理效果，比如颈椎病、腰椎间盘突出、关节炎、失眠、痛经等。您有没有听说过艾灸呢？"

（4）推荐项目："根据您的情况，我建议您可以尝试一下我们的××艾灸项目。这个项目具有××特点和优势，采用××艾灸方法，可以有效地缓解您的症状，提高您的身体免疫力。您觉得怎么样呢？"

（5）解答疑问："您有什么疑问都可以随时问我。比如，您可能会担心艾灸会不会烫伤皮肤？其实，只要我们操作得当，是不会烫伤皮肤的。我们会根据您的耐受程度，调整艾灸的距离和时间，确保您的安全和舒适。还有其他问题吗？"

（6）确认方案："好的，那我们就按照这个方案进行艾灸。在艾灸的过程中，如果您有任何不舒服的地方，一定要及时告诉我，我会及时调整。您还有什么需要注意的地方吗？"

（7）送别语："感谢您的光临！希望您下次再来！如果您有任何问题或建议，可以随时联系我们。"

（三）艾灸项目推荐的内容与要求

1. 艾灸项目推荐内容

（1）项目名称简介：介绍艾灸项目的名称、主要特点及收费标准，让顾客对项目有一个初步的了解。

（2）艾灸适用人群：说明艾灸项目适合哪些人群，如寒性体质、阳虚体质、寒湿体质等人群，以及不适合哪些人群，如热性体质、阴虚体质、孕妇等人群。

（3）艾灸功效作用：详细介绍艾灸项目的功效和作用，如温通经络、祛湿散寒、消肿散结、回阳救逆等。可以结合具体的案例和顾客的反馈，让顾客更加直观地了解项目的效果。

（4）艾灸操作流程：介绍艾灸项目的操作流程，包括艾灸的穴位、时间、次数等内容。可以使用图片、视频等资料，让顾客更加清楚地了解操作过程。

（5）艾灸注意事项：说明艾灸项目的注意事项，如艾灸前要注意饮食、避免过度劳累等；艾灸后要注意保暖、避免吹风等。同时，也要提醒顾客如果出现不适症状，应及时停止艾灸，并告知保健艾灸师。

2. 艾灸项目推荐要求

（1）针对性强：根据顾客的需求和身体状况，推荐适合的艾灸项目。不得盲目推荐，以免影响顾客的健康和体验。

（2）专业性高：推荐的内容要准确、专业，不得夸大其词或误导顾客。要结合中医理论和临床经验，为顾客提供科学、合理的建议。

（3）语言简洁：推荐的内容要简洁明了，避免使用过于复杂的语言和专业术语。要用通俗易懂的语言，让顾客容易理解和接受。

（4）个性化服务：根据顾客的需求和喜好，提供个性化的服务。可以为顾客定制专属的艾灸方案，满足顾客的特殊需求。

（四）常见艾灸方法的特点和优势

1. 悬起灸

（1）特点：悬起灸是将艾条悬于穴位上方进行施灸的一种方法。施灸时，艾条与皮肤之间保持一定的距离，通过温热刺激穴位，调节人体的气血运行。悬起灸可以分为温和灸、回旋灸和雀啄灸三种方式，不同的方式适用于不同的穴位和病症。

（2）优势：悬起灸操作简单，安全方便，适合各种人群。悬起灸可以根据顾客的需求和身体状况，调整施灸的距离和时间，起到个性化的保健效果。悬起灸还可以与其他艾灸方法结合使用，增强保健效果。

2. 隔物灸

（1）特点：隔物灸是将姜片、蒜片、盐或附子饼等材料放在穴位上，再用艾炷进行施灸的一种方法。隔物材料与艾绒的温热作用相结合，发挥药物的特殊功效，可增强保健效果。不同的隔物材料针对不同的病症，具有较强的针对性，如隔姜灸可散寒除湿，隔蒜灸可清热解毒等。

（2）优势：隔物材料的药性与艾灸的温热刺激相互协同，能够更好地发挥保健作用，对于一些疑难病症有较好的疗效。同时由于隔物的存在，减少了艾绒直接接触皮肤的机会，降低了烫伤的风险，更加安全可靠。

3. 温灸器灸

（1）特点：温灸器灸是一种借助温灸器进行艾灸的方法。通过温灸器的设计，能够有效调节艾绒燃烧的速度和温度，既避免了温度过高可能导致的皮肤烫伤，又确保了温度不会过低而影响艾灸的效果。同时，操作极为便捷，无须复杂的技术要求。它还具有安全可靠的特性，相比传统手持艾条施灸，大大降低了烫伤等意外风险。

（2）优势：温灸器灸能够持续稳定地提供温热刺激，使艾绒的药效充分渗透到皮肤和经络中，显著增强艾灸的保健效果。它为人们带来舒适的体验，温灸器的人体工程学设计，使其在使用过程中不会对日常活动造成过多干扰，让顾客在施灸的同时进行其他活动。

（五）职业道德的基本要求

1. 爱岗敬业　热爱自己的职业，认真履行自己的职责。要以高度的责任感和敬业精神，为顾客提供优质的艾灸服务。不得敷衍了事、推诿责任。

2. 诚实守信　诚实守信，遵守职业道德规范。不得欺骗顾客、夸大其词、虚假宣传。要实事求是地介绍艾灸的功效和作用，为顾客提供真实、准确的信息。

3. 尊重顾客　尊重顾客的人格和权利，不得歧视、侮辱顾客。要认真倾听顾客的需求和意见，为顾客提供个性化的服务。不得泄露顾客的个人信息和病情。

4. 保护隐私　保护顾客的隐私，不得泄露顾客的个人信息和病情。在与顾客沟通时，要注意保护顾客的隐私，避免让其他顾客听到。同时，也要妥善保管顾客的病历和资料，不得随意丢弃或泄露。

5. 不断学习　不断学习，提高自己的专业水平和综合素质。要积极参加各种培训和学习活动，掌握最新的艾灸知识和技术，为顾客提供更加优质的服务。不得满足于现状，停滞不前。

二、顾客身体评估

艾灸前主要采用观察和询问的方法对顾客进行身体评估。

（一）观察

艾灸前对顾客身体进行观察评估，可以从以下几个方面入手。

1. 整体形态和姿势　观察顾客的站姿、坐姿或卧姿是否端正，有无异常的弯曲、倾斜或扭曲；注意身体的对称性，比如双肩、双髋、双腿的高度和位置是否一致。

2. 面色　面色红润通常表示气血充足；面色苍白可能提示气血不足或阳虚；面色发黄可能与脾胃虚弱、气血亏虚有关；面色发青可能是气血瘀滞或寒证；面色发黑可能提示肾虚或血瘀。

3. 神态　观察顾客的精神状态，是否有神、疲倦、烦躁或焦虑等。

4. 皮肤　查看皮肤的色泽，是否有光泽或暗沉；检查皮肤的温度，局部或整体是否过热、过凉；留意皮肤是否有皮疹、斑点、瘀斑、肿胀、溃疡等异常。

5. 舌象　让顾客伸出舌头，观察舌质的颜色（淡红、淡白、红、绛、紫等）、形态（胖大、瘦小、齿痕等）；查看舌苔的颜色（白、黄、灰、黑等）、厚薄、润燥及分布情况。

6. 双目　观察眼睛的神采，是否明亮、清澈；注意眼周的肤色、眼袋、黑眼圈等情况。

7. 头发　头发的疏密、色泽、质地可反映身体的状况。头发乌黑浓密有光泽，通常表示肾气充足；头发干枯、稀疏、易脱落可能与气血不足、肝肾亏虚有关。

通过以上观察，可以对顾客的身体状况有一个初步的了解，为艾灸的穴位选择和艾灸方案提供一定的参考。

（二）询问

艾灸前对顾客进行身体评估的询问，可从以下几个方面展开。

1. 基本信息　询问顾客姓名、年龄、性别、职业等，这些因素可能会影响身体状况和对艾灸的反应。

2. 主诉　了解顾客寻求艾灸服务的主要原因和症状，例如疼痛的部位、性质（刺痛、胀痛、酸痛等）、发作频率、加重或缓解因素；睡眠问题（入睡困难、多梦、易醒等）；消化问题（食欲不振、胃胀、腹泻、便秘等）。

3. 既往病史　询问是否有慢性疾病，如高血压、糖尿病、心脏病、关节炎等，以及疾病的控制情况和用药情况。

4. 手术史　了解是否做过手术，手术的时间、类型和恢复情况。

5. 过敏史　询问是否对药物、食物、艾灸材料等有过敏反应。

6. 生活习惯　①睡眠情况：每天的睡眠时间、睡眠质量；②饮食偏好：是否偏好生冷、辛辣、油腻食物，饮食是否规律；③运动习惯：运动的频率、强度和类型；④吸烟、饮酒情况：吸烟量、饮酒频率和饮酒量。

7. 女性相关　对于女性顾客，询问月经情况，包括月经周期、经期长短，经量多少、颜色，有无痛经等；是否处于孕期、哺乳期等。

8. 情志状况　了解近期的情绪状态，如是否容易紧张、焦虑、抑郁、易怒等。

9. 家族病史　询问家族中是否有遗传疾病或常见疾病。

10. 艾灸相关　之前是否接受过艾灸，效果如何；对艾灸的温度和烟雾的耐受程度。

通过以上详细的询问，可以更全面地了解顾客的身体状况，为艾灸调理提供更准确和安全的依据。

三、艾灸耐受程度及烫伤风险的评估

（一）艾灸耐受程度评估

1. 温度感受　询问顾客在艾灸过程中对热量的感受。可以使用从低到高的等级来描述，如“您觉得目前的温度是微凉、微温、温热、较热还是过热？”观察顾客的表情和反应，看是否有因温度不适而出现皱眉、躲闪等动作。

2. 皮肤反应　查看艾灸部位的皮肤颜色变化。正常情况下，皮肤会微微发红。如果出现明显的红肿、水疱等，可能表示温度过高或顾客耐受度较低；注意顾客是否反映皮肤有灼痛感。

3. 时间耐受　了解顾客能够持续接受艾灸的时间。一般来说，初次艾灸时间不宜过长，随着适应可以逐渐增加；观察在艾灸过程中，顾客是否提前表示希望结束艾灸。

4. 既往艾灸经历 询问顾客之前的艾灸经历，包括所能接受的温度、时间和艾灸后的反应。

5. 个体差异 考虑顾客的年龄、体质、健康状况等因素。例如，老年人、儿童、体质虚弱者可能对温度的耐受度较低。

6. 身体部位 不同的身体部位对艾灸温度的耐受程度可能不同。一般来说，肌肉丰厚的部位，如背部、臀部，耐受度可能较高；而皮肤较薄、神经敏感的部位，如面部、腹部等，耐受度可能相对较低。

综合以上几个方面的评估，可以较为准确地了解顾客对艾灸的耐受程度，从而调整艾灸的温度、时间和距离，以确保艾灸的安全性和有效性。

（二）艾灸烫伤风险的评估

1. 皮肤状况 观察皮肤是否有破损、炎症、皮疹、溃疡等异常情况。皮肤受损或存在病变时，烫伤的风险会增加；检查皮肤的敏感度，某些疾病如糖尿病可能导致皮肤感觉减退，增加烫伤的风险。

2. 艾灸部位 不同部位的皮肤厚度和敏感度不同。例如，关节处、皮肤褶皱处、肢体末端等处皮肤相对较薄且敏感，烫伤风险较高；评估艾灸部位附近是否有大血管、神经分布，靠近这些结构时烫伤风险增大。

3. 艾灸方法和工具 如果使用直接灸（如瘢痕灸），烫伤的风险相对较高；而间接灸（如隔姜灸、隔盐灸）的风险相对较低；艾灸工具的质量和稳定性也会影响烫伤风险。例如，固定不牢的艾灸器具容易移动，导致温度集中在局部。

4. 温度控制 了解艾灸时的温度调节方式和控制能力。如果无法精确调节温度或温度容易突然升高，烫伤风险增加。

5. 操作经验 评估施灸者的操作经验和专业水平。经验不足可能导致操作不当，增加烫伤的可能性。

6. 顾客自身因素 ①年龄：老年人和儿童对温度的感知和反应能力相对较弱，烫伤风险较高；②意识状态：神志不清或无法清晰表达感受的顾客，难以及时反馈不适，增加烫伤风险；③疾病因素：患有神经系统疾病、血液循环障碍疾病等可能影响顾客对温度的感知和血液供应，从而增加烫伤风险。

7. 环境因素 施灸环境的温度、湿度和通风情况。高温、潮湿或通风不良的环境可能影响艾灸的散热，增加烫伤风险。

8. 艾灸时间 过长时间的艾灸可能导致皮肤温度过高，增加烫伤的风险。

综合以上因素进行评估，可以有效地识别艾灸烫伤的潜在风险，并采取相应的预防措施，以确保艾灸的安全性。

四、艾灸的禁忌证

1. 实热和阴虚者 艾灸具有温热作用，对于实热证和阴虚发热者，如高热、烦躁、口渴、便秘、舌红苔黄等症状，不宜进行艾灸，以免加重病情。

2. 孕妇 孕妇的腹部和腰骶部不宜进行艾灸，以免引起流产或早产。孕妇在进行艾灸前，应咨询医师的意见。

3. 皮肤破损者　皮肤有破损、溃疡、炎症等情况，不宜进行艾灸，以免引起感染或加重病情。

4. 过度疲劳、饥饿、醉酒者　过度疲劳、饥饿、醉酒者身体虚弱，不宜进行艾灸，以免引起晕厥或其他不适症状。

5. 严重心脏病、高血压患者　严重心脏病、高血压患者在进行艾灸时，应谨慎操作，避免引起心悸、头晕等不适症状。如果患者病情不稳定，应在医师的指导下进行艾灸。

五、灸室环境准备

（一）灸室环境标准

1. 温度适宜　灸室的温度应保持在24~26℃之间，避免过高或过低的温度对顾客的身体造成不适。可以使用空调、暖气等设备调节室内温度。

2. 湿度适中　灸室的湿度应保持在40%~60%之间，避免过于干燥或潮湿的环境对顾客的呼吸道和皮肤造成不良影响。可以使用加湿器、除湿器等设备调节室内湿度。

3. 通风良好　灸室应保持良好的通风，避免艾灸产生的烟雾和异味对顾客的身体造成不适。可以安装通风设备，如排风扇、新风系统等，保持室内空气清新。

4. 安静舒适　灸室应保持安静舒适的环境，避免噪声和干扰对顾客的身心造成不良影响。可以使用隔音材料、窗帘等设备降低噪声，营造舒适的氛围。

（二）灸室物品准备要点

1. 艾灸床或椅子　根据顾客的需求和人数，准备足够数量的艾灸床或椅子，确保顾客能够舒适地进行艾灸。艾灸床或椅子应选择舒适、稳定、安全的产品，避免在使用过程中出现晃动或倒塌等情况。

2. 艾灸用品　准备充足的艾灸用品，如艾条、艾炷、灸盒、灸架等。艾灸用品应选择质量好、纯度高、无杂质的产品，确保艾灸的效果和安全性。

3. 消毒用品　准备充足的消毒用品，如酒精、碘伏、棉球、纱布等。在进行艾灸前，应对艾灸用品和顾客的皮肤进行消毒，避免感染。

4. 辅助用品　准备一些辅助用品，如一次性床单、毛巾、纸巾、枕头、脚枕、热水等。辅助用品可以为顾客提供更好的服务体验，同时也可以在需要时为顾客提供帮助。

（三）排烟设备的使用与操作规范

1. 安装排烟设备　灸室安装排烟设备，如排风扇、排烟管道等，确保艾灸产生的烟雾能够及时排出室外。排烟设备的安装应符合相关的安全标准和规范，避免出现安全隐患。

2. 开启排烟设备　在进行艾灸前，应提前开启排烟设备，确保室内空气流通。排烟设备的开启时间应根据艾灸的时间和人数进行调整，避免烟雾积聚在室内。

3. 定期清理排烟设备　定期清理排烟设备，如排风扇、排烟管道等，确保排烟设备的正常运行。清理排烟设备时，应使用专业的清洁工具和方法，避免损坏排烟设备。

六、灸材和灸具准备

（一）艾灸物品准备

艾灸的物品准备包括灸材、灸具、点火用具及辅助用品。灸材包括艾绒及艾条，灸具包括灸盒、灸架及灸筒等，点火用具可以选择打火机、火柴、线香、点火器或酒精灯等，辅助用品有姜、蒜、附子饼、盐、治疗盘、镊子、剪刀、防火垫、艾炷器、纸巾、纱布、灭火管等。

（二）各种灸材和灸具的特点、作用及使用方法

1. 艾绒

（1）特点：①质地柔软。由艾叶经过粉碎、筛选等工艺制成，手感细腻柔软。②颜色土黄。优质艾绒颜色通常为土黄色，无杂质。③易燃烧：具有良好的可燃性，燃烧时产生的热量较为温和。

（2）作用：①温通经络。通过燃烧释放的热量，刺激穴位，促进经络气血的运行。②散寒除湿。对于寒湿体质的人，可帮助驱散体内的寒湿邪气。③扶阳固脱。提升人体阳气，对阳气虚弱的人有一定的补益作用。④消瘀散结。促进气血流通，有助于消散瘀血和结块。

（3）使用方法：①直接灸。将艾绒搓成小圆锥状，直接放在穴位上点燃施灸，但这种方法对皮肤刺激较大，需谨慎使用。②间接灸。又称隔物灸，在艾绒与皮肤之间放置姜片、蒜片、盐等间隔物进行艾灸，可减轻对皮肤的刺激。

2. 艾条

（1）特点：①便携性。呈长条状，便于携带和使用。②燃烧稳定。经过加工制作，燃烧较为均匀稳定。③多种规格。有不同直径和长度的艾条，可满足不同的施灸需求。

（2）作用：与艾绒相似，具有温通经络、散寒除湿、扶阳固脱、消瘀散结等作用。

（3）使用方法：①悬起灸。即手持艾条，将其悬在穴位上方一定距离处施灸，可分为温和灸、回旋灸和雀啄灸三种方式（将在第十章具体讲解）。②借助灸具。可将艾条插入灸盒、灸架等灸具中施灸，方便固定和调节施灸位置。

3. 灸盒

（1）特点：①安全性高。通常由木质或竹质材料制成，内有隔网能有效阻挡艾灰掉落，减少烫伤风险。②操作简便。将艾条或艾绒放入盒内，放置在施灸部位即可，无须手持。③温度可调节。部分灸盒设有通风口，可以调节艾条燃烧的速度和温度。

（2）作用：辅助艾绒或艾条施灸，使艾灸更加方便、安全地进行。

（3）使用方法：①选择合适的灸盒。根据施灸部位和个人需求，选择大小合适的灸盒。②放入艾条或艾绒。将艾条或适量艾绒放入灸盒内的固定位置。③放置在施灸部位。将灸盒平稳地放置在需要施灸的穴位或部位上，可通过绑带等固定。④调节温度。根据个人感受，通过调整通风口大小来控制温度。

4. 灸架

（1）特点：①稳定性好。通常有较重的底座或可固定的结构，能保证在施灸过程中稳定不晃动。②高度可调节。可以根据施灸部位和个人需求，调整艾条与皮肤之间的距离，控制施灸温度。③适用范围广。可用于身体不同部位的施灸。

（2）作用：为艾条提供支撑，方便艾灸操作，确保施灸的准确性和稳定性。

（3）使用方法：①组装灸架。根据灸架的类型，进行简单的组装。②固定艾条。将艾条固定在灸架的适当位置。③调整高度。根据施灸部位，调节灸架的高度，使艾条与皮肤保持合适的距离。④放置在施灸部位附近。确保艾条对准需要施灸的穴位或部位。

5. 灸筒

（1）特点：①密封性较好。能较好地保持艾条燃烧产生的热量，使热量集中在施灸部位。②便于操作。设计较为小巧，手持或放置在身体上都比较方便。③部分灸筒有隔热设计。可减少对皮肤的烫伤风险。

（2）作用：辅助艾条进行施灸，集中热量，提高施灸效果。

（3）使用方法：①选择合适的灸筒。根据个人需求和施灸部位选择大小、材质合适的灸筒。②放入艾绒。将艾绒放入灸筒内。③点燃预热。点燃艾绒至灸筒发烫而艾烟较少。④放置在施灸部位。将灸筒平稳地放置在需要施灸的部位上，可适当调整位置以确保施灸效果。

（三）各种灸材、灸具的保养及鉴定方法

1. 艾绒

（1）保养方法

1）密封保存：将艾绒放入密封袋或密封罐中，避免受潮和接触空气，防止艾绒变质和失去药效。

2）干燥存放：存放在干燥的环境中，远离潮湿的地方，可以在存放处放置干燥剂。

3）避免挤压：不要过度挤压艾绒，以免影响其蓬松度和燃烧性能。

（2）鉴定方法

1）外观：优质艾绒颜色土黄，质地柔软细腻，无杂质和梗茎。如果颜色发黑、有杂质或粗糙，质量可能较差。

2）气味：有浓郁的艾草香味，不刺鼻。如果气味淡或有异味，可能质量不佳。

3）燃烧情况：燃烧时火势稳定，不爆燃，产生的烟雾呈白色或淡灰色，不浓烈刺鼻。燃烧后的灰烬呈灰白色，细腻松散。

2. 艾条

（1）保养方法

1）防潮：存放在干燥通风处，避免受潮。可以用塑料袋或密封罐包装好。

2）避免碰撞：轻拿轻放，避免艾条因碰撞而断裂。

3）定期检查：检查艾条是否有霉变、虫蛀等情况，如有问题及时处理。

（2）鉴定方法

1）外观：表面平整，紧实度适中，无明显裂缝和瑕疵。颜色土黄或金黄。

2）气味：有纯正的艾草香味，不刺鼻。

3）燃烧性能：燃烧缓慢均匀，不易熄灭，产生的烟雾和灰烬符合优质艾条的特点。同时，观察艾条在燃烧过程中是否有异味或异常现象。

3. 灸盒

（1）保养方法

1）清洁：每次使用后，及时清理灸盒内的艾灰。可以用小刷子或干布擦拭，避免用水清洗，以免损坏木质或金属部分。

2）存放：放在干燥通风处，避免阳光直射。可以定期涂抹保养油，防止木质干裂。

3）检查部件：定期检查灸盒的绑带、卡扣等部件是否完好，如有损坏及时更换。

（2）鉴定方法

1）材质：优质灸盒材质坚固，做工精细。木质应无裂缝、无毛刺；金属应无锈迹、无变形。

2）设计合理性：检查灸盒的通风口是否设计合理，能否有效调节温度。同时，观察灸盒的大小是否适合不同部位的施灸需求。

3）安全性：确保灸盒在使用过程中不会烫伤皮肤，如铁窗纱是否细密，能有效阻挡艾灰掉落。

4. 灸架

（1）保养方法

1）清洁：用干布擦拭灸架表面的灰尘和艾灰。

2）存放：放在干燥通风处，避免碰撞和挤压。如果是可折叠的灸架，在存放时要注意折叠正确，避免损坏部件。

3）检查稳定性：定期检查灸架的稳定性，确保底座牢固，支架无松动。

（2）鉴定方法

1）稳定性：优质灸架稳定性好，在使用过程中不会晃动或倾倒。可以轻轻晃动灸架，检查其稳定性。

2）高度调节功能：检查灸架的高度调节是否灵活方便，能否满足不同施灸需求。

3）材质质量：观察灸架的材质是否坚固耐用，如金属部分是否有锈迹，塑料部分是否有破损。

5. 灸筒

（1）保养方法

1）清洁：使用后清理灸筒内的艾灰，可用小刷子或纸巾擦拭。如果有油污，可以用少量洗洁精清洗，但要确保彻底晾干后再存放。

2）存放：放在干燥通风处，避免碰撞和挤压。如果是金属灸筒，可以用软布擦拭保养，防止生锈。

3）检查密封性：定期检查灸筒的盖子和筒身之间的密封性，确保没有缝隙，以免热量散失。

（2）鉴定方法

1）材质：检查材质是否坚固耐用，无破损。

2）密封性：好的灸筒密封性好，能有效保持热量。可以在筒内点燃艾绒，检查是否有热量散失的情况。有些灸筒带有手柄，方便手持施灸。

（四）艾炷的制备方法

艾炷是将艾叶经过粉碎、筛选等工艺处理后得到的艾绒进一步加工制成的呈圆锥状的艾绒团。常用于艾炷灸。燃尽一个艾炷为一壮。

1. 艾炷的规格

（1）小炷：重0.5g，相当于中炷的一半，常置于穴位或病变部位烧灼，用于直接灸。

（2）中炷：重1g，高1cm，炷底直径约1cm，可燃烧3~5分钟，常用于隔物灸。

（3）大炷：重2g，相当于中炷的1倍，常作间接灸用。艾炷无论大小，直径与高度大小相等。

2. 艾炷的制作方法　有手工制作与艾炷器制作两种方法。

（1）手工制作法：小炷可先将艾绒搓成大小适合的艾绒团，夹在左手拇、示指腹之间，再用右手拇、示指将艾绒团向内向左挤压，即可将圆形艾绒团压缩成上尖下平之三棱形艾炷，随做随用，十分简便。中、大炷则须将艾绒置于平板上，用拇、示、中三指边捏边旋转，将艾绒捏成上尖下平的圆锥体。要求搓捏紧实，能放置平稳，燃烧时火力由弱到强，患者易于耐受，且耐燃而不易爆。

（2）艾炷器制作法：艾炷器中铸有锥形空洞，洞下留一小孔，将艾绒放入艾炷器空洞中，另用金属制成下端适于压入洞孔的圆棒，直插孔内紧压成圆锥体，倒出即成艾炷。用艾炷器制作的艾炷，艾绒紧密，大小一致，更便于应用。

（五）不同隔物灸的处理方法

1. 隔姜灸　施灸过程中要注意观察姜片的状态，若姜片变干或烤焦，应及时更换；施灸结束后，取下姜片。如果姜片上有艾灰残留，可轻轻抖动或用干净的纸巾擦拭干净。

由于姜片具有一定的刺激性，施灸后可能会在皮肤上留下轻微的红印或灼热感，一般无须特殊处理，数小时后会自行消退。若皮肤出现过敏等异常情况，应及时就医。

2. 隔蒜灸　隔蒜灸在施灸过程中可能会散发出较强烈的气味，要注意通风。

施灸完毕后，取下蒜片并清理干净。蒜片对皮肤的刺激相对较大，施灸后要观察皮肤反应，若出现红肿、瘙痒等不适，可涂抹一些温和的护肤品或遵医嘱处理。

3. 隔盐灸　选用纯净的粗盐，注意查看是否潮湿，颗粒不宜过大或过小。可以将盐在锅中炒热后晾凉备用，以增强其温热之性。

根据施灸部位，可将适量的盐平铺在穴位上或特定部位，形成一个薄薄的盐层。然后将艾炷放在盐上施灸。盐在施灸过程中可能会因受热而结块，要注意调整艾炷位置，确保施灸效果。

施灸结束后，轻轻将盐清理干净。如果盐残留在皮肤上，可以用湿毛巾轻轻擦拭。由于盐具有一定的吸湿性，施灸后要注意保持皮肤干燥，避免湿气侵入。

4. 隔附子饼灸　附子有毒性，制作过程中要严格按照规范操作，避免误食或接触皮肤伤口。由于附子的药性较强，施灸时间和温度要根据个人体质和病情由专业医师进行调整。施灸后，取下附子饼妥善处理，不可随意丢弃。同时，要观察身体反应，若出现头晕、恶心、心慌等不适症状，应立即停止施灸并就医。

总之，在使用不同的隔物灸时，要根据其特点进行正确的处理，确保艾灸的安全和有效性。同时，如果对艾灸操作不熟悉或有特殊身体状况，最好在专业医师的指导下进行。

第二节　艾灸操作

一、灸盒灸

灸盒是一种特制的木制长方形的灸具(图9-1),有大、中、小3种规格。灸盒下面无底,上面有一可随时取下的盒盖,大小与灸盒外径相同,灸盒内中下部距底边约3~4cm处安装有一块铁窗纱。施灸时,把灸盒放在应灸部位的中央,点燃艾段后放置在铁窗纱上,盖上盒盖。灸至顾客感觉温热舒适,皮肤稍有红晕,局部无灼痛为度,一般15~30分钟。

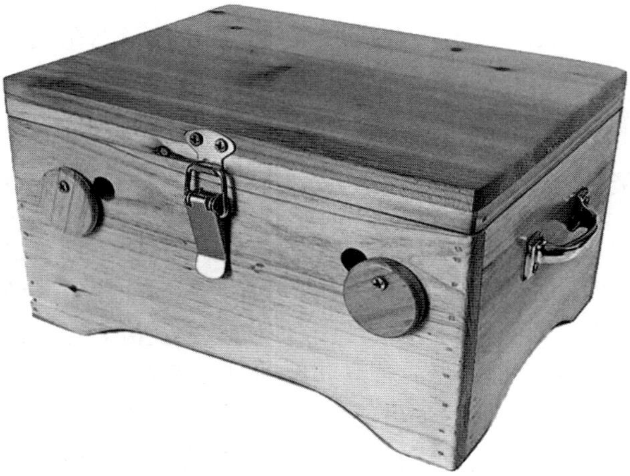

图9-1　灸盒

1. 灸盒灸的适灸部位　灸盒适用于身体较为平坦的部位,如腹部、背部、腰部等大面积区域。对于这些部位,灸盒能够较为均匀地施灸,让艾热充分渗透到肌肉和经络中。同时,也可用于肩部、臀部等相对平坦且肌肉较为丰厚的部位。

对于四肢部位,如果肌肉较为发达且能够平稳放置灸盒,也可以进行灸盒灸,如大腿前侧、小腿后侧等。但关节部位如手腕、脚踝等一般不太适合使用灸盒灸,因为难以固定且施灸效果不佳。

2. 灸盒的固定方法　对于腹部、背部等大面积部位,可以让受灸者平躺或俯卧在床上,将灸盒平稳地放置在施灸部位上。如果灸盒较大,可以使用绑带或绳子将其固定在身体上,确保在施灸过程中灸盒不会移动。

对于肩部等部位,可以让受灸者采取坐姿,将灸盒斜放在肩部,然后用手轻轻按住或使用小型绑带固定。对于四肢部位,可以使用弹性绷带或布条将灸盒固定在施灸部位上,但要注意不要过紧,以免影响血液循环。

3. 灸盒灸温度调节方法

(1)调节通风口:灸盒上通常设有通风口,可以通过调整通风口的大小来控制艾条燃烧的速度和温度。通风口开大时,空气流通加快,艾条燃烧速度变快,温度升高;通风口调小时，空气流通减慢，艾条燃烧速度变慢，温度降低，或通过掀开盒盖来降低温度。

（2）调整艾段数量：如果感觉温度过高，可以减少灸盒内艾段的数量；如果温度过低，可以适当增加艾段数量。一般来说，一个中等大小的灸盒可以放置 1~3 根艾段。

（3）改变施灸距离：在施灸过程中，可以适当调整灸盒与皮肤之间的距离来控制温度。距离皮肤越近，温度越高；距离皮肤越远，温度越低。感到灼烫时可抬起灸盒，但要注意不要离得太远，以免影响施灸效果。

4. 灸盒的整理要点

施灸结束后，先将灸盒内的艾灰清理干净。可以使用小刷子或镊子将艾灰轻轻取出，放入专门的容器中，避免艾灰飞扬造成污染。

检查灸盒是否有损坏，如灸盒的外壳是否有裂缝、绑带是否完好等。如果有损坏，应及时进行维修或更换。

将灸盒擦拭干净，可以用湿布轻轻擦拭灸盒的外壳，然后用干布擦干，确保灸盒干燥清洁，以便下次使用。

存放灸盒时，应将其放在干燥、通风的地方，避免阳光直射和潮湿环境。可以用袋子或盒子将灸盒装好，防止灰尘和杂物进入。

二、灸筒灸

灸筒由内筒和外筒相套连接固定而成，用厚 2~5mm 的白铁片或铜片制作。内、外筒四周均有孔，内筒安置有定位架；外筒顶端可活动取去，用于装艾绒，外筒上安装有一手柄，便于把持，或在外筒上安置两个小铁丝钩，便于系松紧带以固定灸筒于穴位上（图 9-2）。操作时先取出内筒装艾绒至大半筒，装入外筒后点燃艾绒，将灸筒放置室外，待灸筒外面热烫而艾烟较少时盖上顶盖取回。在顾客施灸部位或穴位上隔 8~10 层棉布或纱布，将灸筒放置其上，以顾客感觉到舒适，热力足而不烫伤皮肤为度，一般头部灸 10 分钟，背部、四肢灸 20 分钟，腹部灸 30 分钟。

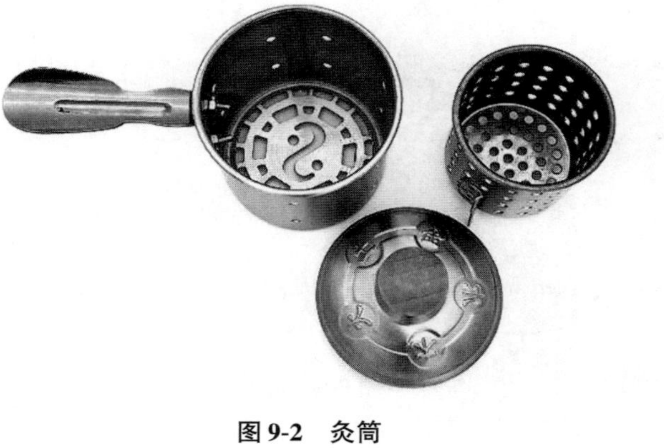

图 9-2　灸筒

1. 灸筒灸的适灸部位　灸筒适用于身体的多个部位，尤其是一些小面积且不平坦的部位，如关节周围、肩部、头部等。例如，在膝关节、肘关节等关节部位，灸筒可以较为灵活地施灸，让艾热集中在关节周围的穴位上。

对于耳部、手部等小面积部位，也可以使用小型灸筒进行施灸。此外，灸筒还可以用于一些特定的穴位，如足三里、涌泉等穴位，通过灸筒的集中施灸，增强艾灸的效果。

2. 灸筒的固定方法　对于关节部位，可以使用弹性绷带或布条将灸筒固定在关节周围。将灸筒对准需要施灸的穴位，然后用绷带或布条缠绕关节，确保灸筒不会移动。对于特定穴位，可以让受灸者采取舒适的姿势，然后将灸筒直接放在穴位上，用手把持手柄进行固定。

3. 灸筒灸温度调节方法　施灸时如顾客感觉过热，可增加隔布的层数。若仍觉过热，可用毛巾罩在灸筒上，通过使进入的空气减少来降低温度。如感觉不热时，可减少隔布，或将顶盖敞开片刻，但不可将筒倾倒以免烫伤。

4. 灸筒的整理要点　施灸结束后，将灸筒内的艾灰清理干净。可以将灸筒倒过来，轻轻敲打，使艾灰落入专门的容器中。对于一些难以清理的艾灰，可以使用小刷子或镊子进行清理。

检查灸筒是否有损坏，如灸筒的外壳是否变形、通风孔是否堵塞等。如果有损坏，应及时进行维修或更换。

将灸筒擦拭干净，可以用湿布轻轻擦拭灸筒的外壳，然后用干布擦干。注意不要让水进入灸筒内部，以免影响下次使用。

存放灸筒时，应将其放在干燥、通风的地方，避免阳光直射和潮湿环境。可以将灸筒放入专门的袋子或盒子中，防止灰尘和杂物进入。

三、灸架灸

灸架是一种特制的圆桶形塑料灸具，四面镂空，顶部有一圆孔可放置艾条，灸架内中下3~4cm处装有一块铁窗纱，灸架两边连有一根橡皮带和一个灭火管。操作时将点燃的艾条插入灸架顶孔中，再将灸架放置在应灸部位或穴位上，用橡皮带固定灸架，通过升降插入顶孔艾条的高度来调节温度，以顾客感觉温热略烫并可耐受为度，灸至皮肤潮红。目前市面上有多种支撑方式的灸架（图9-3），但是操作方法均类似，在此不再赘述。

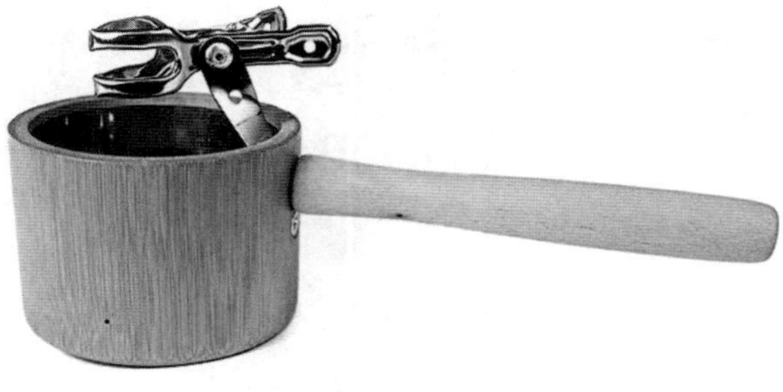

图9-3　灸架

1. 灸架灸的适灸部位　灸架适用于身体的各个部位，尤其是一些需要长时间施灸且施灸部位较为灵活的情况。对于腰部、背部等大面积部位，灸架可以提供稳定的支撑，让艾条持续施灸。对于四肢部位，灸架可以通过调整高度和角度，适应不同的施灸需求。此外，灸架还可以用于一些特定的穴位，如百会、关元等，通过精准的定位，提高艾灸的效果。

2. 灸架的固定方法　对于大面积部位，如背部、腰部等，可以将灸架放置在床边或椅子上，让顾客平躺或俯卧，然后将艾条固定在灸架上，调整好高度和角度，使其对准施灸部位。可以使用绑带或绳子将灸架固定在床边或椅子上，确保在施灸过程中灸架不会移动。

对于四肢部位，可以将灸架放在桌子上或地上，让顾客采取舒适的姿势，然后将艾条固定在灸架上，调整好高度和角度，使其对准施灸部位。可以使用夹子或其他固定装置将灸架固定在桌子或地上，确保在施灸过程中灸架不会移动。

对于特定穴位，可以使用小型灸架，将其固定在穴位附近的物体上，如床头、椅背等。调整好灸架的角度和高度，使艾条对准穴位进行施灸。

3. 灸架灸温度调节方法　调整艾条高度：通过升高或降低艾条在灸架上的位置，可以改变施灸的温度。艾条离皮肤越近，温度越高；艾条离皮肤越远，温度越低。更换艾条粗细：不同粗细的艾条燃烧速度和产生的热量不同。如果感觉温度过高，可以更换较细的艾条；如果温度过低，可以使用较粗的艾条。

4. 灸架的整理要求　施灸结束后，将灸架上的艾灰清理干净。可以使用小刷子或镊子将艾灰轻轻取出，放入专门的容器中。对于一些难以清理的艾灰，可以将灸架拆卸后进行清理。

检查灸架是否有损坏，如灸架的支架是否变形、固定装置是否松动等。如果有损坏，应及时进行维修或更换。

将灸架擦拭干净，可以用湿布轻轻擦拭灸架的外壳和支架，然后用干布擦干。注意不要让水进入灸架的内部结构，以免影响下次使用。

存放灸架时，应将其放在干燥、通风的地方，避免阳光直射和潮湿环境。可以将灸架拆卸后放入专门的袋子或盒子中，防止灰尘和杂物进入。

总之，不同的灸具在使用方法和整理要点上各有特点，但是不管哪一种灸法都要注意让顾客选择舒适且充分暴露施灸部位的体位施灸，多选择卧位及坐位。同时要求顾客在施灸时不要变换体位以免烫伤。施灸完毕要给顾客清洁施灸部位的皮肤。

第三节　灸后处理

灸后局部皮肤出现微红、灼热，均属于正常现象，无须特殊处理，短时间内即可自行消退。让顾客静坐或平卧休息 15~30 分钟再离开，让身体有一个调整和恢复的过程，同时嘱顾客在灸后要注意保暖，艾灸后身体的毛孔处于张开状态，此时很容易受风寒之邪侵袭，尤其在冬季或空调房中，应及时增添衣物，避免直接吹风，如避免吹风扇、空调直吹身体，防止受寒感冒。不要立即洗澡，一般建议艾灸后 2~4 小时后再洗澡。如果过早洗澡，尤其是洗冷水澡，会使寒湿之邪侵入人体，影响艾灸效果，甚至引发身体不适。如果遇到异常情况则需特殊处理。

一、灸后异常情况处理

（一）灸后异常情况的识别与判断方法

1. 观察皮肤　灸后应仔细观察施灸部位的皮肤状况。若皮肤出现发红、灼热感，一般属于正常现象，通常会在数小时内逐渐消退。但如果皮肤出现水疱，可能是施灸温度过高或时间过长导致。小水疱一般可自行吸收，大水疱则需要在严格消毒的情况下用无菌注射器抽出疱液，并进行适当的包扎处理。

2. 询问感受　询问顾客灸后的身体感受。如出现头晕、乏力、恶心等症状，可能是晕灸的表现。晕灸通常在施灸过程中或施灸后不久发生，表现出头晕目眩、面色苍白、恶心呕吐、汗出、心慌、四肢发凉、血压下降的症状，重者甚至神志昏迷、跌仆倒地、唇甲青紫、二便失禁、大汗淋漓、四肢冰冷。

3. 留意全身反应　除了局部皮肤和身体感受，还要留意顾客的全身反应。例如，灸后出现过敏反应，可能表现为皮肤瘙痒、皮疹等；若出现发热、寒战等症状，可能是身体对艾灸产生了过度反应或有其他潜在疾病。

（二）灸后的人文关怀与服务工作要点

1. 心理安抚　若顾客在灸后出现异常情况，可能会产生紧张、焦虑等情绪。此时，应给予心理安抚，让顾客保持平静，避免情绪过度波动加重症状。可以向顾客解释异常情况的原因和处理方法，让其了解这是正常的反应或可以及时处理的问题。

2. 环境舒适　为顾客提供安静、舒适的休息环境。可以让顾客躺下休息，给予一杯温水，帮助其缓解身体不适。如果需要进一步观察或处理，应安排专人陪伴，让顾客感受到关心和照顾。

3. 后续跟进　对于出现异常情况的顾客，应进行后续跟进。了解其症状是否缓解，提供必要的建议和指导。如果症状持续或加重，应及时建议顾客就医，并协助其进行相关检查和治疗。

（三）灸后异常情况的处理原则与方法

1. 停止施灸　一旦发现异常情况，应立即停止施灸，避免进一步损伤。例如，若出现皮肤水疱或过敏反应，继续施灸可能会加重症状。

2. 对症处理　根据不同的异常情况进行对症处理。对于皮肤水疱，如前所述进行消毒和处理；对于晕灸，应让顾客平卧，抬高下肢，解开衣领，保持呼吸道通畅，轻者一般休息片刻，或饮温开水后可恢复，重者掐人中、内关、足三里可恢复，严重时应按晕厥处理，必要时可给予吸氧等急救措施；对于过敏反应，可给予抗过敏药物治疗。

3. 及时就医　如果异常情况较为严重或经过初步处理后症状未缓解，应及时将顾客送往医院进行进一步检查和治疗。同时，应向医师详细说明艾灸的情况，包括施灸部位、时间、温度等，以便医师做出准确的诊断和治疗。

二、灸后环境整理

（一）艾灰的处理方法

1. 冷却　施灸结束后，让艾灰自然冷却。避免在艾灰还未冷却时进行处理，以免烫伤。

2. 收集　使用专门的工具，如小铲子或镊子，将艾灰收集起来。可以将艾灰放入密封的容器中，避免飞扬造成污染。

3. 处理　艾灰具有一定的药用价值和环保用途。可以将艾灰用于养花、除臭等。如果不需要保留艾灰，可以将其作为垃圾进行妥善处理，避免随意丢弃。

（二）操作台的清洁整理

1. 清理杂物　将操作台上的艾灸器具、毛巾、纸巾等杂物清理干净。分类放置，以便下次使用。

2. 擦拭消毒　用湿布擦拭操作台表面，去除污渍和灰尘。然后用消毒剂进行擦拭消毒，确保操作台干净卫生。可以选择适合医疗环境的消毒剂，按照说明书进行使用。

3. 整理物品　将常用的艾灸器具、用品整理好，放在固定的位置。确保操作台整洁有序，方便下次操作。

（三）艾灸室环境的清洁整理要点

1. 通风换气　打开窗户或通风设备，让艾灸室内的空气流通。排出艾灸产生的烟雾和异味，保持空气清新。通风时间可根据艾灸室大小和烟雾情况而定，一般不少于15分钟。

2. 地面清洁　用扫帚或吸尘器清理地面的灰尘和杂物。然后用湿布擦拭地面，去除污渍。对于有地毯的灸室，应定期进行吸尘和清洗，保持地面干净整洁。

3. 物品摆放　整理艾灸室内的物品，如椅子、床铺、柜子等。将物品摆放整齐，保持艾灸室空间宽敞、舒适。同时，检查物品是否有损坏或需要维修的地方，及时进行处理。

4. 环境消毒　定期对艾灸室进行全面消毒。可以使用紫外线消毒灯照射、消毒剂喷洒等方法进行消毒。消毒时应注意安全，避免对人体造成伤害。消毒后，应通风一段时间，让消毒剂的气味散发出去。

总之，灸后处理是艾灸过程中的重要环节，正确处理灸后异常情况和整理环境，不仅可以保证顾客的安全和健康，还可以为下次艾灸提供良好的条件。

（黄丹青　宋宪元）

本章练习

一、单选题

1. 艾灸的主要作用不包括（　　）

A. 温通经络　　B. 散寒止痛

C. 清热解毒　　D. 扶阳固脱

2. 以下哪种情况不宜进行艾灸？（　　）

A. 风寒感冒　　B. 体质虚弱

C. 孕妇　　D. 关节疼痛

3. 艾绒燃烧后的气味主要是（　　）

A. 香味　　B. 臭味

C. 腥味　　D. 烟味

4. 以下哪个不是艾灸的注意事项？（　　）

A. 空腹不宜艾灸　　B. 过饱不宜艾灸

C. 孕妇可随意艾灸　　D. 极度疲劳不宜艾灸

5. 艾绒的储存方法是（　　）

A. 放在潮湿处　　B. 放在阳光下暴晒

C. 密封干燥保存　　D. 随意放置

6. 以下哪种体质最适合艾灸？（　　）

A. 阴虚体质　　B. 阳虚体质

C. 湿热体质　　D. 痰湿体质

7. 艾灸时出现皮肤瘙痒，正确的处理方法是（　　）

A. 用力抓挠　　B. 涂抹药膏

C. 停止艾灸，观察情况　　D. 继续艾灸

8. 顾客询问艾灸的疗程，保健艾灸师正确的回答是（　　）

A. 随便做几次就行　　B. 根据个人情况而定

C. 统一都是十次　　D. 越多越好

9. 顾客表示自己怕疼，保健艾灸师可以告知顾客艾灸通常（　　）

A. 非常疼痛　　B. 有一点疼痛

C. 几乎无痛　　D. 疼痛难忍

10. 顾客首次来到艾灸保健店，保健艾灸师首先应该（　　）

A. 直接推荐高价项目　　B. 询问顾客健康状况

C. 介绍店内环境　　D. 让顾客自行参观

二、填空题

1. 艾灸的主要材料是（　　）。
2. 艾灸常用的艾绒以（　　）艾绒为佳。
3. 常见的间接灸有（　　）、（　　）、（　　）等。
4. 灸盒灸的时间一般以（　　）分钟为宜。
5. 艾灸后应注意（　　），避免（　　）、（　　）。
6. 艾炷的形状一般为（　　）。
7. 悬起灸可以分为（　　）、（　　）和（　　）三种方式。
8. 隔盐灸使用的盐一般为（　　）盐。
9. 优质艾炷燃烧后的灰烬呈（　　）色。
10. 隔姜灸时，姜片的厚度一般为（　　）毫米左右。

三、问答题

1. 如何选择优质的艾绒？
2. 艾灸的注意事项有哪些？
3. 艾灸时如何防止烫伤？
4. 艾灸的禁忌有哪些？

四、实操题

题目：使用灸盒对关元穴进行艾灸操作。

要求如下。

1. 准确找到关元穴位置。
2. 正确放置艾条于灸盒中并点燃。
3. 将灸盒放置在关元穴位上，固定牢固且舒适。
4. 艾灸时间为15~30分钟。

评分标准如下。

1. 穴位定位准确(30分)　准确找到关元穴位置并描述其定位方法。定位错误酌情扣分。

2. 灸盒操作规范(30分)　正确放置艾条，点燃时注意安全；放置灸盒位置准确，固定牢固，顾客受灸者感觉舒适。操作不规范酌情扣分。

3. 安全与舒适(20分)　整个过程中无安全隐患，如艾灰掉落、烫伤等情况；顾客反馈舒适，无压迫感等不适。出现问题酌情扣分。

4. 服务到位(20分)　整个过程中表现得友善、健谈，动作熟练而温柔，随时留意顾客的状况；结束后叮嘱顾客灸后的注意事项，能及时整理恢复灸室的环境，不符合要求的酌情扣分。

第十章 保健艾灸师中级工(四级)技能

【学习目标】

1. 通过学习能熟练采集顾客健康信息、熟悉健康档案的建立和管理原则等。
2. 能熟练地介绍艾灸的养生保健作用、艾灸的方法和原理、艾灸的注意事项、艾灸的适宜人群和适应证、常见保健误区等。
3. 掌握温和灸、回旋灸和雀啄灸的操作流程和技巧,了解悬起灸的适应证、注意事项,并能采用相应的方法防病保健。
4. 掌握灸后效果评估并能做好灸后方案的优化。
5. 培养严谨细心的工作作风,提高艾灸效果和顾客的满意度。

第一节 灸前管理

一、健康档案管理

1. 概念　健康档案管理是记录和管理个人全生命周期的健康信息与医疗服务的系统化记录和管理过程,艾灸顾客的健康档案管理主要涉及顾客的健康信息与相关的艾灸服务等艾灸服务的信息记录和管理工作。健康档案涵盖了每个人从出生到死亡的所有生命体征的变化,与健康相关的一切行为与事件,如生活习惯、既往史、诊治情况、家族病史、体检结果等。健康档案管理有利于保健艾灸师了解和掌握顾客的健康状况,可以为顾客提供针对性健康指导,制订相应的艾灸调理方案,便于为顾客提供高质量和高水平的艾灸调理服务,促进健康、控制疾病,并实现艾灸服务信息的电子化管理,提高服务效率。所有的艾灸顾客,都应建立健康档案。

2. 健康档案的建立步骤　为确保艾灸过程的安全、有效性,为后续的艾灸服务、教学科研及顾客健康管理提供可靠依据,建立并实施艾灸健康档案管理至关重要,艾灸健康档案的建立也是确保个性化艾灸效果的重要环节。建立健康档案的具体步骤包括以下四个方面。

(1)收集个人健康信息:首次到店顾客需完善个人健康信息,保健艾灸师通过面谈了解并详细记录顾客的个人基本信息,包括个人身份信息、疾病史、手术历史、家族病史、药物使用情况等。可以通过查看既往的医疗记录、咨询医师或顾客的回忆来收集这些信息。

(2)体质辨识确定类型:专业中医医师对顾客进行望、闻、问、切的四诊检查,根据所收集的病历资料,参照《中医体质分类与判定》标准,对顾客进行体质的辨识,分别为气虚体质、阳虚体质、阴虚体质、痰湿体质、湿热体质、气郁体质、血瘀体质,确定顾客的体质类型并记录归档。准确的体质辨识是为给顾客确定合适的艾灸服务方案。

(3)建立艾灸健康档案:基于收集的个人健康信息和体质辨识结果,为顾客建立个性化的健康档案。健康档案可以分为纸质文档和电子文档,纸质文档主要是通过将所有与健康相关的文件或报告整理归档,包括个人健康信息表、医疗记录、实验室检查结果、功能检查评定、相关药物处方等;电子文档主要是使用电子健康记录系统来管理健康档案,所有的信息录入系统,方便更新和访问,并可以与其他单位进行数据共享。

(4)实现档案动态管理:随着艾灸服务的实施,需要定期更新和记录顾客的健康档案内容,记录艾灸操作中的情况、顾客的反馈、灸后效果的评估结果、证型的更新、艾灸方案的优化等重要信息。

通过艾灸顾客健康档案的建立,可以更有效地跟踪顾客的健康状况,提供针对性的艾灸服务,从而提升艾灸效果和顾客的满意度。

3. 健康档案管理的原则　艾灸健康档案的管理必须合规合法,管理过程中必须遵循以下原则。

(1)资料的真实性原则:档案记录的所有数据和信息必须真实可靠,包括顾客的个人信息、疾病情况、艾灸过程、效果评估等内容,不得出现虚假信息,记录人员要具备专业素质和遵守职业道德,必要时定期复核档案内容,及时发现并纠正不实的内容,必要时对故意或过失导致信息失真的行为进行责任追究等。

(2)资料的完整性原则:艾灸健康档案资料内容必须能全面、系统地反映顾客的艾灸全过程,包括首次收集的个人健康信息、评估、艾灸调理方案的制订、艾灸服务中的操作记录、艾灸后的效果评估、艾灸方案优化调整、顾客的随访等详细情况,都应完整无缺地记录。档案管理中应制定详尽的档案记录规范,明确需要记录的内容和格式,确保每个环节都有专人负责记录,避免遗漏。随着时间的推移,还需要进行定期整理和归档,确保信息的连贯性和完整性。

(3)资料的连续性原则:艾灸健康档案管理过程中,要确保档案内容的收集、整理、保存、利用等各个环节之间的连续性和一致性,艾灸的健康档案内容涵盖了病情评估、艾灸方案、穴位选择、灸量控制、效果观察、调整策略、反馈机制及顾客教育等多个环节,各个环节需要遵循连续性原则,连续性原则贯穿于艾灸服务的始终,以保证档案信息的完整性和可追溯性。

(4)资料的保密性原则:艾灸健康档案中的内容属于顾客的隐私,必须严格保护。档案管理应制定严格的档案保密制度,明确保密范围和责任人,对纸质文档进行妥善保管,对电子文档采用加密技术、限制访问权限等,确保不被非法获取,侵害顾客的隐私和危害艾灸安全。

此外档案管理还应具有可用性原则、有序性原则、可追溯性原则等。这些原则的实施对于保障顾客权益、提高艾灸服务质量、促进中医药事业发展具有重要意义。

4. 健康档案管理措施 艾灸健康档案管理措施有助于提升档案管理的规范化和科学化水平，主要措施如下。

（1）档案建立与分类措施：制定标准模板，规范记录方式，分类管理。

（2）信息记录与更新措施：详细、完整记录艾灸服务过程，及时更新档案内容，定期对电子档案进行备份。

（3）档案安全与保密措施：纸质版档案存放场所要做好防火、防盗、防潮等措施，电子档案要加密和设置限制访问权限，同时与患者签订保密协议，明确双方对档案信息的保密责任和义务。

（4）定期维护与审核措施：定期检查、审核档案内容，确保档案的质量，及时整改存在的问题。

（5）专业培训与提升措施：对参与艾灸服务的工作人员进行档案管理知识培训和交流活动，促进工作人员专业技能的提升。

（6）监督与反馈措施：建立档案管理监督和顾客反馈体系，提高管理水平和服务质量。

二、艾灸知识讲解

1. 艾灸的养生保健作用 艾灸是中医传统疗法，对老百姓而言，取材简单，操作方便，容易掌握，广泛用于疾病的调理和养生保健中，其作用主要体现在以下几个方面。

（1）温通经络：艾灸通过燃烧艾叶产生的温热效应，温热作用渗透入经络，温通气血，使寒凝的经络得以畅通。能缓解因经络不通引发的疼痛、僵硬等症状。

（2）调和气血：中医认为“气为血之帅，血为气之母”，气血相互依存、相互影响。艾灸的温热作用能够促进血液循环，加速新陈代谢，从而调和气血，增强机体的生理功能。

（3）扶正祛邪：艾灸具有增强人体正气的能力，使身体抵抗风寒、湿热等外邪的侵袭。同时，艾灸还能促进体内邪气的排出，如湿气、寒气等，从而达到扶正祛邪的目的。

（4）防病保健：定期进行艾灸可以增强体质，提高机体的抗病能力，预防疾病的发生。特别是在季节交替、气温变化大的时候，艾灸能有效预防感冒、风湿等常见疾病。

（5）缓解疲劳：现代生活节奏快，人们常常感到身心疲惫。艾灸能够舒缓紧张的肌肉，放松身心，缓解疲劳，提高睡眠质量。

（6）美容养颜：艾灸还能通过调节内分泌、促进血液循环等机制，从而改善面部肤色，减少皱纹和色斑，达到美容养颜的效果。

（7）调理脏腑：不同穴位对应着不同的脏腑功能，通过艾灸这些穴位刺激相应的脏腑，可以达到改善脏腑功能、调理脏腑疾病的目的。例如，艾灸足三里可以健脾胃、助消化；艾灸关元可以补肾壮阳、温通经络等。

2. 艾灸的方法和原理 艾灸的操作方法如下。

（1）直接灸：又称明灸，即将艾炷直接置于穴位上燃烧。根据刺激程度不同，又可分为化脓灸和非化脓灸。化脓灸通过形成灸疮并化脓结痂，达到强烈刺激效果，但现代应用较少，因其创伤较大。非化脓灸则控制在一定温度范围内，避免灸疮形成，适合大多数人群。

（2）间接灸：又称隔物灸，即在艾炷与皮肤之间垫上姜片、蒜片、食盐等物质施灸。这种方法既保留了艾灸的温热效应，又能通过垫物引入不同的药性，如姜片可增强温中止呕作用，蒜片则有解毒散结之效。

（3）温针灸：在针刺得气后，将艾绒捏裹于针柄上点燃，使热力通过针身传入体内，达到针刺与艾灸的双重效果。此法多用于寒湿痹痛、关节冷痛等症状。

（4）悬灸：又称悬起灸，是将点燃的艾条悬于施灸部位上方一定高度施灸的方法，根据固定不动、左右旋转和上下移动艾条进行施灸，又分为温和灸、回旋灸和雀啄灸。这种方法操作灵活，温度可调，适合大范围或敏感部位的艾灸。

（5）温灸器灸：利用特制的温灸器，如温灸盒、温灸罐等，将艾绒或艾条置于其中燃烧，然后放置在穴位或病变部位施灸。这种方法操作简便，温度均匀，适合家庭自我保健。

艾灸的操作方法多样，但原理基本相同，即通过燃烧艾叶或其他药物制成的艾条、艾炷等，对人体特定穴位或部位进行温热刺激，以达到防病或保健的目的。

3. 艾灸的注意事项　艾灸操作的注意事项，分为灸前注意事项、施灸注意事项、特殊人群注意事项和灸后注意事项。只有正确了解和遵守这些注意事项，才能确保艾灸的安全性和有效性。

（1）灸前注意事项

1）干净卫生：保持施灸部位的清洁干燥，保健艾灸师手部消毒，避免交叉感染，艾灸床和艾灸室整洁卫生。

2）环境选择：艾灸最好在光线充足的白天进行，室内温度、湿度适宜，通风良好，烟雾排出通畅，室内安全，无易燃易爆物品。

3）身体状况：确保顾客没有过劳、过饿或过饱的状态，且情绪稳定，能积极配合操作。

（2）施灸注意事项

1）操作者专业：操作者具有专业的知识和操作技能，能选择合适的穴位进行娴熟的操作。

2）掌握温度和时间：掌握好温度，避免烫伤皮肤。艾灸时间15~20分钟为宜，具体时间可根据个人体质和病情情况作调整。

3）控制施灸距离：保持燃烧的艾条与皮肤之间的适当距离，一般为3~7cm，避免过近导致烫伤，也避免过远影响效果。

4）观察身体反应：在艾灸过程中，要密切观察顾客身体的变化，如出现皮肤红肿、头晕、心慌等症状，应立即停止艾灸，并及时进行专业处理。

（3）特殊人群注意事项

1）孕妇和经期女性：孕妇的腹部和腰骶部不适合进行艾灸，经期女性也应避免艾灸，以免导致月经量增多或其他不良反应。

2）疾病患者：严重心脏病患者、糖尿病患者等特殊人群在进行艾灸前应咨询医师意见，以免加重病情或引发并发症。

3）过敏人群：对烟雾过敏的人不应使用艾灸，或在同病室其他人使用艾灸时用浸湿的毛巾覆盖口鼻。

（4）灸后注意事项

1）保暖：艾灸后毛孔张开，易受风寒侵袭，因此要注意保暖，避免吹电风扇、吹空调或洗澡，建议至少等待3小时后再进行这些活动。

2）补充水分：艾灸会消耗体内津液，建议艾灸后多喝温开水或红茶，有助于补充体内水分和排毒。

3）休息：艾灸后可能会有疲惫感，应适当休息，避免过度劳累。

4）饮食调养：艾灸后可以吃一些清淡、易消化的食物，如粥、鸡蛋羹、软面条等，以补充营养和增强疗效。

4. 艾灸的适宜人群和适应证

（1）适宜人群

1）寒性体质者：表现为经常感到手脚冰凉、怕冷、易感冒等。

2）妇科疾病患者：表现为妇科问题如痛经、月经不调、宫寒不孕等。

3）脾胃虚弱者：表现为消化不良、食欲不振、胃痛、腹泻等。

4）免疫力低下者：容易生病、免疫力低下的人群。

5）疼痛患者：如顽固性头痛、周身疼痛。

6）更年期人群：女性经期紊乱、情绪不稳、骨质疏松、关节疼痛等。

7）亚健康状态人群：容易气虚、疲劳、乏力等。

（2）适应证

1）经络痹阻：适用于寒凝气滞、经络痹阻引起的各种病证。

2）外感风寒表证：如风寒感冒引起的咳嗽、发热等症状。

3）阳虚病证：包括脾阳虚和肾阳虚等

4）中气下陷：胃下垂、子宫脱垂、脱肛等脏器下垂。

5）部分热证：根据中医“热因热用”的理论，部分热证在必要时也会采用艾灸调理。

6）乳痈初期：缓解乳痈症状。

7）保健作用：增强体质、预防疾病、保健养生。

5. 常见保健误区

（1）时间选择不当：艾灸最好选择在阳气最旺盛的时候进行，即早上 8 点到下午 3 点左右，这个时间段艾灸可以达到最好的效果。很多人因白天无时间而晚上艾灸，因晚上阳气内敛入阴，长期晚上艾灸可能导致阴藏而伤阴。尤其是晚上 9 点以后，应避免艾灸。

（2）艾条选择

1）盲目追求粗艾条：艾条粗细决定燃烧时产生的火力大小，但并非越粗越好。人的体质有强弱虚实之分，需根据体质皮肉厚薄来选择艾条粗细，盲目追求粗艾条可能导致火力过猛，对身体造成伤害。

2）艾绒陈年误区：艾绒并非越陈越好，最佳的陈放年数是 3~5 年。时间过长，艾绒可能失去其原有的效果。

3）药艾条与纯艾条：药艾条和纯艾条各有优缺点，没有绝对的优劣之分。适合自己的才是最好的，应根据个人体质和需求选择。

（3）艾灸温度控制不当

追求高温：很多人认为艾灸越烫越好，但实际上，艾灸的作用是通过微热的温度将艾叶的药力渗透肌肤筋骨，到达病灶。如果温度过高，不仅可能烫伤皮肤，还会影响效果。

（4）艾条距离：艾条在燃烧时表面火焰温度较高，应尽量离皮肤远一点，让局部皮肤稍微感到温暖即可。

（5）艾灸时间过长：艾灸时间过长会增加对身体的损耗，打破阴阳平衡，引起阳气过剩，伤及人体的经络及元气。一般来说，一个穴位艾灸10~15分钟为好。

（6）对灸感的误解：灸感的出现与个人体质和敏感度有关，不能仅凭灸感来判断艾灸的效果。有些人可能感觉明显，而有些人则感觉不明显，但这并不意味着艾灸没有效果。

（7）忽视安全：熄灭艾条时，应避免使用水浇灭的方法，因为这样做可能导致艾条内部仍在燃烧，存在安全隐患。最好使用灭火罐等专用工具来熄灭艾条。

（8）对艾灸效果的误解：艾灸需要长期坚持才能达到身体的阴阳平衡，对疾病起到预防、调理的良好效果。不能期望通过一两次艾灸就能起到显著的效果。

第二节　艾灸操作

艾灸法包括艾条灸、艾炷灸、温针灸和温灸器灸（图10-1）。本节主要介绍艾条灸中的悬起灸法，悬起灸法是指施灸时将艾条一端点燃后，点燃端悬放在距离穴位一定高度上进行熏烤，不使艾条点燃端直接触皮肤的一种操作方法。一般艾火距皮肤2~3cm，灸10~15分钟为宜，以灸至皮肤温热有红晕，而又不致烧伤皮肤为度。悬起灸法根据实际操作方法不同，又可分为温和灸、回旋灸和雀啄灸。

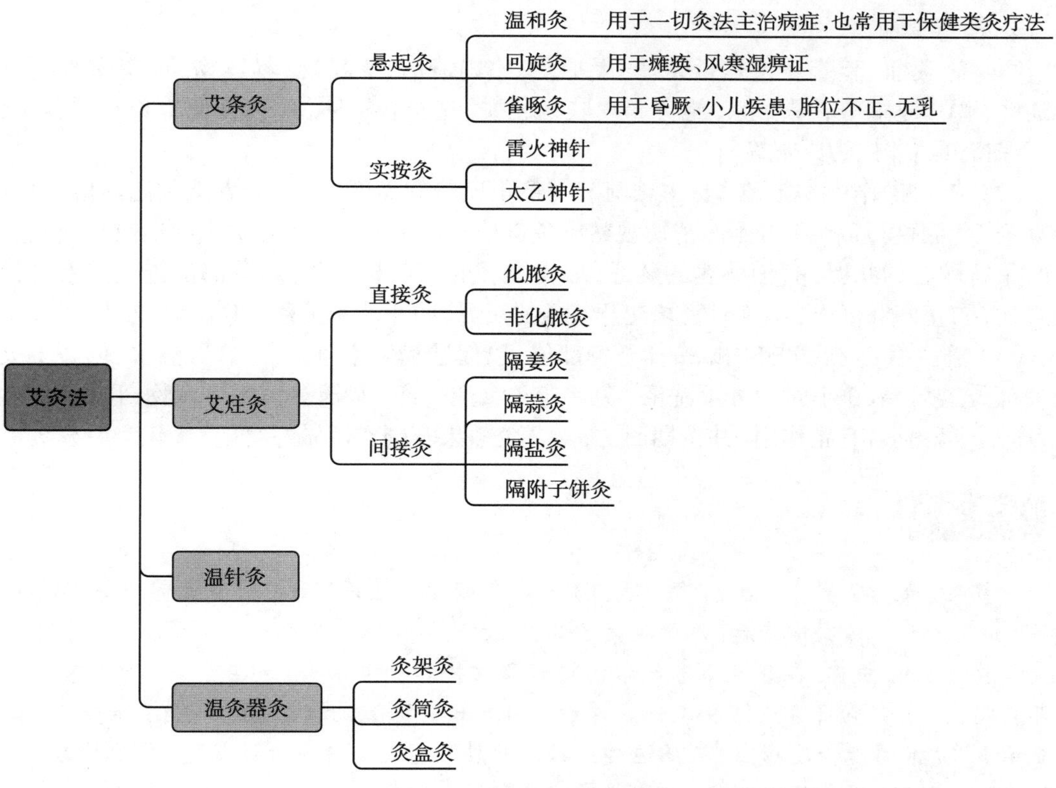

图10-1　艾灸法思维导图

一、温和灸

1. 概念　施灸时，将艾条的一端点燃，置于应灸的穴位或患处上方 2~3cm 的高度进行熏烤，使局部有温热感而无灼痛为宜，一般每穴灸 10~15 分钟，至皮肤红晕潮湿为度。温和灸操作简便、安全有效、适用范围广，深受人们的喜爱。

2. 施灸方法　充分暴露应灸部位，检查局部是否有皮损或皮疹等，清洁消毒。选择质量上乘的艾条，确保其干燥无霉变，点燃艾条的一端，待其充分燃烧并稳定后，将其置于应灸的穴位或患处上方，调整至适宜的高度（2~3cm）进行熏烤。操作时，需密切观察患者反应，随时调整艾条的高度和角度，以避免烫伤。对于昏厥、局部感觉障碍的患者，操作者可将示、中指分置于施灸部位的两侧，这样可以通过操作者手指的感觉来测知患者局部的受热程度，以便随时调节施灸的距离，掌握施灸时间，防止烫伤。一般每穴灸 10~15 分钟，至皮肤红晕为度，可根据顾客体质和病情轻重适当调整。施灸结束后，应轻轻拍打或按揉施灸部位，以促进气血流通。

3. 适应证　温和灸是利用艾火的热力及药性作用，温和地刺激体表经络穴位，达到温通经络、散寒除湿、调理气血、增强机体免疫力的目的，此法临床应用广泛，适用于一切灸法主治病症，也常用于保健类灸疗法。主要的病症有：体质虚寒、手脚冰凉者；慢性疼痛性疾病，如关节炎、肩周炎、肱骨外上髁炎等；呼吸系统疾病，如外感、咳嗽等；消化系统疾病，如胃痛、腹泻等；妇科疾病，如痛经、不孕症等；亚健康状态，如失眠、气虚乏力等。

4. 注意事项

（1）施灸前：检查艾条是否完好，无霉变；室内清洁，无易燃、易爆物品；室内通风，排烟通畅；温度适宜，不易受凉；施灸部皮肤无破损；选择合适体位，以方便施灸和顾客能长时间保持舒适体位为原则等。

（2）施灸操作中：施灸时要注意调节艾条距皮肤的高度，以被灸者感到温热但无灼痛为宜，避免温度过高导致烫伤；密切观察施灸部位皮肤的颜色变化，防止烫伤或水疱发生；及时了解顾客的状况，打消顾客的疑虑，取得顾客的信任和配合；应灸部位避免被风扇、空调直吹，防止寒邪侵入；施灸时密切注意艾条的灰烬，防止艾灰掉落烫伤顾客或引发火灾。

（3）施灸后：灸后可轻拍或按揉施灸部位，以促进气血流通；灸后宜服温水，防止上火；施灸部位避风寒，3 小时后方可洗浴；灸后避免食用生冷、辛辣等刺激性食物，以免影响疗效；灸后了解是否有副作用，并按期回访，对艾灸效果及副作用做好登记，优化灸后方案。

应用举例

黄某，女，42 岁，于 2024 年 6 月 13 日前来调理。主诉：反复出现腰部酸痛不适半年，加重 7 天。首次接待后，详细收集了病史，顾客诉其职业为办公室文员，工作时间一直需要坐在电脑前，在家做家务经常需要弯腰收拾和提重物等，近半年来，黄某感觉腰部酸痛，严重影响日常生活和工作。曾于 5 月 6 日去医院就诊，行腰椎 MRI 检查，结果显示 L_4/L_5 椎间盘轻度膨出，未压迫神经根。此外顾客无其他重大疾病史，首次检查示：腰部肌肉紧张，局部压痛明显，直腿抬高试验阴性，下肢无放射性疼痛及麻木感。

1. 评估　慢性腰肌劳损伴轻度腰椎间盘突出。

2. 艾灸方法　温和灸。

3. 取穴　①命门。在背部,后正中线上,第二腰椎棘突下凹陷处。②肾俞。在背部,第2腰椎棘突下,后正中线旁开1.5寸。③大肠俞。在背部,第4腰椎棘突下,后正中线旁开1.5寸。④其他。阿是穴;局部压痛点;腰背肌肌肉紧张处。

4. 灸法实施　取坐位或俯卧位,确保舒适并能保持体位,找准应灸穴位,点燃艾条,分别对以上所取各穴进行温和灸法操作。每穴施灸时间约5~10分钟,艾灸总时间为15~30分钟,每日1次,连续艾灸一周为一个周期。

5. 艾灸原理　顾客为久坐和弯腰劳损的患者,腰部长期受压导致肌肉劳损,局部经络阻滞,不通则痛。命门属督脉,肾俞、大肠俞属膀胱经,均位于腰部,腰为肾之府,肾俞又为肾的背俞穴,所以三穴具有温补肾阳、培元固本、强腰健脊的作用。选取命门、肾俞、大肠俞及阿是穴,采用温和灸,有疏通经络、行气活血的作用,经络疏通气血通畅则可以达到强脊健腰、通络止痛的目的。

6. 健康宣教　嘱顾客在操作过程中精神放松,及时反馈艾灸反应。灸后清洁皮肤,并喝一杯温开水,施灸部位保暖避风寒,灸后3小时后方可沐浴。指导顾客保持良好的生活习惯,避免长时间保持同一姿势,定期进行腰部伸展运动,增强腰肌力量。必要时配合局部推拿和物理因子治疗,以加强效果。

7. 灸后评估　整个艾灸过程顾客感到温暖舒适,灸后腰部疼痛症状有所缓解。配合了推拿和理疗治疗。最终,经过3个周期的温和灸后,顾客表示腰背部疼痛已明显缓解。

综上所述,温和灸可以通过温热效应促进局部血液循环,缓解肌肉紧张,达到消炎止痛、温通经络的效果。

二、回旋灸

1. 概念　施灸时,将艾条一端点燃,点燃端悬于距离施灸部穴位或患处2~3cm的高处,艾条在施灸部位上方左右往返移动或平行往复回旋熏灸进行灸治,一般每处灸10~15分钟,移动范围在直径3cm左右。此法使热力在穴位周围形成一个温暖的圆圈,从而实现对穴位的全面、均匀的温热刺激。

2. 施灸方法　根据顾客体质和病情特点,选择应灸部位,充分暴露应灸部位。选择合适的艾条,检查艾条的质量,确保其干燥无霉变。点燃艾条的一端,待其充分燃烧并稳定后,将点燃端置于应灸的穴位或患处上方2~3cm处开始施灸。施灸时保持艾条距离皮肤的高度不变,以手腕为轴心,使艾条在穴位上方进行缓慢而均匀的回旋移动。回旋的直径和速度可根据顾客的感受进行适当调整,以确保热力能够均匀渗透于穴位下。每个穴位的回旋灸时间一般为10~15分钟,具体时长可根据顾客体质和病情轻重而定。施灸过程中,需密切观察顾客反应,避免烫伤。

3. 适应证　回旋灸不仅有助于增强艾热的渗透力,还能扩大热力的作用范围,促进气血运行,达到温通经络、散寒除湿、调和气血的目的。临床上常用于调理瘫痪、风寒湿痹等病证，如偏瘫、截瘫、肩周炎、腰腿痛、膝关节炎、痛经、宫寒、不孕等。

4. 注意事项

（1）施灸前：选择质量好的艾条，干燥无霉变；室内清洁，无易燃、易爆物品；室内通风，防止烟雾污染；温度适宜，不易受凉；施灸部皮肤无破损；选择合适体位，以方便施灸和顾客能长时间保持舒适体位为原则；施灸前向顾客说明施术要求，消除顾客的恐惧心理，取得顾客的合作等。

（2）施灸操作中：回旋灸时手法应稳定而均匀，避免突然加速或减速造成顾客不适；艾条回旋速度不可过快，防止艾火脱落造成皮肤的烫伤和衣物的烧损；随时观察顾客的反应，及时调整灸火与皮肤之间的距离，掌握灸疗的量；施灸过程中一旦发生晕厥，应立即停止施灸并及时处理。

（3）施灸后：灸后宜服温水一杯，防止上火；施灸部位避风寒，3 小时后方可洗浴；灸后避免食用生冷、辛辣等刺激性食物，以免影响疗效；保持施灸部位的干燥清洁，若有水疱等应及时处理。

应用举例

陈某，女，52 岁，于 2024 年 7 月 24 日前来调理。主诉：右侧肩部疼痛伴活动受限一月，加重 3 天。首次来店，详细收集了病史，顾客诉其职业是教师，长期书写黑板字和伏案书写、批改作业等，右手活动较多，平时缺乏规律运动的生活习惯。近一月，陈某逐渐感到右侧肩部疼痛不适，呈持续性钝痛，遇冷、夜间尤为明显，且伴随右侧肩关节活动受限，肩关节前屈和旋转时尤为明显，严重影响日常生活和工作。自行外涂活络油，略有好转。三天前吹空调睡觉，醒后感觉右侧肩膀疼痛加重，涂活络油也无好转。为缓解右侧肩膀疼痛，改善肩关节活动度，特来门诊就诊。首次检查示：右肩关节前屈、后伸、外展、上举、内旋、外旋等活动均受限，梳头、穿衣等日常生活活动能力下降，局部肌肉触诊时有明显僵硬感，肩峰下、肱二头肌长头腱沟等部位均存在明显压痛点。

1. 评估　肩周炎。

2. 艾灸方法　回旋灸。

3. 取穴　①肩髃。在肩部，三角肌上，臂外展或向前平伸时，当肩峰前下方凹陷处。②肩髎。在肩部，肩髃后方，当臂外展时，于肩峰后下方呈现凹陷处。③肩贞。肩关节后下方，臂内收时，腋后纹头直上 1 寸。④肩前。位于肩前部，腋前皱襞直上 1.5 寸处。⑤其他。阿是穴：局部压痛点；肩部肌肉紧张区域。

4. 灸法实施　顾客取坐位或左侧卧位，确保舒适并能保持体位，找准应灸穴位，点燃艾条，分别对以上所取各穴进行回旋灸法操作。每穴艾灸时间为 5~10 分钟，调理时间为 15~30 分钟，每日艾灸 2 次，连续调理 1 周为 1 个周期。

5. 艾灸原理　顾客为教师，右侧肩部因长期写黑板字和伏案工作而劳损，局部经络阻滞，同时因感受风寒之邪，寒凝经络，局部阻滞加重，不通则痛，经络气血不通，筋脉关节屈伸不利。调理选取肩髃、肩髎、肩贞、肩前及阿是穴，采用回旋灸，有疏通经络、温化寒湿的作用，经络疏通、气血通畅，则可以达到止痛、恢复关节活动的目的。

6. 健康宣教　嘱顾客操作过程中精神放松，及时反馈艾灸反应。灸后清洁皮肤，并喝一杯温开水，施灸部位保暖、避风寒，灸后3小时后方可沐浴。平素放松心情，右上肢减少负重和劳损，适当活动关节，配合爬墙训练等，忌食寒性食物，做好局部保暖，以保证艾灸调理的效果。定期复查，稳定效果。

7. 灸后评估　整个艾灸过程中顾客感到温暖舒适，灸后右肩部疼痛症状有所缓解。回家后每天坚持做爬墙训练。最终，经过2个周期的回旋灸调理后，顾客表示右肩部疼痛已明显缓解，右肩关节活动度也接近正常，日常生活活动能力受限的情况得到改善。

综上所述，回旋灸可以温通经络、散寒除湿、调和气血，对肩周炎等疾病有较好的效果。

三、雀啄灸

1. 概念　施灸时，将艾条一端点燃，将点燃端置于距离施灸穴位或患处约3cm的高处，艾条一起一落地活动施灸，如鸟雀啄食般，故得此名，一般每处灸5分钟。此法源于古代中医理论，通过模仿小鸟啄食的动作，将燃烧的艾条在应灸部位上方进行快速地起落操作，产生的热感较强。

2. 施灸方法　根据顾客病情和调理目的，准确找到并标记所需施灸的穴位；嘱顾客取舒适体位，暴露应灸部位，并做好保暖措施，以防受寒；选取质量上乘的艾条并点燃，手持点燃的艾条，将点燃端在距离穴位皮肤2~3cm的高度，进行快速上下起落运动，如同小鸟啄食一般；此过程中，需保持艾火与皮肤之间恒定的距离，以避免烫伤。每次"啄"的动作应轻快而有力，每次起落时间持续0.5~1秒，连续操作5~10分钟，或根据顾客的感受和皮肤反应（如感到灼烫）适时提起艾条，停止施灸。

3. 适应证　雀啄灸的火力较强，因其强大的温热刺激和渗透力，临床多用于昏厥急救、小儿疾患、胎位不正、无乳等。

4. 注意事项

（1）施灸前准备：顾客应避免处于过饱或过饥状态。

（2）体质辨识：对于孕妇、婴幼儿、体质极度虚弱者及皮肤感觉障碍者，应谨慎使用或避免采用雀啄灸。

（3）预防烧烫伤：施灸过程中应密切关注顾客的感受及皮肤变化，此法热感较强，注意防止烧烫伤皮肤。

（4）施灸后护理：施灸结束后，应注意保暖，避免风寒侵袭，并适量饮水以补充体内水分。

（5）禁忌证：高热、有出血倾向、局部感染及皮肤病患者禁用。

应用举例

刘某，女，32岁，孕30周+2。于2024年3月5日前来调理。主诉：孕30周+2，产前检查示胎位不正。现病史：顾客自述孕30周进行产前检查时发现胎位不正，表现为臀位，平素伴有轻微腰酸背痛。未曾接受其他治疗，为了能正常分娩，特来调理。

1. 艾灸方法 雀啄灸。

2. 取穴

（1）主穴：至阴。足小趾末节外侧，趾甲根角侧后方0.1寸。

（2）配穴

1）气海：在下腹部，脐中下1.5寸，前正中线上。

2）三阴交：内踝尖上3寸，胫骨内侧缘后际。

3. 灸法实施 孕妇取坐位或仰卧位，确保舒适，找准双侧至阴，点燃艾条，分别对双侧至阴进行雀啄灸法操作。每穴灸疗时间为5~10分钟，治疗时间为15~30分钟，每日治疗2次，连续治疗1周为1个疗程。

4. 艾灸原理 至阴是治疗胎位不正的常用穴位，与肾经、任脉密切相关，通过雀啄灸此穴，能温通经脉、振奋阳气、调整肾经和任脉的功能，从而改变子宫的活动，促使胎儿活动增加。此外，腰为肾之府，加气海、三阴交等穴位可补肾益气，改善腰背部不适。

5. 健康宣教 嘱顾客在操作过程中精神放松，及时反馈艾灸反应。灸后清洁皮肤，并喝一杯温开水，施灸部位保暖、避风寒，灸后3小时后方可沐浴。平素放松心情，劳逸结合，坐位时可在背后放一靠枕以减轻腰背部压力，禁食辛辣刺激性食物，保证艾灸调理的效果。定期产检，通过B超检查，观察胎位情况。

6. 效果评估 整个施灸过程中顾客均能够承受，在调理过程中，孕妇腰酸背痛症状明显缓解，且胎位逐渐转为正常。最终，经过7次雀啄灸后，孕妇再次进行产前检查，通过B超检查确认胎位已完全纠正，已转为头位，达到正常分娩条件，腰背部疼痛减轻，孕妇顺利进入待产阶段。

综上所述，雀啄灸在矫正胎位不正方面具有显著的效果和安全性。然而，每个孕妇的具体情况和体质不同，因此在艾灸前应进行全面的评估和咨询专业医师或中医师的建议。矫正胎位异常的最佳时间为妊娠29周至36周之间，因为此时胎位多不固定，易于纠正。

第三节 灸后处理

一、灸后效果评估

1. 概念 灸后效果评估是指对艾灸调理后的顾客在身体状况各方面做出客观、系统、科学评估的过程。评估主要包括疾病症状改善评估、生理功能指标恢复评估、心理健康状态评估、艾灸不良反应评估、效果维持时间评估、顾客灸后体验感、客观指标检测七个项目。艾灸疗法，具有温通经络、散寒除湿、调理气血的作用，通过几千年的生活和生产实践，已经在保健养生、疾病治疗方面发挥着重要作用。灸后评估是为了全面了解艾灸对顾客所起的作用，并指导后续的艾灸方案，确保艾灸的安全性和有效性。在与顾客的评估和反馈过程中，也加强了双方的沟通，得到顾客的认可，让其对艾灸产生信任。

2. 灸后效果评估项目

(1)疾病症状改善评估

1)评估内容:观察并记录顾客艾灸前后的主要症状变化情况,顾客的主诉是否得到缓解,如疼痛是否减轻、瘀血是否消退、肿胀是否减少、头晕等各种身体的不适感是否改善等。疾病症状的改善是顾客最迫切的需求,对后续的艾灸指导有关键意义,症状的评估尽量客观、具体和完善。

2)评估方法:身体客观和主观症状可通过保健艾灸师进行体格检查评估获得。疼痛测量可采用视觉模拟评分法(Visual Analog Scale,VAS)进行,肿胀等可通过测量肢体围度进行,在评估过程中尽量采用可量化的评估表来检查评估。

(2)生理功能指标恢复评估

1)评估内容:评估顾客艾灸调理前后身体各系统的功能恢复情况。艾灸对于改善顾客功能受损的情况有一定的作用,身体各系统如神经系统、运动系统、呼吸系统、血液系统等在艾灸后可能出现不同程度的改善,如肌肉力量、肺功能等情况发生变化。此类评估客观具体,可以增强顾客对艾灸调理的信心。

2)评估方法:可以进行血液生化检查、三大常规检查、心电图检查、胸透、B超检查等实验室检查,对比艾灸前后各项指标;也可以通过肌力测试、肺功能检查、生活质量、运动功能和日常活动能力等方面的功能测试评估顾客的功能恢复情况。评估过程尽量采用客观指标,来检查顾客生理功能的恢复水平。

(3)心理健康状态评估

1)评估内容:观察并记录顾客艾灸调理前后的心理状态,主要为情绪的变化、焦虑和抑郁的程度改变、睡眠质量情况以及顾客的整体心理状态改变。顾客心理健康状态通常容易被忽略,但却在疾病调理和养生保健中起到非常重要的作用,心理健康状态往往可以影响身体的状态,通过评估也可以让顾客重视这方面的问题。

2)评估方法:需要采用专业的心理评估量表进行评估,如焦虑顾客可采用汉密尔顿焦虑量表进行评估,抑郁的顾客可采用汉密尔顿抑郁量表进行评估,失眠顾客可采用匹兹堡睡眠质量量表评估,心理方面的评估量表都较为专业和客观,同时也要结合心理访谈等方式进行全面评估。

(4)艾灸不良反应评估

1)评估内容:评估顾客艾灸后可能出现的不良反应,比较常见的有局部红肿、烫伤、水疱、过敏反应、汗出过多虚脱和上火等,还有部分顾客可能出现晕灸的情况。这些不良反应的发生跟体质、灸室环境、顾客的状况相关,所以在登记时尽量把可能的因素备注好。

2)评估方法:及时发现各种不良反应,建立艾灸不良反应的报告制度,对不良反应发生的情况和关联的因素做好详细的记录,对发生的不良反应及时处理,消除顾客的顾虑,解决顾客的不适,并对顾客定期跟踪随访。

(5)效果维持时间评估

1)评估内容:评估进行艾灸后所取得的效果,并评估效果是否具有稳定性、效果维持的时间等。该评估内容建立在随访制度完善的基础上。

2)评估方法:主要是通过定期复查、电话随访等方法获取评估内容,评估者需要追踪顾客是否按时复查,若无法按时或已结束艾灸服务的顾客,需要电话回访。此项评估需要设定随访的时间周期，持续跟踪顾客症状及生理功能的变化，从而客观翔实地评估艾灸效果维持的时间。

（6）顾客灸后体验感

1）评估收集内容：评估顾客进行艾灸后的体验感，包括对艾灸操作过程的主观感受、对操作者的满意度、对施灸过程中的体验、对艾灸服务不足地方的建议等主观评价。

2）评估方法：设计相关的调查问卷，内容涉及顾客在艾灸调理过程中的主观体验，可以采用不记名方式。除了调查问卷，也可以采用直接的谈反馈方式，如在施灸过程中的沟通和灸后的健康宣教中，让顾客去表达自己的体验感，作为评估此次艾灸效果的重要参考。

（7）客观指标检测

1）检测内容：顾客在进行艾灸之前可能进行过一些客观的检查，如炎症因子水平检查、免疫功能指标等，艾灸疗法在一些炎症性疾病中具有一定的抗炎作用和提高整体免疫力的作用，可作为艾灸前后对比的重要检测内容。

2）评估方法：利用先进的医学检验技术，对艾灸前后顾客的相关生物学指标进行检测，如C反应蛋白（C-reactive protein，CRP）和白细胞计数等，从客观角度评估艾灸疗法的效果。

灸后效果评估在艾灸服务中非常重要，它是一个综合性的过程，需要综合考量疾病症状改善评估、生理功能指标恢复评估、心理健康状态评估、艾灸不良反应评估、效果维持时间评估、顾客灸后体验感、客观指标检测等多个方面的评估结果。通过科学、全面、系统地评估，可以更加准确地了解艾灸后的效果，为灸后方案的优化提供有力的支持，也为进一步提升艾灸的安全性和有效性提供依据。

二、灸后方案优化

1. 艾灸调理方案　首次调理前，顾客需要建立完善的艾灸调理方案，方案内容主要包括顾客的个人信息、主诉、症状体征、现病史、既往史、评估、辨证选穴、艾灸方法、艾灸量、艾灸周期等。顾客接受艾灸后，保健艾灸师通过灸后效果评估，结合顾客的疾病症状改善、生理功能指标恢复评估、心理健康状态评估、艾灸不良反应评估、效果维持时间评估、顾客灸后体验感、客观指标检测等多个方面的评估结果，及时对艾灸调理方案进行优化，以提高艾灸调理效果的最大化，提升顾客的体验感与满意度。

2. 灸后方案优化策略　灸后方案的优化主要是实施艾灸调理后，根据实际的艾灸效果，针对艾灸调理方案中辨证选穴、艾灸方法、艾灸量、艾灸周期等方面的再优化。优化是建立在灸效评估基础上进行个体化方案的调整，从灸后评估与证型的调整、优化辨证选穴、优化艾灸方法、优化艾灸量。

（1）灸后效果评估与反馈：建立客观科学的综合评估体系，涵盖症状、心理、主观体验、实验室检测等多个方面的内容，利用科学的评估问卷、量表或现代医学实验室检查，确保评估的客观性和全面性。加强与顾客沟通，在灸疗结束后立即或短期内通过面对面访谈或线上平台、电话沟通等方式让顾客反馈感受，及时调整艾灸调理方案。收集并分析灸后效果评估数据，定期总结艾灸效果数据，找出规律，为艾灸方案的优化提供科学的数据支持。

（2）个体化方案的调整：深入了解顾客的身体状况，通过中医望闻问切进行体质辨识，结合现代医学诊断方法，全面了解顾客的体质及疾病状况。对首次设定的艾灸方案，进行优化设计，根据实际情况调整艾灸的选穴、艾灸量、艾灸周期、艾灸方法等参数，实现个体化方案调整。在服务过程中，需要根据灸效评估结果，灵活调整艾灸计划，确保艾灸效果的持续性和优化性。

1）灸后评估与证型的调整：顾客复查时，根据灸后健康状态评估结果，重新评估顾客的病情，必要时配合进一步的检查，以确认评估的准确性，是否需要重新调整评估。根据灸后四诊收集的结果，重新辨证分型，确立新的证型。基于新的评估和证型结果，需要对原有的艾灸调理方案进行必要的调整优化，确保艾灸实施的准确性和有效性。

2）优化辨证选穴：顾客的选穴方案基于首次评估时的体质、病情、年龄、性别等因素，辨证选穴。针对顾客灸后新确立的证型，需要重新辨证选穴。另外，在艾灸过程中，根据顾客的反馈和艾灸效果，也需要及时灵活地调整选穴方案。施灸过程中必须精确选择施灸穴位，确保灸法作用于最佳部位。

3）优化艾灸方法：灸后根据病情变化和证型变化，不断调整艾灸方法。同时不断探索和应用新的艾灸技术和方法，如电子艾灸、温控艾灸等，以提高艾灸效果和顾客的舒适度。

4）优化艾灸量：优化整体艾灸调理方案，也需要对艾灸的施灸时间、剂量、周期进行调整优化。

（3）其他相关因素的优化调整：在艾灸调理方案的实施过程中，还有其他相关影响因素，也需要根据情况作相应的优化调整。

1）营造舒适的环境：打造整洁、卫生、宁静、温馨的施灸环境，光线柔和，温度舒适，湿度适中，可适当播放轻柔的音乐，营造轻松的氛围，减轻顾客的紧张情绪，达到艾灸效果的最大化。同时艾灸过程中要确保顾客的隐私安全，营造令人信赖的施灸环境。

2）优化健康宣教：顾客在实施艾灸调理方案后，症状得到改善，此时需要巩固调理效果。因顾客的饮食、作息睡眠习惯的影响，或其他不利因素容易造成病情加重，或导致疾病复发。此时健康宣教尤为重要，需要在艾灸后对顾客进行相关的生活指导，根据顾客的具体情况，给予合理的生活方式和饮食习惯方面的建议，以延长康复效果的持续时间。同时向顾客普及艾灸调理的基本知识、效果、注意事项等，提高顾客的健康意识和自我管理能力。

3）健全随访制度：利用互联网和移动通信技术，为顾客提供远程复查和跟踪服务，方便顾客及时咨询和反馈，对顾客艾灸调理后的情况进行持续的健康监测，以便及时发现并处理异常情况。同时完善灸后效果评估。建立完善的顾客健康档案，详细记录灸后监测数据，为艾灸效果评估和后续艾灸调理方案的优化提供参考。

4）加强人才培养和提升服务质量：加强艾灸保健师的专业技能培训，定期举办艾灸疗法专业培训，提升艾灸保健师的专业技能和理论知识，提高其对艾灸方法的熟练掌握和操作应用水平。更准确高效地实施艾灸调理方案。借鉴国内外先进技术和经验，培养具有国际视野的艾灸保健师专业人才，建立结构合理、层次分明的人才梯队，确保艾灸疗法的传承与发展。加强专业服务培训，优化灸后服务流程，简化手续，提高效率，为顾客提供更加便捷、高效的服务体验，提高整体艾灸调理的服务质量。

艾灸疗法作为中医传统疗法的瑰宝，其疗效显著，深受人们信赖。为确保艾灸后顾客能够获得最佳的效果，灸后方案的优化显得尤为重要。实施以上各方面的灸后方案优化策略，能够有效提升艾灸疗法的效果和顾客满意度，还能促进中医传统疗法的现代化、国际化发展。

（谢碧娟　蚁　淳）

本章练习

一、填空题

1. 施灸顺序，一般宜先灸(　　)，后灸(　　)，先灸背部，后灸腹部，先灸(　　)后灸(　　)。

2. 艾灸法的养生保健作用包括(　　)、(　　)、(　　)、(　　)、(　　)、(　　)、(　　)等。

3. 艾灸的操作方法包括(　　)、(　　)、(　　)、(　　)、(　　)等。

4. 灸后注意事项有(　　)、(　　)、(　　)、(　　)等。

5. 艾灸的适应证有(　　)、(　　)、(　　)、(　　)等。

6. 悬起灸法操作一般艾火距皮肤(　　)，灸(　　)分钟为宜，以灸至皮肤温热红晕，而又不致烧伤皮肤为度。

7. 温和灸临床应用广泛，适用于(　　)，也常用于(　　)。

8. 回旋灸临床上常用于治疗(　　)、(　　)等。

9. 雀啄灸临床多用于(　　)、(　　)、(　　)、(　　)等。

10. 灸后效果评估主要包括(　　)、(　　)、(　　)、(　　)、(　　)、(　　)、(　　)七个项目。

二、判断题

1. 大部分人白天要上班，所以可以选择晚上艾灸来调理疾病。（　　）

2. 熄灭艾条时，应避免使用水浇灭的方法，最好使用灭火罐等专用工具来熄灭艾条。（　　）

3. 艾灸时间过长会伤及人体的经络及元气。一般来说，一个穴位艾灸 10~15 分钟为好。（　　）

4. 艾条粗细决定燃烧时产生的火力大小，所以艾条越粗越好。（　　）

5. 艾灸通过热力和药力渗透肌肤筋骨，故温度越高越好。（　　）

6. 中气下陷如胃下垂、子宫脱垂、脱肛等脏器下垂患者可选用艾灸调理。（　　）

7. 脾胃虚弱者选择艾灸调理效果都不明显。（　　）

8. 艾绒并非越陈越好，艾条最佳的陈放年数是 3 到 5 年。（　　）

9. 艾灸调理方案主要包括顾客的个人信息、主诉、症状体征、现病史、既往史、评估、辨证选穴、艾灸方法、艾灸量、艾灸周期等。（　　）

10. 回旋灸施灸时，将艾条悬于施灸部穴位或患处左右往返移动或平行往复回旋熏灸，一般移动范围越大越好。（　　）

11. 灸后效果评估主要评估疾病症状改善情况和副作用,实验室检查一般没什么意义。 ( )

三、问答题

1. 简述悬起灸的三种灸法。
2. 简述艾灸的适宜人群和适应证。
3. 什么是灸后方案优化?

第十一章
保健艾灸师高级工（三级）技能

【学习目标】

1. 通过学习熟练掌握各种灸法的操作流程和技巧，熟悉各种灸感以及灸后反应，并能采取相应的措施；了解灸法的分类以及各种灸法的注意事项和禁忌。
2. 学会运用各种灸法准确进行灸疗操作，并注意与顾客的密切合作。
3. 培养严谨细心的工作作风，提高灸疗效果和顾客的满意度。

第一节　艾灸操作

灸法自形成以后不断发展，在人们的生活实践中得到了广泛的应用和推广。特别是新中国成立后，艾灸作为一种比较古老的中医疗法，在防治疾病和康复保健中发挥着十分重要的作用。艾灸的方法如图（图 11-1）。

该思维导图尽管包括了近乎全部的艾灸方法，但根据艾灸实践和艾灸效果以及人们的接受程度（满意度），本章节重点介绍最常用的几种艾灸法。

一、非化脓灸（无瘢痕灸）

1. 概念　非化脓灸又称为无瘢痕灸，是直接灸包含的一种艾灸形式，常用于调理虚寒性的慢性疾病，如慢性腹泻、胃脘痛、风寒湿痹、痛经、哮喘、过敏性鼻炎等。

2. 施灸方法　无瘢痕灸需要取纯净的细艾绒，搓捏成圆锥体的艾炷，先在穴位上涂一层薄薄的万花油，方便粘贴艾炷。

将做好的艾炷放置于穴位上用线香点燃，每燃烧完一枚称为一壮，每壮在燃烧至剩余二分之一或三分之一左右时更换艾炷。皮肤无灼伤化脓，不留瘢痕，将规定的壮数灸完为止。

3. 适应证　无瘢痕灸主要应用于虚寒性的慢性疾病调理，如慢性腹泻、胃脘痛、风寒湿痹、痛经、哮喘、过敏性鼻炎、感冒等。通过无瘢痕灸的刺激，可以促进气血循环，调整人体的免疫功能，对缓解慢性疾病有一定效果。

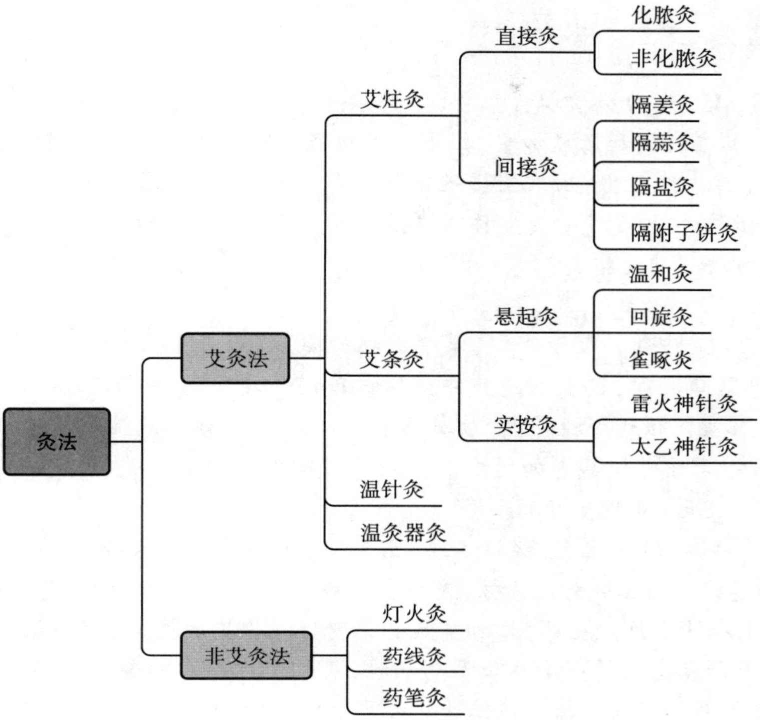

图 11-1　艾灸方法思维导图

4. 注意事项

（1）选择合适体位：以方便施灸和顾客能长时间保持舒适体位为原则，避免因体位不当导致移动，影响施灸效果或灼伤皮肤。

（2）施灸顺序：一般先上部后下部，先背部后腹部，先头身后四肢。

（3）温度控制：施灸过程中要注意调节艾炷与皮肤的距离，以被灸者感到温热但无灼痛为宜，避免温度过高导致烫伤。

（4）观察局部反应：密切观察施灸部位皮肤的颜色变化，如有红肿、水疱等异常，应及时停止施灸，并采取相应处理措施。

（5）避免吹风：施灸时和施灸后应避免感受风寒，尤其在夏季应避免风扇、空调直吹。

（6）注意防火：施灸过程中要注意用火安全，避免艾炷掉落引发火灾。

（7）特殊人群：孕妇的腹部和腰骶部不宜施灸；极度疲劳、过饥、过饱、酒醉、大汗淋漓、情绪不稳者忌灸。

（8）告知顾客：施灸前应向顾客说明施灸过程中的正常反应，如温热、轻微灼痛等，消除顾客的紧张情绪。

（9）注意局部清洁：施灸后局部皮肤可能会有微红、温热等现象，一般无须特殊处理，注意保持局部清洁、干燥即可。

应用举例

李某，男，45岁，办公室职员。主诉与现病史：顾客自述近一个月来反复出现咳嗽、气喘症状，尤其在夜间和清晨加重，严重影响睡眠。同时伴有头痛、头晕，精神疲惫，工作效率明显下降。既往史：顾客有慢性支气管炎病史3年，无其他重大疾病史。根据观察及询问，判断为慢性支气管炎发作。依据上述情况做以下处理。

1. 艾灸方法　非化脓灸。

2. 取穴

（1）主穴：①肺俞。位于背部，第3胸椎棘突下，旁开1.5寸。②膻中。在胸部前正中线上，平第4肋间，两乳头连线中点。③风门。在背部，当第2胸椎棘突下，旁开1.5寸。④足三里。位于小腿外侧，犊鼻下3寸，犊鼻与解溪连线上。

（2）配穴：①咳嗽较甚者加列缺、尺泽；②气喘明显者加定喘、天突；③脾肾阳虚者加脾俞、肾俞、关元；④痰多者加丰隆。

（3）保健调养：肝阳上亢，经络不通，需要整体调理者另加太冲、悬钟。

3. 灸法实施　顾客取舒适体位，充分暴露施灸部位。将艾绒搓成麦粒大小的艾炷。在所选穴位上涂抹少许凡士林，增加艾炷的黏附性。将艾炷放置在穴位上，用线香点燃艾炷顶端。当顾客感到局部温热但无灼痛时，可让艾炷继续燃烧，待其燃尽，用镊子除去艾灰，再更换新的艾炷。每个穴位一般灸5~7壮，每日或隔日1次，10次为一个周期。

4. 沟通交流　整个艾灸过程中顾客均能够承受，及时为顾客调整姿势和更换艾炷；嘱顾客精神放松。灸后清洁皮肤，告知顾客注意事项，顾客满意而归。

二、隔物灸

由于直接灸有剧痛，许多灸疗者难以忍受，故产生了“隔物灸”。隔物灸的先驱是东晋大医葛洪。他在《肘后备急方》中首先记载了隔蒜灸、隔盐灸、隔椒灸、隔面灸、隔灸器等多种隔物灸的方法，而且针对不同的情况选用不同的隔物种类，还可以提高疗效。

历代使用过隔物灸的医家，在他们的著述中均有记载。如元代朱丹溪在他的《脉因证治》《丹溪手镜》《丹溪心法》等著作中，反映出他对隔物灸的喜爱，有隔蒜灸、隔甘遂灸、隔盐灸、隔皂角灸、隔姜灸、隔附子饼灸等等，其治疗的病种也很多。

明代的薛立斋，把隔蒜灸用于拔毒消肿；隔豉饼灸用于肿硬不溃或溃而不敛的病灶；隔附子饼灸用于疮陷而脓水清稀；隔香附木香饼灸用于治疗肝气郁结病证等。后世医家也对隔物灸的物品进行了不断的改进，除上述之外，还有隔韭灸、隔葱灸、隔苦瓜灸、隔莨菪根灸、隔虫灸、隔桃树皮灸、隔桃叶灸、隔土木瓜灸、隔苍术灸、隔槟榔灸、隔矾灸、隔蟾灸、隔核桃灸等等。在此只介绍最常用的几种隔物灸（又称为间接灸法）。

（一）隔姜灸

1. 概念　隔姜灸指的是用姜片做隔垫物的一种灸法。通过艾叶和生姜在施灸时所产生的双重温热效应，通过经络穴位，对全身进行调理，促进气血的运行、提高机体抗病祛邪的能力。这是隔姜灸法之所以能够防病治病、预防保健的关键。

2. 施灸方法　选取新鲜老姜一块，沿生姜纤维纵向切取，切成0.2~0.3cm厚的姜片，大小可据穴区部位所在和选用的艾炷的大小而定，中间用三棱针穿刺数孔。施灸时，上置艾炷，放在穴位上，然后用线香点燃。当顾客感到灼痛时，可将姜片稍许上提，使之离开皮肤片刻，随即放下，再行灸疗，反复进行。或在姜片下衬一些纸片，放下再灸。一般每次灸6~9壮，以局部皮肤潮红不起疱为度。灸毕可用红花油涂于施灸部位，一是防止皮肤灼伤，二是更能增强艾灸活血化瘀、散寒止痛的功效。

3. 适应证　隔姜灸采用了姜、艾的辛温药性，可振奋阳气，通经逐寒，理气祛湿，还可以温煦气血，调和营卫，改善机体功能。此法多用于调理外感表证和虚寒湿性疾病的预防保健。

（1）妇科疾病：如女性痛经、月经紊乱、内分泌失调、盆腔炎、卵巢囊肿、子宫肌瘤、体寒、四肢发冷等。

（2）男性疾病：前列腺炎、肾虚阳痿。

（3）消化道疾病：不同人群胃痛、胃胀、腹泻、便秘。

（4）其他：寒湿肾虚引起的腰部酸痛。

4. 注意事项

（1）依据顾客病情艾灸，热性及实性病邪的顾客禁用隔姜灸。热性病邪顾客艾灸可出现喉咙痛，口渴喜冷饮，面红耳赤，口臭，大便秘结，小便黄，舌红，脉滑数等症；实性病邪顾客艾灸可出现瘀血证、结石阻塞证。

（2）灸疗者在艾灸前保持情绪稳定，忌过饱、过饥；艾灸后1小时内忌沐浴、进餐；饮酒后不宜艾灸；月经期女性不建议进行隔姜灸；选择优质艾条进行艾灸；避免灸疗者烫伤或者对艾条过敏。

应用举例

王某，男，38岁。主诉：鼻塞、流涕伴恶心呕吐3天。现病史：顾客3天前因不慎感受风寒，出现鼻塞、流涕症状，鼻涕清稀如水，量多，伴有头痛、周身酸痛。近3天来，恶心呕吐症状逐渐加重，呕吐物为胃内容物，无咖啡样物质，无发热、咳嗽、咳痰、胸痛、呼吸困难等不适。自行服用药物3天后，症状未见明显缓解，为求好转，遂于2024年7月23日到店。

1. 顾客整体情况　神志清楚，精神欠佳，面色淡白，舌苔薄白。呼吸平稳，未闻及特殊气味。脉浮紧。

2. 评估　感冒(风寒束表证)。

3. 证候分析　顾客因外感风寒之邪，寒邪束表，卫阳被遏，故见恶寒、发热、头痛、周身酸痛；肺开窍于鼻，风寒袭肺，肺气失宣，故见鼻塞、流涕；风寒之邪侵犯脾胃，中焦气机升降失常，胃气上逆，故见恶心、呕吐。

4. 艾灸原则　疏风散寒，和胃止呕。

5. 穴位选取

（1）主穴：大椎、合谷、外关。①大椎：位于后背正中线上，第7颈椎棘突下凹陷中。

低头时，用手摸到脖子后方最突出的一块骨头，其下方的凹陷处即为大椎穴。大椎为诸阳之会，能振奋阳气、疏风散寒。②合谷：位于手背，第2掌骨桡侧的中点处。简便取穴法：以一手的拇指指间关节横纹，放在另一手拇、示指之间的指蹼缘上，拇指尖下即为合谷穴。合谷为常用的解表穴位，可疏风解表、通络止痛。③外关：位于前臂背侧，腕背横纹上2寸，尺骨与桡骨之间。即从腕背横纹向上量约三个横指（约2寸）处，在尺骨与桡骨之间。外关通阳维脉，能疏风解表。

（2）配穴：中脘、足三里。①中脘位于上腹部，前正中线上，当脐中上4寸。简便的取穴方法是，胸骨下端和肚脐连接线中点即为此穴。中脘为胃之募穴，可和胃降逆。②足三里在小腿外侧，犊鼻下3寸，犊鼻与解溪连线上。犊鼻穴位于膝盖外侧的凹陷处，又名外膝眼。从犊鼻向下量4横指（约3寸），距离胫骨前缘1横指处，即为足三里。足三里为胃之下合穴，能调理脾胃、止呕。

6. 艾灸方法　隔姜灸。

7. 操作过程

（1）准备新鲜生姜若干，切成厚0.3~0.5cm的姜片，用针在姜片上均匀扎数个小孔。

（2）顾客取舒适体位，先取仰卧位，充分暴露中脘、足三里；再取俯卧位，暴露大椎、外关。

（3）将切好的姜片放置于所选穴位，然后将适量艾绒搓成圆锥形艾炷，放在姜片上。

（4）用线香点燃艾炷顶端，使其自然燃烧。在施灸过程中，密切观察顾客的反应，当顾客感到局部灼热疼痛难以忍受时，可将姜片稍稍抬起，以减轻灼热感，待灼热感缓解后再放下继续施灸。每穴灸3~5壮，以皮肤潮红为度。

（5）施灸完毕后，用干净的纱布轻轻擦拭穴位周围的灰烬和姜汁。

8. 灸后调养指导　注意保暖，避免再次感受风寒，根据天气变化及时增减衣物；饮食宜清淡、易消化，多食温热食物，如米粥、面条等，忌食生冷、油腻、辛辣刺激性食物；多休息，保证充足的睡眠，避免劳累和剧烈运动；保持室内空气流通，避免到人群密集的场所；按时复查，如有不适，随时就医。

9. 复查情况　2024年8月4日，顾客精神状态明显好转，自述鼻塞、流涕症状明显减轻，头痛、周身酸痛消失，恶心、呕吐症状未再发作；体格检查：鼻腔黏膜轻度充血、水肿，鼻甲无肿大，分泌物减少；方案调整：继续原方案巩固调理1~2次。

（二）隔蒜灸

1. 概念　隔蒜灸又称为蒜钱灸，是以蒜作为隔物进行艾灸的一种灸法。临床上常用隔蒜片和隔蒜泥灸两种隔蒜灸。

隔蒜灸最早见于《肘后备急方》："灸肿令消法，取独颗蒜，横截厚一分，安肿头上。炷如梧桐子大，灸蒜上百壮。不觉消，数数灸，唯多为善。勿大热，但觉痛即擎起蒜，蒜焦更换用新者，不用灸损皮肉。"

2. 施灸方法

（1）隔蒜片灸：取新鲜紫皮独头大蒜，切成厚 0.2~0.3cm 的蒜片，用三棱针在蒜片中间穿刺数孔，放在施灸的穴位上或患处（最好放在疮头上，如果漫肿无头，可贴湿纸，先干者为疮头），上置艾炷点燃灸之，艾炷如黄豆大，每灸 3~5壮后可更换蒜片，继续施灸。将预定壮数灸完为止。一般以施灸处出现湿润红热为度。为了防止灼痛起疱，可在蒜片下面再垫上一个蒜片，对痈、疽、疮、疖等，无痛感灸至知痛为止，知痛者灸至不知痛为度。换艾炷不换蒜片，每日灸 1~2 次，每穴灸 5~7 壮，每日或隔日 1 次，7~10 次为 1 周期。初发者可消肿，化脓者亦能使其速溃，促使其早日愈合。

（2）隔蒜泥灸：取新鲜紫皮大蒜适量，捣如泥状，放于穴位或患处（最好放在疮头上，如果漫肿无头，可贴湿纸，先干者为疮头），上置艾炷，用线香点燃艾炷施灸，当顾客感到灼热时，则换艾炷再灸，不换蒜泥，将预定的壮数（3~7 壮）灸完为止，每日或隔日 1 次。一般以灸处出现汗湿红晕现象而不起疱为度。

除此之外，还可以取新鲜紫皮蒜适量，捣如泥膏状，平铺于脊柱上（自大椎至腰俞），宽约 2cm，厚约 0.5cm，周围用桑皮纸封固，灸大椎、腰俞等穴数十壮，以灸至顾客口鼻内觉有蒜味为度，多用于调理虚痨。

3. 适应证　大蒜味辛，性温，具有解毒消肿、散结拔毒、止痛、健胃，杀虫之功。本法用于调理多种疾病。

（1）外科疾病：如疖、疮痈、急性淋巴管炎、无名肿毒、虫蛇咬伤和蜂蝎蜇伤、寻常疣、疝气等。

（2）内科疾病：如丛集性头痛、难治性肺结核（肺痨）、类风湿性关节炎。

（3）妇科疾病：急性乳腺炎、腹中积块等。

知识扩展

隔姜灸和隔蒜灸的区别

1. 间隔物　二者均属于间接灸，但隔姜灸用的是生姜，隔蒜灸用的是大蒜。

2. 作用机理

（1）隔姜灸的作用机理主要包括以下几个方面。

1）温热刺激：艾叶燃烧时产生的温热效应能扩张局部毛细血管，增加血液循环，促进新陈代谢，加速组织修复和细胞再生。这种温热刺激可以缓解肌肉紧张、痉挛，减轻疼痛和不适感。

2）生姜的药理作用：生姜含有姜辣素、姜烯等成分，具有温经散寒、解表通络、祛湿止痛等功效。在隔姜灸时，生姜的有效成分可通过温热刺激和皮肤渗透，发挥其药理作用，增强艾灸的效果。

3）经络穴位调节：艾灸作用于特定的经络穴位，能够调节经络气血的运行，疏通经络，调和阴阳，调整脏腑功能，从而达到预防疾病的目的。

4）神经调节：温热刺激和穴位刺激可以通过神经传导，影响中枢神经系统和自主神经系统的功能，调节神经内分泌系统，从而改善机体的生理和病理状态。

（2）隔蒜灸的作用机理主要包括以下几个方面。

1）大蒜辛温，具有解毒、杀虫、行滞的功效，隔蒜灸将蒜的渗透性、药性和灸的温熵作用进行结合，可杀菌和消炎，达到控制局部炎症感染、局部发热的效果，而且还可以加速局部血液循环和新陈代谢，增强组织修复能力。

2）大蒜的药理作用：大蒜含有大蒜素等多种生物活性成分，具有抗菌、消炎、抗病毒等作用。隔蒜灸时，大蒜的有效成分可能通过皮肤渗透和吸收，发挥相应的药理效应。

3）经络穴位调节：通过对特定穴位进行艾灸刺激，调节经络气血的运行，调整脏腑功能，从而达到预防疾病和保健养生的目的。

3. 相同之处　均可以提高机体免疫功能。

4. 注意事项

（1）因大蒜液对皮肤有刺激性，灸后易起疱，故应注意防护。

（2）隔蒜灸用的蒜应选用新鲜的蒜，以保证其汁液充足，效果良好。宜现切现用，不可用嫩蒜。

（3）蒜片的厚薄，宜根据部位和病证而定。一般而言，面部等较为敏感的部位，蒜片可切得厚些；而急性或疼痛性病证，蒜片可切得薄一些。

（4）施灸部位：施灸前应清洁施灸部位的皮肤，确保无破损、炎症、感染等情况。在施灸过程中若不慎灼伤皮肤，致皮肤起透明发亮的水疱，须注意防止感染，处理方法可参照无瘢痕灸法。

（5）温度控制：密切关注艾灸过程中局部皮肤的温度，防止烫伤。如果顾客感到过热或疼痛，应及时调整艾炷或停止施灸。

（6）施灸时间：根据顾客的病情、体质和耐受程度，合理控制施灸时间，避免过长或过短。

（7）更换艾炷：当艾炷燃尽或顾客感到灼痛时，应及时更换新的艾炷。

（8）灸后处理：灸后局部皮肤可能会出现红晕、水疱等，小水疱一般无须处理，可自行吸收；大水疱可用无菌注射器抽出疱内液体，并用消毒纱布覆盖，避免感染。

（9）禁忌部位和人群：孕妇的腹部和腰骶部，高热、抽搐、昏迷、身体极度衰竭等人群不宜使用隔蒜灸。

（10）专业操作：隔蒜灸应由专业的中医医师或经过正规培训的人员进行操作，以确保安全和疗效。

应用举例

陈某，女，54岁，于2024年3月10日前来调理。主诉：疲劳乏力、食欲不振5个月。现病史：顾客自述近5个月以来，感觉身体疲劳，四肢无力，对食物缺乏兴趣，进食量明显减少。伴有胃脘胀满，大便溏薄。未曾接受系统治疗，症状逐渐加重，影响日常生活，故来调理。

1. 顾客整体情况：神志清晰，精神萎靡，面色萎黄，形体消瘦；呼吸平稳，未闻及异常气味；疲劳乏力，食欲不振，胃脘胀满，大便溏薄，口淡无味；脉细弱，舌苔淡白。

2. 评估 虚劳（脾胃虚弱证）。

3. 证候分析 脾胃为后天之本，气血生化之源。脾胃虚弱，运化失常，气血生化不足，故见疲劳乏力、食欲不振；脾胃虚弱，水湿不化，故见胃脘胀满、大便溏薄。

4. 调理原则 健脾和胃，益气补虚。

5. 选取穴位

（1）主穴：脾俞、胃俞。①脾俞。在脊柱区，第 11 胸椎棘突下，后正中线旁开 1.5 寸；②胃俞。在脊柱区，第 12 胸椎棘突下，后正中线旁开 1.5 寸。

（2）配穴：气海、关元、膏肓。①气海。在下腹部，脐中下 1.5 寸，前正中线上。②关元。在下腹部，脐中下 3 寸，前正中线上。③膏肓。在脊柱区，第 4 胸椎棘突下，后正中线旁开 3 寸。

6. 艾灸方法 隔蒜灸。

7. 操作过程

（1）准备新鲜大蒜，切成厚 0.3~0.5cm 的蒜片，用针在蒜片上扎数个小孔。

（2）顾客取俯卧位和仰卧位，充分暴露穴位。

（3）将蒜片放置在所选穴位上，然后将艾绒搓成圆锥形艾炷，放置在蒜片上。

（4）用线香点燃艾炷顶端，使其自然燃烧。当顾客感到局部灼热疼痛难以忍受时，可将蒜片稍稍抬起，待灼热感缓解后再放下继续施灸。每穴灸 3~5 壮，每日 1 次，以皮肤潮红为度。

8. 灸后调养指导 嘱顾客注意休息，避免过度劳累；饮食规律，多食易消化、富有营养的食物，如山药、薏苡仁、芡实等，忌辛辣、油腻、生冷食物；保持心情舒畅，避免情绪波动；定期调理，观察症状改善情况。

9. 复查情况 2024 年 8 月 20 日复查，顾客疲劳乏力症状明显减轻，食欲有所改善，胃脘胀满消失，大便基本正常。继续原调理方案巩固调理 1~2 次。

（三）隔盐灸

1. 概念 隔盐灸是中医艾灸疗法中的一种。它是将纯净干燥的食盐填敷于脐部（神阙），然后在盐上放置艾炷施灸。

隔盐灸是临床上常用的隔物灸之一。因本法只用于脐部，故又称神阙灸。最早载于《肘后备急方》，用以治疗霍乱等急症。后世的医籍《备急千金要方》《千金翼方》及元·危亦林的《世医得效方》等都有介绍。现代，在施灸的方法上有一定改进，如在盐的上方或下方增加隔物；应用的范围也有相应的扩大，已用于多种腹部疾病及其他病证的调理。

2. 施灸方法 嘱灸疗者仰卧，暴露脐部。取纯净干燥之细白盐适量，炒至温热，纳入脐中，使与脐平。如灸疗者脐部凹陷不明显者，可预先置脐周一湿面圈，再填入食盐。如需再隔其他药物施灸，一般宜先填入其他药物（药膏或药末），再放盐。然后上置艾炷施灸，至顾客稍感烫热，即更换艾炷。为避免食盐受火爆裂烫伤，可预先在盐上面放置一薄姜片，中间用三棱针刺数孔，然后再施灸。一般每次灸3~9壮，但对急性病证则可多灸，不拘壮数。

建议每周艾灸神阙2~3次，无须长时间施灸，每次20~30分钟就可以起到效果。气血不足、阳气下陷的顾客建议根据病情在不同时段每天均灸，连续灸7~10天后更改为隔1天灸1次；因中气不足、中气下陷的胃下垂、子宫脱垂的顾客集中调理一段时间，然后再改变艾灸频率，慢慢调养。

3. 适应证　隔盐灸一般只用于神阙，有温中散寒、回阳救逆等作用；临床上用于改善阳气虚脱而出现的大汗淋漓、四肢厥冷、脉微欲绝等危重症候，还可用于调理腹痛、腹泻、痢疾、消化不良等寒邪入里的消化系统疾病。

隔盐灸神阙对阳痿早泄，女子宫寒不孕，有较好的效果；还可以用于四肢关节、背部肌肉等其他部位。

4. 注意事项

（1）盐的选择和准备：应选用纯净干燥的食盐，研细或炒干后使用，以确保良好的传热效果。

（2）施灸部位：通常选择脐部（神阙），但要确保施灸部位皮肤完整、无破损、无炎症。

（3）在神阙上进行艾灸时一定要注意防止烫伤，如果每天施灸或施灸的时间较长，可能会造成局部的烫伤或感染。若脐部灼伤，要涂以龙胆紫，并用消毒敷料覆盖固定，以免感染。

（4）施灸时要求顾客保持原有体位，呼吸匀称。尤其是穴区感觉灼热时，应告知医师处理，不可乱动，以免烫伤。对小儿灸疗者，更应核格外注意。

（5）温度控制：施灸过程中要密切观察局部皮肤的变化，避免温度过高导致烫伤。如果顾客感觉过热或疼痛，应及时调整。

（6）施灸时间：根据顾客的体质、病情等因素确定施灸时间，一般以皮肤红润为度，避免过长时间施灸。

（7）防止艾炷脱落：确保艾炷放置稳固，防止其在燃烧过程中脱落而灼伤皮肤；施灸结束后，应彻底熄灭艾炷的余火，以防复燃。

（8）观察反应：灸后要观察顾客的局部皮肤和全身反应，如有水疱等情况，应进行适当处理。

（9）不宜人群：孕妇的腹部，极度疲劳、过饥、过饱、酒醉、大汗淋漓、情绪不稳者不宜施灸。

（10）就医指导：如果是自行施灸，建议在专业人士的指导下进行；对于有严重疾病或慢性病患者，应在医师的指导下进行隔盐灸。

应用举例

李某，女，49岁，于2024年7月1日前来调理。主诉：腹痛腹泻伴恶寒肢冷30天。现病史：顾客1个月前，无明显诱因出现腹痛，以脐周为主，呈阵发性隐痛，伴有腹泻，每日3~5次，大便稀溏，同时自觉恶寒肢冷，得温则舒。自行服用止泻药物（具体药物及剂量不详）后，症状未见明显缓解，遂来调理。

1. 顾客整体情况 面色苍白,精神不振,舌淡胖,苔白滑。言语清晰,呼吸平稳,未闻及特殊气味。腹痛腹泻,恶寒肢冷,喜温喜按,口不渴,小便清长。脉沉迟无力。

2. 体格检查 体温36.9℃,脉搏78次/min,呼吸18次/min,血压119/75mmHg。腹部平软,脐周有轻度压痛,无反跳痛,肠鸣音亢进。四肢温度较低。

3. 评估 泄泻(脾肾阳虚证)。

4. 证候分析 脾肾阳虚,失于温煦,运化失职,故见腹痛腹泻、恶寒肢冷;舌淡胖、苔白滑、脉沉迟无力均为脾肾阳虚之象。

5. 调理原则 温肾健脾,涩肠止泻。

6. 选穴 神阙。穴位位置在脐中部,脐中央。

7. 艾灸方法 隔盐灸。

8. 操作过程 令顾客仰卧,暴露脐部。取纯净干燥的食盐适量,填平脐孔,上置艾炷施灸。若顾客感觉灼热不可忍受时,可将艾炷上提,稍停片刻再放下继续施灸,直至皮肤潮红为度。一般每次灸3~9壮,每周3次。

9. 灸后调养指导 注意保暖,避免腹部受寒;饮食宜清淡、温热、易消化,忌生冷、油腻、辛辣食物;规律作息,避免劳累;保持心情舒畅,避免精神紧张;定期复查,观察病情变化。

10. 复查情况 2024年7月3日复查,顾客腹痛腹泻症状明显减轻,恶寒肢冷有所改善。继续调理1~2次以巩固效果。

(四)隔附子饼灸

1. 概念 隔附子饼灸又称"附子灸""附子饼灸""附饼灸",为隔物灸的一种,也属隔药灸之一。此法的应用首见于唐代孙思邈的《千金翼方》,隔附子饼灸的疗效与附子本身的中药成分密切相关,附子属温里药,被称为"回阳救逆第一品",具有超强的补火助阳功效,入心、脾、肾三条经络,故对心脾肾也有补益的作用。若说药、针、灸是中医的三大法宝,那么隔附子饼灸就是药和灸两者的高度结合。

2. 操作方法 隔附子饼灸分为隔附子片灸和隔附子饼灸两种。

(1)隔附子片灸:取熟附子用水浸透后,切片厚0.3~0.5cm,中间用针刺数孔,放于穴区,上置艾炷灸之即可。

(2)隔附子饼灸:附子粉制饼有三种规格。①将附子切细研末,以黄酒调和作饼,厚约0.4cm,中间用针或木筷刺孔,放于穴位上置艾炷灸之。②亦可用生附子3份、肉桂2份、丁香1份,共研细末,以炼蜜调和制成0.5cm厚的药饼,用针穿刺数孔,上置艾炷灸之。若附子片或附子饼被艾炷烧焦,可以更换后再灸,直至穴区皮肤出现红晕停灸。③把附子磨成粉末,用酒调和做成直径约3cm、厚约0.8cm的附子饼,中间刺几个孔,放在施灸部位,上面再放艾绒施灸,一般用于壮阳气,如命门火衰导致的阳痿、早泄或女性的宫寒不孕等。

3. 适应证

(1)骨关节病(寒湿阻滞、肝肾亏虚引起的颈椎病、肩周炎、腰椎间盘突出、腰肌劳损、四肢关节炎、强直性脊柱炎、指端麻木、阴寒水肿、类风湿关节炎等）。

（2）消化系统疾病（脾胃虚寒性的胃痛、慢性胃肠炎、消化性溃疡、功能性消化不良、慢性结肠炎、虚寒吐泻等）。

（3）男科病证（附子辛温大热，有温肾壮阳之功，适宜调理阳痿、早泄、遗精及疮疡久溃不敛等）。

（4）妇科疾病（肾阳虚衰导致的宫寒不孕、痛经、闭经、经少、月经后期、带下、滑胎等）。

（5）呼吸系统疾病（寒性感冒、咳嗽、哮喘、鼻炎等）。

（6）其他疾病：阴疽疮疡、小儿遗尿及寒湿体质调整。近年来又用以调理痛经、桥本甲状腺炎、慢性溃疡性结肠炎等。

4. 注意事项

（1）施灸时要注意室内通风。

（2）隔附子饼灸须在医务人员指导监视下进行。

（3）应选择较平坦不易滑落的部位或穴位处施灸，灸饼灼烫时可用薄纸衬垫灸饼下，以防灼伤皮肤。

（4）对阴盛火旺及过敏体质者、孕妇均禁用附子饼灸。

（5）施灸过程中出现头昏、眼花、恶心、颜面苍白、心慌出汗等不适现象，及时就医。

（6）施灸后，局部出现小水疱，无须处理，可自行吸收；如水疱较大，用无菌注射器抽出疱液，并以无菌纱布覆盖；如出现轻微咽喉干燥、大便秘结、失眠等症状，属于正常反应，无须特殊处理。

（7）灸后注意保暖，4 小时内不宜洗澡吹风，饮食宜清淡。要饮用比平常量多的温开水（忌饮冰水），以帮助排出体内的毒素。

隔物灸除上述几种方法外，还有隔豆豉饼灸、隔胡椒饼灸、隔巴豆灸、隔黄土灸、隔核桃壳灸、隔面灸等多种方法，在此不做详细描述。

应用举例

邱某，男，48 岁，2024 年 3 月 5 日前来调理。主诉：腰膝酸软、小便频数。现病史：顾客半年以来，自觉腰膝酸软无力，难以久立或远行，小便频数，夜尿增多，每晚 3~4 次，影响睡眠质量。此外，还伴有头晕耳鸣、神疲乏力等症状。自行服用补肾药物（具体不详），效果不佳，遂来调理。

1. 顾客整体情况　面色㿠白，双目无神，舌淡，苔薄白。呼吸均匀，声音低弱，未闻及特殊气味。腰膝酸软，疼痛绵绵，遇劳更甚，休息则缓。小便频数，清长，余沥不尽。肢冷畏寒，精神不振。脉沉细无力。

2. 体格检查　无异常。

3. 评估　肾虚（肾阳虚证）。

4. 证候分析　肾阳不足，不能温煦腰膝，故腰膝酸软；肾主水，肾阳亏虚，气化无权，故小便频数；阳气不足，不能温养形体，故肢冷畏寒、神疲乏力；舌淡、苔薄白、脉沉细无力均为肾阳虚之象。

5. 调理原则　温补肾阳。

6. 穴位选穴

（1）主穴：命门、肾俞。①命门。在脊柱区，第2腰椎棘突下凹陷中，后正中线上。②肾俞。在脊柱区，第2腰椎棘突下，后正中线旁开1.5寸。

（2）配穴：至阳、太溪、三阴交。①至阳。在脊柱区，第7胸椎棘突下凹陷中，后正中线上。②太溪。在踝区，内踝尖与跟腱之间的凹陷中。③三阴交。在小腿内侧，内踝尖上3寸，胫骨内侧缘后际。

7. 艾灸方法　隔附子饼灸。

8. 操作过程　将附子研成粉末，用黄酒调和，制成直径约3cm、厚度约0.8cm的附子饼，中间用针穿刺数孔。将附子饼放置在所选穴位上，然后在其上放置艾炷施灸。每穴灸3~5壮，每日1次。以皮肤红晕、顾客自觉温热舒适为度。

9. 灸后调养指导　注意休息，避免过度劳累，节制房事；饮食上可多食用温补肾阳的食物，如羊肉、核桃、韭菜等；注意保暖，尤其是腰部和下肢；保持心情舒畅，避免情绪紧张和焦虑；按时调理，定期复查。

10. 复查情况　2024年3月10日复查，顾客腰膝酸软症状减轻，小便频数改善，夜尿次数减少。继续调理以巩固效果。

第二节　灸后处理

一、灸后反应应对指导

1. 概念　灸后反应是指在艾灸后，被灸部位或全身所出现的各种生理现象。比如：浑身发冷、出冷汗、腹痛、腹泻、便秘、失眠多梦，甚至会出现病情加重的反应。这些都是艾灸后身体排病气的反应，也叫瞑眩反应、好转感反应。提示艾灸激发了人体的正气，正气在体内与邪气相搏，会出现各种不适的反应，或者短期内疲惫感加重、病情加重，都属于正常现象。待到正气充足，能够将病邪全部排出体外，不适的反应也会随之消失。当顾客出现排病气反应时，艾灸师应该安抚好顾客情绪，并提供合适的解决办法，鼓励顾客继续施灸。根据顾客体质和病情不同，排病气反应也不同，艾灸师应了解以下这些常见的排病气反应及处理方法。

2. 常见的灸后反应及应对

（1）排风寒反应：艾灸后出现怕冷、打喷嚏、流鼻涕、感冒、咽喉疼痛、关节痛、肠鸣、放屁，甚至感觉身体往外冒凉风，都属于排风寒的反应。出现这些反应无须担心，注意防寒保暖，坚持艾灸。

（2）排痰湿反应：艾灸后出现咳嗽、痰变多、呕吐痰涎或者是腹泻、大便粘马桶，身体头面、四肢出现浮肿，甚至是全身浮肿，小便频数且浑浊刺鼻，身体冒冷汗、黏汗，都属于排痰湿的反应。出现这些反应后可加强对脾胃的护理，多灸足三里、丰隆、阴陵泉，帮助身体更快将痰湿排出。

（3）排郁气反应：艾灸后情绪易烦躁、易怒、容易与他人起冲突，或者是情绪低落，突然感觉想哭甚至大哭出声，或者出现呃逆、肛门排气、肝胆区酸痛等反应，都是排郁气的反应。艾灸师注意疏导顾客的情绪，适当增加太冲、期门等穴位的灸量，以达到疏肝理气的效果。

（4）排火热邪毒反应：艾灸后出现发热、大小便灼热，或者皮肤长疮、瘙痒、出现又痒又痛的红疹，这些都是排火热邪毒的反应。体温升高可艾灸大椎、合谷来清热降温。出现各种皮肤瘙痒的症状，避免抓挠使皮肤破损，可以用艾叶、金银花与茶叶煮水洗浴，达到清热止痒的效果，也可将艾灰与香油混合涂抹在瘙痒处。

（5）排瘀血反应：艾灸后皮肤表面出现红斑、瘀斑，排出深褐色大便、咳出的痰中带血丝，或者女性经期瘀血增多，都属于排瘀血反应。可坚持艾灸，疏通经络、调理气血，将瘀血更快排出体外。

（6）与睡眠有关的反应：艾灸后可能会出现乏力、容易疲惫、嗜睡的症状，提示身体阳气偏虚、气血不足或者湿寒重。应该在感到疲乏时，顺应身体的感觉主动休息，晚上不要熬夜。适当调整灸量，身体特别虚弱者，灸量宜小，待顾客慢慢适应。如果出现失眠的症状，则代表身体瘀滞不通，或者阴阳不平衡。艾灸后，阳热之气无法通过经络疏散开，或者不能进入脏器收藏，到了夜晚阳不入阴，就会出现失眠的症状。艾灸师应提醒顾客晚上不做使精神亢奋的事情，减轻工作压力，睡前做些有助于睡眠的事情，比如冥想、听音乐，艾灸时根据顾客病情适当增加具有安神助眠效果的穴位，比如内关、神门、涌泉、安眠。

（7）病情加重或者旧疾复发：艾灸后出现短暂的病情加重，或者是原有的慢性疾病复发，表示身体本身正气虚弱，无力对抗病邪。艾灸提升阳气，补充正气以后，正气自动寻找病灶，将以往遗留的病邪找出来排出去，也是疾病好转的反应。艾灸时应疏导顾客的情绪，鼓励顾客继续艾灸。

（8）上火：艾灸后出现口干舌燥、喉咙干痛、便秘、牙痛、口腔溃疡、目赤肿痛等上火的反应，代表身体气血瘀滞不通，经络运行不畅，阴阳不平衡。艾灸师需及时调整施灸的穴位。对于阴虚火旺导致上火的顾客，多艾灸滋阴的部位，例如太溪、涌泉。对于上热下寒的顾客，多艾灸下焦的穴位，例如命门、足三里。提醒顾客在生活中不要熬夜、饮食避免辛辣油腻，灸前灸后多喝温开水补充津液。

二、灸后调养指导

（一）进行灸效观察是否拥有明显的灸感

灸感是指艾灸过程中顾客的自我感觉。施灸时，艾条燃烧产生的温热刺激可以穿透皮肤表面直达深层，也可以循着经络在身体里游走。于是顾客便会感觉皮肤表面或者深层发热，或者热感游走到身体其他部位，并产生酸、麻、涨、痛、痒等各种感觉。根据顾客不同的体质，疾病不同的阶段，灸感可以分为三类，分别是艾火循经、正邪交战、内邪外出。

1. 艾火循经　施灸时，艾条燃烧时产生的温热感，不仅会停留在皮肤表面，还会深入皮下组织、脏腑，甚至循着经络在身体里游走。这种温热感在身体里扩散、游走的表现可以分为透热、扩热、传热三种形态。出现这三种灸感，代表人体的经气被激活，会感觉温暖舒适、肌肉放松，特别是寒冷和疼痛的感觉会减轻。

（1）透热：施灸时，温热感从皮肤表面向深层穿透，深入脏腑。

（2）扩热：施灸时，温热感向四周扩散。

（3）传热：施灸时，温热感循着经络向远端传导，甚至直达病灶。

2. 正邪交战 当艾叶的纯阳药力循经在身体里游走时，会激发经气和气血的运行。遇到病灶时，人体的正气与病邪不能共存，就会发生激烈的搏斗，人体的肌肉、经脉等组织短暂地产生酸麻、沉重甚至胀痛的感觉，直到病灶被消除，这些感觉就会慢慢消失。这个过程就是正邪相搏，是艾叶的纯阳药力驱逐病邪的好转感反应。

（1）酸：身体内气血推动无力，需要加大灸量，增加艾灸时间。

（2）麻：气血难以在身体通行，需要长时间坚持艾灸来温通经脉，让气血更流畅。

（3）胀：当身体有痰湿瘀阻时，气血不能顺畅通行，就会感觉胀。通过艾灸将痰湿排出，胀的感觉就会消失。

（4）痛：经络不通或者是局部瘀阻严重时，气血运行不畅，会产生痛感。坚持艾灸疏通经络，痛感会逐渐消失。

3. 内邪外出 除了热感以外，在艾灸时还可能产生排风、排寒的灸感。出现风、寒往外排的感觉时，说明人体内正气战胜了病邪，将病邪驱逐出体外，是艾灸取得了良好结果的表现。

（1）排风：施灸时，皮肤表面发痒，说明体内有风邪。坚持艾灸，将风邪排净即可。如果顾客难以忍受，可用毛巾覆盖瘙痒的部位，再用手轻轻按揉，缓解瘙痒之后再继续施灸。

（2）排寒：施灸时皮肤发凉，甚至有往外排寒风的感觉。坚持艾灸，将体内阳气补足，寒气排出，身体就会重新温暖起来。对于出现排寒灸感的顾客，要更加注意防寒保暖。

在艾灸过程中，无论出现哪种灸感，都是艾叶的药力发挥作用，将病邪逐渐祛除的表现。艾灸师应该在施灸前或者灸感出现时，将不同灸感所代表的含义告知顾客，消除顾客紧张或者排斥的情绪，顺其自然地接受灸感的出现，并坚持艾灸，直到病邪被完全祛除。

（二）对艾烟进行正确处理

在艾灸过程中，不仅艾叶燃烧时的温热刺激可以对人体产生药用价值，艾烟也是艾灸药用价值的一部分。将艾叶点燃，通过烟熏的方式辟邪除秽、预防流行性疾病，在古时候得到了广泛的应用。经过现代科学的研究，发现艾烟不仅具有净化空气、抗菌、抗病毒的效果，还能镇咳、平喘，提高人体免疫力。因此在施灸时，不必排净艾烟，但需要准备好通风系统，将艾烟控制在能够接受的浓度。

（三）灸后调养指导

《医宗金鉴》中提到："凡灸后须谨避风寒，慎其起居，养其气血，其喜、怒、忧、思、悲、恐、惊，不可过极，和其情志，及禁食一切生冷醇酒厚味等物，即食蔬淡，亦当适宜，不可过度，以适养脾胃也。"也就是说艾灸后需精心护理，才能起到好的效果。所以艾灸后一定要注意防寒保暖、不酗酒、不暴饮暴食、不过食辛辣、不吃生冷寒凉、保持情绪平和稳定、保持充足的睡眠以帮助身体吸收艾叶的药性，加快疾病恢复的速度。

1. 自我观察艾灸后身体反应

（1）艾灸后，施灸部位的皮肤可能会出现微红、发热的现象，这是正常的艾灸反应，通常在数小时内会自然消退。

（2）部分人可能会感到疲劳、困倦，这是身体在艾灸的作用下进行自我修复和调整的表现，此时应适当休息。

（3）少数人艾灸后可能会出现口干、口渴的情况，这是因为艾灸使体内阳气上升，消耗了一定的津液，可适量饮用温水补充水分。

2. 注意保暖

（1）艾灸后，身体的毛孔处于张开状态，此时极易受到风寒邪气的侵袭。因此，要特别注意保暖，避免吹冷风、空调温度过低或直接对着风扇吹风。

（2）尤其是在艾灸后的2~4小时内，尽量穿戴保暖的衣物，如长袖、长裤等，护住施灸部位及关节。

3. 避免接触冷水　艾灸后2小时内，不要用冷水洗手、洗脸或洗澡，以免寒湿之气侵入体内；如需清洁身体，建议使用温水，并在清洁后迅速擦干。

4. 饮食调养

（1）艾灸后，饮食宜清淡、易消化，避免食用生冷、油腻、辛辣、刺激性食物，以免影响艾灸的效果或引起肠胃不适。

（2）可适当多吃一些温热、补气血的食物，如红枣、桂圆、山药、鸡肉等，有助于补充身体的能量和营养。

5. 充足休息

（1）艾灸后，应保证充足的睡眠，让身体得到充分的休息和恢复。

（2）避免剧烈运动和过度劳累，但可以进行一些轻度的活动，如散步、瑜伽等，以促进气血的运行。

6. 情绪调节　保持心情舒畅，避免情绪波动过大；良好的心态有助于身体的恢复和调理；可以通过听音乐、阅读、与家人朋友交流等方式放松心情。

7. 艾灸后的异常情况处理

（1）如果艾灸后出现皮肤瘙痒、红肿、起水疱等情况，应避免搔抓，以防感染。小水疱一般可自行吸收，大水疱可用消毒针具刺破，放出疱液，然后涂抹碘伏消毒。

（2）若出现头晕、乏力、恶心等不适症状，应立即停止活动，平卧休息，如症状持续不缓解或加重，应及时就医。

第三节　保健艾灸师培训方案

一、三级/高级工保健艾灸师培训方案

【培训目标】

1. 使学员全面掌握艾灸的基础理论和基本操作技能，主要包括温和灸、回旋灸、雀啄灸、隔姜灸、隔蒜灸、隔盐灸、隔附子饼灸等。

2. 熟悉艾灸的注意事项和安全规范，能够熟练运用常见的艾灸技术为顾客提供有效的服务。

3. 培养学员良好的职业道德和服务意识、实践操作能力和问题解决能力，能够根据不同的病症和体质选择合适的艾灸穴位和方法。

【培训对象】

对艾灸技术感兴趣，具备一定中医基础知识，或者已经取得了保健艾灸师五级 / 初级工、四级 / 中级工职业资格（职业技能等级）证书，且有志于从事艾灸服务工作的人员。

【培训师资】

具有丰富临床经验和教学经验的资深保健艾灸师、中医师。

【培训内容及时间安排】

1. 艾灸基础理论（7 天）

（1）中医基础理论：阴阳五行学说、气血津液理论、脏腑经络学说。

（2）艾灸的发展历程与文化内涵。

（3）艾灸的作用机制与原理：温热刺激效应、经络调节作用以及免疫调节功能。

（4）艾灸的适用范围与禁忌证。

2. 艾灸材料与工具（3 天）

（1）艾绒的品质鉴别与选择。

（2）不同种类艾条的特点与使用。

（3）艾灸器具（如灸盒、艾灸罐、艾灸棒等）的使用方法与适用情况。

3. 艾灸操作技术（14 天）

（1）常用艾灸手法：温和灸、回旋灸、雀啄灸、实按灸。

（2）隔物灸：隔姜灸、隔蒜灸、隔盐灸、隔附子饼灸。

（3）艾灸的补泻手法。

（4）艾灸的施灸顺序与时间掌握。

4. 穴位定位与应用（14 天）

（1）常用穴位的定位方法：体表标志定位法、骨度分寸定位法、手指同身寸定位法。

（2）常见病症的穴位选择：感冒、咳嗽、胃脘痛、痛经、失眠、腹痛、腹泻、发热、恶心、呕吐等。

（3）特定穴的应用：五输穴、原穴、络穴、背俞穴、募穴。

5. 艾灸与临床病症（14 天）

（1）内科病症的艾灸调理：消化系统疾病（如胃炎、腹泻等）、呼吸系统疾病（如哮喘、支气管炎等）、心血管系统疾病（如心悸、高血压等）。

（2）妇科病症的艾灸调理：月经不调、盆腔炎、乳腺增生。

（3）男科病症的艾灸干预：阳痿、早泄、前列腺炎。

（4）疼痛类病症的艾灸缓解：颈椎病、腰椎间盘突出、肩周炎、关节炎。

6. 艾灸的注意事项与安全防护（3 天）

（1）施灸环境的要求。

（2）艾灸过程中的安全防范：防止烫伤、避免火灾。

（3）灸后反应的处理：皮肤红晕、水疱、瘙痒。

（4）艾灸的伦理与法律规范。

【培训方法】

1. 课堂讲授　通过理论讲解，让学员系统地学习艾灸的相关知识。

2. 实践操作　在教师指导下，学员进行实际的艾灸操作练习，掌握各种技术。

3. 案例分析 结合实际案例，分析艾灸在不同病症中的应用，提高学员的解决问题能力。

4. 小组讨论 组织学员进行小组讨论，交流经验，加深对知识的理解。

5. 模拟服务 设置模拟场景，让学员为“顾客”提供艾灸服务，锻炼实际操作和沟通能力。

【培训材料】

1. 专业教材 《艾灸学》《中医针灸学》等。

2. 教学视频 艾灸操作演示视频、穴位定位视频。

3. 培训讲义 自编详细的培训讲义，涵盖所有培训内容。

4. 辅助工具 人体穴位模型、艾灸材料与器具。

【考核方式】

1. 理论考试（40%） 采用闭卷形式，考核学员对艾灸理论知识的掌握程度。

2. 实践考核（60%） 在规定时间内完成指定的艾灸操作项目，评估操作的准确性、熟练度和安全性。

【证书颁发】

考核合格的学员将获得三级/高级工保健艾灸师证书。

【培训地点】

以官网公告为准。

【培训费用】

以官网公告为准。

二、四级/中级工及以下级别人员培训方案

【培训目标】

1. 提升四级/中级工保健艾灸师及以下级别人员的艾灸理论知识和实践技能。

2. 增强学员对艾灸操作的规范性和安全性意识。

3. 培养学员根据不同病症准确选穴和施灸的能力。

【培训对象】

四级/中级工保健艾灸师、五级/初级工保健艾灸师及零基础但对艾灸感兴趣的人员。

【培训师资】

具备丰富临床经验和教学经验的高级保健艾灸师。

【培训内容及时间安排】

1. 艾灸基础知识（2天）

（1）中医基础理论概述：阴阳五行、气血津液、脏腑经络相关理论。

（2）艾灸的历史渊源与发展。

（3）艾灸的作用原理和功效。

2. 艾灸材料与工具（1天）

（1）艾绒的种类与质量鉴别。

（2）艾条的制作与选择。

（3）常见艾灸器具的使用与维护。

3. 人体经络与穴位（3天）

（1）经络系统的组成与分布。

（2）常用穴位的定位与功能：十四经穴、经外奇穴。
（3）穴位的记忆方法与技巧。
4. 艾灸操作技术（8天）
（1）温和灸、回旋灸、雀啄灸的操作要领与练习.
（2）隔姜灸、隔蒜灸、隔盐灸、隔附子饼灸等隔物灸法的操作与实践。
（3）艾灸的补泻手法与应用。
（4）施灸的顺序、时间和温度控制。
5. 病症配穴与调理（8天）
（1）常见病症（如感冒、痛经、胃脘痛等）的病因病机分析。
（2）根据病症选择合适的穴位和艾灸方法。
（3）实际案例分析与模拟调理。
6. 艾灸安全与注意事项（2天）
（1）艾灸过程中的安全风险防范：烫伤预防、防火措施。
（2）灸后反应的处理与应对。
（3）艾灸的伦理与职业规范。

【培训方法】

1. 理论讲授　通过课堂讲解，让学员掌握艾灸的基础理论知识。
2. 实践操作　在教师的指导下，学员进行实际的艾灸操作练习。
3. 案例分析　通过实际案例，引导学员分析和解决问题。
4. 小组讨论　组织学员分组讨论，交流经验和心得。
5. 现场演示　教师现场演示艾灸技术，让学员更直观地学习。

【培训考核】

1. 理论考核（30%）　采用闭卷考试的方式，考核学员对艾灸理论知识的掌握程度。
2. 实践考核（70%）　学员进行实际的艾灸操作，考核其操作技能的规范性和熟练度，以及对病症配穴的准确性。

【证书颁发】

考核合格的学员将获得培训结业证书。

【培训费用】

培训费用为[×]元/人，包括教材费、教具费等。

（赵美玉　董　燕）

本章练习

一、填空题

1. 非化脓灸的施灸顺序，一般为先上部（　　），先背部（　　），先头身（　　）。
2. 隔物灸主要包括（　　）、（　　）、（　　）、隔附子饼灸。
3. 隔姜灸，需要（　　）老姜。沿生姜纤维（　　）切去，切成（　　）cm 厚的姜片，中间用(　　　)穿刺数孔。

4. 隔蒜灸，一般取(　　　)大蒜，切成厚(　　　)cm厚的蒜片。

5. 隔蒜灸主要用于拔毒消肿，施灸时最好放在(　　　)上。

6. 隔蒜灸调理痈、疽、疮、疖时，要求无痛感者灸至(　　　)为止；知痛者灸至(　　　)为度。

7. 隔蒜片灸，面部及较为敏感的部分，蒜片可(　　　)一些；而急性和疼痛性病症蒜片可(　　　)一些。

8. 隔蒜灸的禁忌部位和人群主要包括(　　　)、(　　　)和抽搐、(　　　)、(　　　)者。

9. 隔附子饼灸附子饼厚度可分为(　　　)cm、(　　　)cm、(　　　)cm。

10. 根据不同的体质和疾病不同的阶段，将灸感分为(　　　)、(　　　)、(　　　)三类。

二、判断题

1. 隔蒜灸多用于拔毒消肿。(　　　)
2. 热性及实证性病症患者禁用隔姜灸。(　　　)
3. 月经期女性为改善痛经建议进行隔姜灸。(　　　)
4. 隔姜灸一般灸至以局部皮肤潮红不起疱为度。(　　　)
5. 隔姜灸多用于调理外感表证和虚寒湿性疾病。(　　　)
6. 隔蒜片灸调理痈疮，初发者可消肿，化脓者可使其速溃，使其早日愈合。(　　　)
7. 隔盐灸需要把纯净干燥的细白盐炒至温热，纳入脐中，使与脐平。(　　　)
8. 隔盐灸神阙穴每周2~3次，无须长时间施灸，每次20~30分钟即可达到良好的效果。(　　　)
9. 隔盐灸通常选择脐部神阙穴，但要确保施灸部位皮肤完整，无破损、无炎症。(　　　)
10. 隔附子饼灸具有超强的补火助阳功效，被称为“回阳救逆第一名”。(　　　)

三、问答题

1. 简述隔姜灸和隔蒜灸的作用机理。
2. 什么是灸后反应？常见的灸后反应有哪些？
3. 简述保健艾灸师应从哪几个方面对灸疗者进行灸后调养指导？

第三篇
特 色 技 能

第十二章
艾灸美容

【学习目标】

1. 通过学习熟练掌握各种艾灸美容的穴位定位及功效，熟悉艾灸美容的理论基础，并能根据不同的皮肤问题准确选择穴位进行艾灸操作。了解艾灸美容的注意事项和禁忌。
2. 学会运用各种灸法进行艾灸美容操作，并能根据不同的身体部位和穴位选择合适的灸法。
3. 培养严谨细心的工作作风，提高艾灸美容操作的安全性和有效性。不断学习和积累经验，提高自己的专业水平和服务质量。

第一节　艾灸美容功效

艾灸美容基于中医经络学说和脏腑理论。通过对特定穴位的温热刺激，艾灸能够调节人体气血运行，调理脏腑功能，从而改善肌肤状态、提升气色、延缓衰老。与传统的美容手段相比，艾灸美容具有安全、自然、持久的优势。它不依赖化学药物和手术，而是通过激发人体自身的修复和调节能力，实现真正的健康美。本节将系统地介绍艾灸美容的原理、方法和技巧，详细阐述艾灸美容的功效、穴位选择、操作流程以及注意事项。通过学习本节内容，掌握艾灸美容的核心技术，为自己和他人带来美丽与健康。

一、艾灸美容的基本原理

1. 经络学说　经络是人体气血运行的通道，内联脏腑，外络肢节，沟通内外，贯穿上下，将人体各部分联系成一个有机的整体。艾灸通过刺激经络上的穴位，起到疏通经络、调和气血、平衡阴阳的作用。

（1）疏通经络：当经络不通时，气血运行受阻，会出现疼痛、麻木、肿胀等症状。艾灸的温热刺激可以促进经络气血的运行，消除经络中的瘀滞，使经络通畅。

（2）调和气血：气血是人体生命活动的物质基础，经络是气血运行的通道。艾灸通过刺激经络穴位，可以调节气血的分布和运行，使气血充足、运行顺畅。

（3）平衡阴阳：人体的阴阳平衡是健康的基础，当阴阳失调时，会出现各种疾病和不适。艾灸可以根据不同的体质和病情，选择相应的穴位进行刺激，调节人体的阴阳平衡。

2. 脏腑学说　中医理论认为，人体是一个有机的整体，脏腑功能的协调平衡对于外在容貌起着至关重要的作用。五脏六腑通过经络与体表相连，其气血的盛衰直接反映在面部及身体的各个部位。

（1）心主血脉，其华在面。当心功能正常时，血脉通畅，面部气血充盈，表现为面色红润、有光泽。若心气虚，则面色苍白无华；心血瘀阻，则面色晦暗、青紫。艾灸内关、神门等穴位，可以起到养心安神、调节心脏功能的作用。通过促进心脏的血液循环，使面部得到充足的血液滋养，从而改善面色，焕发自然光彩。

（2）肺主皮毛。肺的功能正常，宣发肃降有序，能将气、血、津液输布皮毛，使皮肤润泽、毛发茂密。若肺气虚，卫外不固，容易出现皮肤干燥、粗糙，毛发枯槁等问题。艾灸肺俞、太渊等穴位，可补益肺气，增强肺的宣发和肃降功能。肺气充足，则皮毛得养，皮肤细腻光滑，富有弹性。

（3）脾为后天之本，气血生化之源。脾主运化，能将水谷精微转化为气血，并输送到全身。若脾气虚，运化失常，就会导致气血不足，面色萎黄，肌肉松弛。艾灸脾俞、足三里等穴位，能够健脾益气，促进脾胃的消化吸收功能，增加气血的生成。气血充足，面部肌肤就会饱满紧致，富有光泽。

（4）肝主疏泄，藏血。肝的疏泄功能正常，气血运行顺畅，则情绪稳定。若肝气郁结，气血瘀滞，则容易出现面部色斑、黑眼圈等问题。艾灸肝俞、太冲等穴位，可以疏肝理气，活血化瘀。肝气舒畅，血液流通，有助于淡化色斑，消除黑眼圈，使面部气色更加清新。

（5）肾为先天之本，主藏精。肾中精气充足，人体生长发育良好，毛发乌黑浓密，牙齿坚固，皮肤紧致。若肾精亏虚，则会出现头发稀疏、脱落，牙齿松动，皮肤松弛等衰老迹象。艾灸肾俞、关元等穴位，能够补肾益精，延缓衰老。肾精充足，人体的生命力旺盛，外在容貌也会更加年轻。

总之，艾灸通过对脏腑功能的调理，可从根本上改善人体的气血状况和内在环境，从而达到美容的效果。它不仅能改善面部的外观，还能调节身体的整体功能，提高人体的免疫力和抗病能力。

3. 温热刺激　艾灸产生的温热刺激是艾灸美容的重要作用之一。温热刺激可以扩张血管，促进血液循环，增加皮肤的营养供应，改善皮肤的新陈代谢，从而达到美容的效果。

（1）扩张血管：艾灸的温热刺激可以使局部血管扩张，增加血液流量，改善皮肤的血液循环。血液中的营养物质和氧气可以更好地输送到皮肤细胞，促进皮肤细胞的新陈代谢，使皮肤更加健康。

（2）促进血液循环：温热刺激可以促进血液循环，加速血液中的代谢产物和毒素的排出，减少皮肤色素沉着和色斑的形成。同时，血液循环的改善还可以促进皮肤的修复和再生，使皮肤更加光滑细腻。

（3）增加皮肤营养供应：温热刺激可以增加皮肤的温度，使皮肤的毛细血管扩张，增加皮肤的营养供应。营养物质的充足供应可以使皮肤更加健康、有光泽。

（4）改善皮肤新陈代谢：温热刺激可以促进皮肤细胞的新陈代谢，加速皮肤细胞的更新和再生。老废的皮肤细胞被及时清除，新的皮肤细胞不断生成，使皮肤更加光滑细腻、有弹性。

4. 神经内分泌调节 艾灸可以通过刺激经络穴位，调节神经内分泌系统的功能，从而达到美容的效果。

（1）调节神经系统：艾灸的温热刺激可以通过神经传导作用，调节神经系统的功能。神经系统的调节可以影响人体的情绪、睡眠、食欲等方面，从而影响人体的健康和美容。例如，艾灸神门、内关等穴位可以调节神经系统的功能，缓解焦虑、失眠等症状，使人体更加放松、舒适。

（2）调节内分泌系统：内分泌系统是人体的重要调节系统，它分泌的激素对人体的生长发育、代谢、生殖等方面起着重要的调节作用。艾灸可以通过刺激经络穴位，调节内分泌系统的功能，使激素水平保持平衡。例如，艾灸关元、气海等穴位可以调节女性的内分泌系统，缓解月经不调、痛经等症状，使女性更加健康、美丽。

二、艾灸美容的具体功效

1. 改善皮肤血液循环 艾灸作为一种传统的中医疗法，对于改善皮肤血液循环有着显著的作用。中医认为，气血是维持人体生命活动的基本物质，而皮肤的健康状态与气血的充盈和运行密切相关。当气血运行不畅时，皮肤容易出现暗沉、无光泽等问题。

艾灸通过产生温热刺激，能够使局部皮肤温度升高，毛细血管扩张，从而促进血液循环。这种温热刺激可以作用于特定的穴位，如面部的迎香、四白等穴位，以及身体的足三里、关元等穴位，当艾灸这些穴位时，热量会沿着经络传导，进而影响到相应的脏腑和组织，促进全身气血的运行。

良好的血液循环能够为皮肤带来充足的氧气和营养物质，如维生素、矿物质、水分等。这些营养物质对于皮肤细胞的新陈代谢至关重要，能够促进细胞的再生和修复，使皮肤更加光滑细腻、富有弹性。同时，血液循环的改善还可以加速代谢废物的排出，减少毒素在皮肤中的积累，防止皮肤出现暗沉、色斑等问题。

例如，对于面色苍白、无光泽的人群，通过艾灸足三里、关元等穴位，可以调节脾胃功能和肾脏功能，促进气血的生成和运行。脾胃为后天之本，气血生化之源，艾灸足三里可以健脾益胃，增强消化吸收功能，从而为身体提供充足的营养物质。肾脏为先天之本，主藏精，精能化血，艾灸关元可以补肾益精，促进精血的生成。随着气血的充盈和运行顺畅，面部皮肤的血液循环得到改善，面色也会逐渐变得红润有光泽。

2. 调节皮肤油脂分泌 皮肤油脂分泌过多或过少都会导致各种皮肤问题。艾灸在调节皮肤油脂分泌方面具有独特的功效。

从中医角度来看，皮肤油脂分泌与脏腑功能密切相关。例如，脾胃湿热、肝胆火旺等都可能导致皮肤油脂分泌过多，而肺肾阴虚、气血不足等则可能引起皮肤油脂分泌过少。艾灸可以通过调节脏腑功能，平衡人体的阴阳气血，从而达到调节皮肤油脂分泌的目的。

对于油脂分泌过多的情况，艾灸可以选择一些清热利湿、疏肝泻火的穴位，如曲池、合谷、肝俞、脾俞等。曲池和合谷是手阳明大肠经的穴位，具有清热解表、通经活络的作用，可以清除体内的湿热之邪。肝俞和脾俞分别是肝脏和脾脏的背俞穴，艾灸这两个穴位可以疏肝理气、健脾利湿，调节肝胆和脾胃的功能，减少湿热的产生。通过艾灸这些穴位，可以改善体内湿热的状态，降低皮肤油脂的分泌。

对于油脂分泌过少的情况，艾灸可以选取一些滋阴润燥、补益气血的穴位，如肺俞、肾俞、太溪、三阴交等。肺俞可以调节肺脏功能，肺主皮毛，肺阴充足则皮肤润泽。肾俞和太溪可以补肾滋阴，肾主水液，肾阴充足则皮肤水润。三阴交是肝、脾、肾三经的交会穴，艾灸三阴交可以调理三脏功能，补益气血，滋养皮肤。通过艾灸这些穴位，可以补充体内的阴液和气血，增加皮肤的油脂分泌，使皮肤保持滋润。

3. 平衡激素水平　激素水平的失衡是导致许多皮肤问题的重要原因之一。艾灸在平衡激素水平方面发挥着积极的作用。

中医认为，人体的激素水平与脏腑功能、气血运行、阴阳平衡等密切相关。例如，内分泌失调可能与肝肾阴虚、肝郁气滞、脾肾阳虚等有关。艾灸可以通过调节脏腑功能，疏通经络，平衡人体的阴阳气血，从而影响激素的分泌和代谢。

对于女性来说，雌激素水平的下降可能导致皮肤干燥、松弛、皱纹增多等问题。艾灸关元、气海、三阴交等穴位可以补肾健脾、调理冲任，促进雌激素的分泌。关元和气海是任脉上的重要穴位，具有培元固本、补益下焦的作用。三阴交是肝、脾、肾三经的交会穴，艾灸三阴交可以调理三脏功能，调节女性的内分泌系统。通过艾灸这些穴位，可以提高女性体内的雌激素水平，改善皮肤的状态。

对于男性来说，雄激素水平的异常可能导致痤疮、脱发等问题。艾灸肾俞、命门、足三里等穴位可以补肾益精、温阳散寒，调节雄激素的分泌。肾俞和命门是肾脏的背俞穴和督脉上的穴位，艾灸这两个穴位可以补肾壮阳，增强肾脏功能。足三里是足阳明胃经的合穴，艾灸足三里可以健脾益胃，增强身体的免疫力。通过艾灸这些穴位，可以调节男性体内的雄激素水平，减少皮肤问题的发生。

4. 缓解压力相关的皮肤问题　在现代快节奏的生活中，人们面临着各种各样的压力，而压力往往会对皮肤产生不良影响。艾灸可以有效地缓解压力相关的皮肤问题。

当人处于压力状态下时，身体会分泌一些应激激素，如肾上腺素、皮质醇等。这些激素会影响人体的免疫系统、神经系统和内分泌系统，进而导致皮肤出现问题，如痤疮、敏感、干燥等。艾灸通过刺激特定的穴位，可以调节人体的神经系统和内分泌系统，降低应激激素的分泌，缓解压力。

例如，艾灸内关、神门、太冲等穴位可以宁心安神、疏肝理气。内关是手厥阴心包经的穴位，神门是手少阴心经的穴位，艾灸这两个穴位可以调节心脏功能，缓解焦虑、紧张等情绪。太冲是足厥阴肝经的原穴，艾灸太冲可以疏肝解郁，调节肝脏功能，减少压力对肝脏的损害。通过艾灸这些穴位，可以缓解压力，改善因压力导致的皮肤问题。

此外，艾灸还可以促进身体的血液循环，增强身体的免疫力，提高皮肤的自我修复能力。当身体处于放松状态时，皮肤的新陈代谢也会更加顺畅，有利于皮肤细胞的再生和修复。

5. 增强皮肤免疫力　皮肤是人体最大的器官，也是人体的第一道防线。艾灸可以增强皮肤的免疫力，预防和改善各种皮肤疾病。

中医认为，皮肤的免疫力与人体的正气密切相关。正气充足，则皮肤抵御外邪的能力强；正气不足，则皮肤容易受到外界邪气的侵袭，导致各种皮肤疾病的发生。艾灸可以通过温补阳气、扶正祛邪的作用，增强人体的正气，提高皮肤的免疫力。

艾灸大椎、命门、足三里等穴位可以振奋阳气、增强体质。大椎是督脉上的穴位，是手足三阳经与督脉的交会穴，艾灸大椎可以调节全身的阳气，提高人体的免疫力。命门是督脉上的穴位，具有温补肾阳、强腰固精的作用，艾灸命门可以增强肾脏功能，提高人体的正气。足三里是足阳明胃经的合穴，艾灸足三里可以健脾益胃、补益气血，增强身体的免疫力。

此外，艾灸还可以促进局部血液循环，增加皮肤的营养供应，提高皮肤细胞的活性和代谢能力。同时，艾灸产生的温热刺激可以刺激皮肤的免疫细胞，如巨噬细胞、淋巴细胞等，增强皮肤的免疫功能。

6. 加速皮肤损伤修复　皮肤在受到烧伤、晒伤等损伤后，需要及时进行修复。艾灸可以加速皮肤损伤的修复过程。

艾灸的温热刺激可以促进局部血液循环，增加损伤部位的血液供应，为皮肤细胞的再生和修复提供充足的营养物质和氧气。同时，艾灸还可以刺激局部的神经末梢，促进神经生长因子的分泌，加速神经的修复和再生。

例如，对于烧伤后的皮肤，可以选择一些清热解毒、活血化瘀的穴位，如曲池、血海、膈俞等。曲池具有清热解表、通经活络的作用，可以清除体内的热毒。血海是活血化瘀的要穴，艾灸血海可以促进血液循环，加速瘀血的吸收。膈俞是血之会穴，艾灸膈俞可以调节血液的运行，促进新血的生成。通过艾灸这些穴位，可以加速烧伤后皮肤的修复，减少瘢痕的形成。

对于晒伤后的皮肤，可以选择一些滋阴润燥、清热解毒的穴位，如肺俞、肾俞、太溪、曲池等。肺俞可以调节肺脏功能，肺主皮毛，肺阴充足则皮肤润泽。肾俞和太溪可以补肾滋阴，肾主水液，肾阴充足则皮肤水润。曲池可以清热解表、通经活络，清除体内的热毒。通过艾灸这些穴位，可以缓解晒伤后的皮肤红肿、疼痛等症状，加速皮肤的修复。

7. 改善情绪对皮肤的影响　情绪对皮肤的影响不容忽视。不良情绪如焦虑、抑郁、愤怒等会导致皮肤出现各种问题，而艾灸可以改善情绪对皮肤的影响。

中医认为，情绪与脏腑功能密切相关。例如，焦虑、抑郁等情绪可能与肝郁气滞有关，愤怒等情绪可能与肝火上炎有关。这些不良情绪会影响人体的气血运行和脏腑功能，进而导致皮肤出现问题，如痤疮、色斑、暗沉等。

艾灸太冲、行间、肝俞等穴位可以疏肝理气、清肝泻火。太冲是足厥阴肝经的原穴，行间是足厥阴肝经的荥穴，艾灸这两个穴位可以疏肝解郁，调节肝脏功能，减少不良情绪对肝脏的损害。肝俞是肝脏的背俞穴，艾灸肝俞可以直接调节肝脏功能，改善肝郁气滞和肝火上炎的状态。通过艾灸这些穴位，可以缓解不良情绪，改善不良情绪对皮肤的影响。

此外，艾灸还可以通过调节神经系统和内分泌系统，缓解紧张、焦虑等情绪，促进身体的放松。当人处于放松状态时，皮肤的血液循环会更加顺畅，新陈代谢也会更加正常，有利于皮肤的健康。

8. 提升睡眠质量　良好的睡眠对于皮肤的健康至关重要。艾灸可以提升睡眠质量，从而间接改善皮肤状态。

中医认为，睡眠与人体的阴阳气血平衡密切相关。当人体的阴阳气血失调时，容易出现失眠、多梦等睡眠问题。艾灸可以通过调节人体的阴阳气血，平衡脏腑功能，从而改善睡眠质量。

艾灸神门、内关、涌泉等穴位可以宁心安神、滋阴降火。神门是手少阴心经的穴位，内关是手厥阴心包经的穴位，艾灸这两个穴位可以调节心脏功能，缓解焦虑、紧张等情绪，促进睡眠。涌泉是足少阴肾经的井穴，艾灸涌泉可以滋阴降火、引火归原，调节肾脏功能，改善失眠症状。

第二节　艾灸美容方案

一、痤疮

痤疮是一种以累及颜面部为主的毛囊皮脂腺慢性炎症性皮肤病，易反复发作，好发于头颈部、面部、胸背部等毛囊皮脂腺丰富的部位，且好发于青春期，病程长且容易反复发作，甚至形成大面积瘢痕和色素沉着，临床特征以皮肤出现粉刺、丘疹、结节等损害为主。

1. 病因病机　中医认为痤疮发病与“热、毒、湿、瘀”关系密切，多因素体阳热偏盛，肺经蕴热，加之外感风邪郁而化火，熏蒸面部而发。或因饮食劳倦，损伤脾胃，致痰湿内停，邪气起于中焦脾胃，久郁化热，热灼津液，渐成痰浊，凝于皮肤。喜食辛辣肥甘厚味，滋生湿与热，结于肠道，不能下行却上蒸面部，均可导致痤疮的发生。

2. 艾灸方案

（1）主穴：合谷、曲池。

1）合谷：手阳明大肠经原穴，有清热解表、通经活络的功效。痤疮与肺经、大肠经关系密切，肺与大肠相表里，艾灸合谷可清泻大肠经热邪，间接调理肺经。

2）曲池：手阳明大肠经合穴，疏风清热、调和营卫，可清泻肺经风热，对痤疮有较好的改善作用。

（2）肺经风热型配穴：肺俞、大椎。

1）肺俞：肺之背俞穴，可宣肺清热，调理肺经气血，针对肺经风热引起的痤疮，能有效清除肺经之热。

2）大椎：为诸阳之会，振奋阳气，清热解表，可协助疏散肺经风热之邪。

（3）肠胃湿热型配穴：足三里、内庭。

1）足三里：足阳明胃经合穴，调理脾胃功能，促进消化吸收，清泻肠胃湿热。脾胃功能正常则能减少湿热内生，缓解因肠胃湿热导致的痤疮。

2）内庭：胃经荥穴，清热泻火，可清泻胃经湿热，对肠胃湿热引起的痤疮有针对性改善作用。

（4）痰湿瘀滞型配穴：丰隆、阴陵泉。

1）丰隆：为祛痰要穴，可健脾利湿，化痰散结。能有效化解痰湿，改善因痰湿瘀滞而形成的痤疮。

2）阴陵泉：脾经合穴，健脾利湿，促进水湿代谢，减少痰湿的产生，缓解痰湿瘀滞的情况。

3. 操作方法　可采用温和灸的方式，将艾条点燃后，在距离穴位皮肤 2~3cm 处进行熏烤，以局部有温热感而无灼痛为宜。每个穴位艾灸 10~15 分钟。每周进行 2~3 次艾灸，一般以 4~6 周为一个周期。根据痤疮的严重程度和顾客的个体差异，可适当调整艾灸周期。

二、肥胖

肥胖是以体重超过一定范围、形体肥胖为主症的疾病，可伴有头晕乏力、神疲懒言、少动气短等症状。肥胖不仅影响外貌美观，还会增加多种疾病的发病风险，如高血压、糖尿病、冠心病、高脂血症、睡眠呼吸暂停综合征等，严重威胁人们的健康。

1. 病因病机　肥胖多因体内痰湿、瘀血等病理产物积聚所致。脾胃为后天之本，主运化水谷精微。若饮食不节，过食肥甘厚味，损伤脾胃，使其运化功能失常，水湿不能正常代谢，聚而成痰，痰湿阻滞于体内，发为肥胖。同时，缺乏运动可致气血运行不畅，进一步影响脾胃运化，加重痰湿积聚。肝主疏泄，调畅气机。情志失调会使肝气郁结，气机不畅，进而影响脾胃运化和津液代谢，导致肥胖。此外，肾为先天之本，主水液代谢。肾虚则水液代谢失调，也可引起肥胖。

2. 艾灸方案

（1）主穴：中脘、天枢。

1）中脘：为胃之募穴，八会穴之腑会，可和胃健脾、降逆利水。艾灸中脘能调节脾胃功能，促进消化，减少痰湿积聚，对减肥有积极作用。

2）天枢：为大肠之募穴，可疏调肠腑、理气行滞、消食。艾灸天枢能促进肠道蠕动，改善便秘，帮助排出体内毒素和废物。

（2）脾虚湿盛型配穴：脾俞、阴陵泉。

1）脾俞：脾之背俞穴，可健脾益气、利湿升清。艾灸脾俞能增强脾脏功能，促进水湿运化，减少痰湿内生，适合脾虚湿盛导致的肥胖。

2）阴陵泉：脾经合穴，健脾利湿，通利三焦。与脾俞配合，加强健脾利湿的效果。

（3）胃热湿阻型配穴：内庭、曲池。

1）内庭：胃经荥穴，可清胃泻火、理气止痛。艾灸内庭能清泻胃热，减少食欲，适合胃热湿阻型肥胖。

2）曲池：大肠经合穴，可清热解表、疏经通络。与内庭配合，增强清热泻火的作用。

（4）肝郁气滞型配穴：太冲、行间。

1）太冲：肝经原穴，可疏肝解郁、清肝泻火。艾灸太冲能调节肝经气血，缓解肝郁气滞症状，适合肝郁气滞型肥胖。

2）行间：肝经荥穴，具有清肝泻火、疏肝理气的作用。协助太冲，进一步调节肝经气血。

（5）脾肾两虚型配穴：肾俞、关元。

1）肾俞：肾之背俞穴，具有补肾益精、温阳散寒的作用。艾灸肾俞可调节肾脏功能，与脾俞配合，改善脾肾两虚型肥胖。

2）关元：培补元气，温肾壮阳。艾灸关元可增强人体正气，促进新陈代谢。

3. 操作方法　可采用温和灸。将艾条点燃后，对准穴位，距离皮肤 2~3cm 进行熏烤，使局部有温热感而无灼痛为宜。也可使用隔姜灸，将鲜姜切成直径 2~3cm、厚 0.2~0.3cm 的薄片，中间以针刺数孔，置于穴位上，再将艾炷放在姜片上点燃施灸。温和灸每个穴位

15~20 分钟；隔姜灸每个穴位灸 3~5 壮。每周进行 2~3 次艾灸，10 次为一个周期。一般需要坚持 2~3 个周期，具体周期可根据顾客病情和身体反应进行调整。

三、黑眼圈

“黑眼圈”，又称“熊猫眼”，并不是一种正式的医学术语，只是现代人根据其外观形态给予此病的命名，是指双侧眶周上下眼睑皮肤外观颜色较正常皮肤相对深，呈青黑或紫黑色、环形，一般以下眼睑为主的一类疾病，主要是由于眼部色素沉着而形成。

1. 病因病机　根据中医眼科“五轮学说”，从部位来说，眼睑部位在脏分属于“脾”，脾主生化，若脾虚则至生化不足，故气血不能上营于目，目无气血之滋养，则呈黯黑。黑眼圈的中医病机主要有以下方面：一是脾虚失运。若饮食不节、劳倦过度等损伤脾胃，脾失健运，气血生化不足，不能上荣于目周，可致黑眼圈。二是肾精亏虚。肾主水，其色为黑，若先天不足、房劳过度等致肾精亏损，肾之本色外显，可出现黑眼圈。三是瘀血阻滞。外伤、气滞等致气血运行不畅，瘀血停滞于目周，也会形成黑眼圈。

2. 艾灸方案

（1）主穴：承泣、四白、攒竹、印堂。

1）承泣：属足阳明胃经。艾灸承泣可以促进眼周气血循环，改善局部经络气血不畅的状态，同时，该穴位临近眼部，可直接作用于眼周组织，缓解眼周疲劳，减轻黑眼圈。

2）四白：属足阳明胃经。艾灸四白可以刺激眼周的经络，调节脾胃功能，有助于改善眼周肌肤的营养供应，减轻黑眼圈。

3）攒竹：属足太阳膀胱经。艾灸攒竹可以疏通眼部周围的经络，促进气血运行，消除眼部疲劳和水肿，从而减轻黑眼圈。同时，攒竹还能缓解头痛、眉棱骨痛等症状，与其他穴位配合使用，可增强艾灸减轻黑眼圈的效果。

4）印堂：督脉作为阳脉之海，统摄一身之阳气，选取督脉上的印堂进行艾灸可推动和调控体内气血的运行，使气机和血液运行通畅，对黑眼圈也有较好的改善作用。

（2）痰饮阻络型配穴：丰隆、阴陵泉。

1）丰隆：艾灸丰隆可起到化痰祛湿的作用。脾胃为生痰之源，丰隆能调节脾胃功能，促进水湿运化，减少痰湿的产生和积聚。痰湿得化，经络通畅，眼周气血运行恢复正常，有助于减轻黑眼圈。

2）阴陵泉：阴陵泉为足太阴脾经合穴，若因脾虚湿盛导致水湿内停，进而阻络引起黑眼圈，艾灸阴陵泉可发挥健脾利湿的作用。通过刺激阴陵泉，能增强脾脏的运化功能，促进水湿代谢，减少水湿在体内的积聚。水湿得去，眼周的水肿和瘀滞减轻，黑眼圈也会逐渐改善。此外，阴陵泉还可调节人体的水液代谢平衡，与丰隆配合使用，对于痰饮阻络型黑眼圈的调理效果更佳。

（3）瘀血内停型配穴：膈俞、血海、太冲。

1）膈俞：膈俞为八会穴之血会，对于瘀血内停型黑眼圈，艾灸膈俞可以促进血液运行，改善局部血液循环不畅的状态，它能激发人体的气血流通，使瘀血得以消散，从而减轻黑眼圈。

2）血海：艾灸血海可以促进眼部周围的血液循环，尤其对于瘀血内停导致的黑眼圈有针对性的改善作用。它能增加血液的流动性，减少瘀血的堆积，使眼周肌肤恢复正常的色泽。此外，血海还能调节脾脏的功能，促进气血的生成，为眼部提供充足的营养。

3）太冲：艾灸太冲可以调节肝经的气血运行。肝主疏泄，调畅全身气机，若肝气郁结或肝火旺盛，容易导致气血瘀滞。艾灸太冲能疏解肝郁，清泻肝火，促进气血的畅通，从而改善黑眼圈。

（4）肝肾阴虚型配穴：肝俞、肾俞、太溪。

1）肝俞：肝肾阴虚时，肝血不足，目失所养，容易出现黑眼圈等眼部问题。艾灸肝俞可以起到疏肝理气、养血明目的作用。通过刺激肝俞，能够调节肝脏的功能，促进肝血的生成和运行，从而改善眼部的血液循环，减轻黑眼圈。

2）肾俞：肾阴不足，不能滋养肝木，导致肝血亏虚，进而出现黑眼圈。艾灸肾俞可以补肾益精、温阳散寒。刺激肾俞能够调节肾脏的功能，增强肾的藏精作用，补充肾阴，使肾水得以滋养肝木，从而改善肝肾阴虚的状态。

3）太溪：太溪是足少阴肾经的原穴。原穴是脏腑的原气经过和留止的部位，具有调节脏腑功能的重要作用。在肝肾阴虚型黑眼圈的调理中，艾灸太溪可以滋阴补肾、清热降火。通过刺激太溪，能够激发肾经的经气，补充肾阴，调节肾脏的阴阳平衡。肾阴充足则能滋养肝木，改善肝血不足的情况。

3. 操作方法　肾俞、关元、气海等采用温和灸，每个穴位灸 15 分钟左右；眼部穴位可采用艾条悬起灸，注意距离皮肤稍远，避免烫伤，每个穴位艾灸 10~15 分钟。每周进行 2~3 次艾灸，10 次为一个周期。一般坚持 2~3 个周期可观察到明显效果。

4. 注意事项

（1）艾灸前要清洁眼部周围皮肤，确保无破损、炎症等情况。

（2）艾灸后注意休息，避免过度用眼。

（3）保持良好的作息习惯，避免熬夜，从根本上减少黑眼圈的产生。

（4）饮食上应避免食用辛辣、油腻、刺激性食物，多吃富含维生素的蔬菜、水果。

四、艾灸调节皮肤状态

1. 艾灸方案

（1）主穴：足三里、三阴交。

1）足三里：为足阳明胃经合穴，具有健脾和胃、扶正培元、通经活络等作用。可促进脾胃功能，使气血生化有源，为皮肤提供充足的营养，有助于改善皮肤的色泽和质地。

2）三阴交：为足三阴经（肝、脾、肾）交会穴，可健脾益血、调肝补肾、安神助眠。能调节肝、脾、肾三脏功能，使气血调和，对皮肤的滋养和修复起到积极作用。

（2）皮肤干燥配穴：太溪、肺俞。

1）太溪：足少阴肾经原穴，具有滋阴补肾、清热降火的作用。艾灸太溪可补充肾阴，增加体内津液，缓解皮肤干燥。

2）肺俞：肺之背俞穴，可宣肺清热、补肺益气。肺主皮毛，艾灸肺俞能调节肺脏功能，使肺气充足，滋润皮肤。

（3）皮肤油腻配穴：曲池、脾俞。

1）曲池：手阳明大肠经合穴，疏风清热、调和营卫。艾灸曲池可清泻大肠经热邪，调节体内湿热，减少皮肤油脂分泌。

2）脾俞：脾之背俞穴，健脾益气、利湿升清。艾灸脾俞能增强脾脏功能，促进水湿运化，改善皮肤油腻状态。

（4）皮肤暗沉配穴：肝俞、血海。

1）肝俞：肝之背俞穴，疏肝理气、养血明目。艾灸肝俞可调节肝脏功能，促进气血运行，改善皮肤暗沉。

2）血海：足太阴脾经穴位，活血化瘀、补血养血。能促进血液循环，使皮肤更加红润有光泽。

2. 操作方法　可采用温和灸或回旋灸。温和灸是将艾条点燃后，距离穴位皮肤 2~3cm 处进行熏烤，以局部有温热感而无灼痛为宜。回旋灸是将艾条在穴位上方左右移动或反复旋转。每个穴位艾灸 10~15 分钟。每周进行 2~3 次艾灸，10 次为一个周期。可根据皮肤状况和个人体质适当调整艾灸周期。

第三节　艾灸美容操作

一、艾灸美容工具与材料

1. 艾绒　艾绒是由艾叶经过加工处理后制成的细软纤维状物。优质艾绒颜色呈土黄色，质地柔软细腻。燃烧时火力温和，不燥热，烟少且气味清香，渗透力强。可用于艾灸美容，能促进血液循环，改善皮肤营养状况。

2. 艾条　由艾绒卷制而成，呈长条状。有不同的规格和种类，如清艾条、药艾条等。操作相对简便，可手持进行温和灸、回旋灸等多种手法，能精准地作用于特定穴位。温度较易控制，通过调整与皮肤的距离可避免过热烫伤。艾条燃烧时的烟雾有一定的杀菌消毒作用。

3. 灸盒　通常为木质或竹制，有不同的形状和大小，可放置艾条或艾绒进行艾灸。使用方便，无须手持，可解放双手。能较好地固定艾条或艾绒，保证艾灸的稳定性。可以同时对多个穴位进行艾灸，提高效率。

二、艾灸美容操作准备

1. 灸前准备

（1）温度要求：艾灸时室内温度不宜过高或过低，一般保持在 25~28℃较为适宜。温度过高容易使人出汗过多，影响艾灸效果；温度过低则可能会导致人体受寒。

（2）通风要求：艾灸时应保持室内空气流通，但要避免风口直吹。良好的通风可以减少烟雾对呼吸道的刺激，同时也有助于排出体内的浊气。

（3）选择安静、舒适的环境：应选择安静的环境进行艾灸，避免嘈杂的声音干扰。安静的环境有助于人放松身心，更好地感受艾灸的温热刺激，同时也有利于艾灸的效果。

（4）保持卫生整洁：操作环境应保持整洁干净，避免灰尘、杂物等影响艾灸的卫生和效果。整洁的环境可以让人心情愉悦，也能减少感染的风险。

2. 施灸者准备

（1）艾灸工具准备：选择质量好、纯度高的艾绒，确保燃烧时火力温和、渗透力强。准备适合的艾灸工具，如艾条、灸盒等，根据不同的部位和需求选择合适的工具。同时，要确保艾灸工具的清洁和完好，避免在使用过程中出现问题。

（2）消毒用品：准备酒精棉球、碘伏等消毒用品，用于对施灸部位进行消毒，防止感染。特别是在进行面部艾灸时，要更加注意消毒，避免引起皮肤炎症。

（3）灭火设备：准备一个灭火罐或水桶，用于熄灭艾条。在艾灸过程中，如果需要中断操作或艾条燃烧完毕，应及时将艾条放入灭火设备中，确保安全。

3. 受灸者准备

（1）清洁皮肤：受灸者应先清洁面部和身体的皮肤，去除污垢、油脂和化妆品残留。这样可以确保艾灸时艾热能够更好地渗透，同时也能避免皮肤表面的杂质在艾灸过程中引起不适或影响艾灸效果。可以使用温和的清洁产品，然后用干净的毛巾擦干皮肤。

（2）放松心情：艾灸前受灸者应尽量放松心情，避免紧张、焦虑或烦躁等不良情绪。可以通过深呼吸、冥想、听舒缓的音乐等方式来调整心态，使自己处于一种平静、舒适的状态。良好的心理状态有助于身体更好地接受艾灸的调理，提高艾灸的效果。

（3）穿着合适的衣物：受灸者应穿着宽松、舒适、易于穿脱的衣物，以便在艾灸过程中能够充分暴露需要艾灸的部位，同时也不会影响身体的活动和血液循环。避免穿着紧身、厚重或不透气的衣物，以免影响艾灸的操作和效果。

（4）告知身体状况：受灸者应向施灸者如实告知自己的身体状况，包括是否有过敏史、疾病史，正在服用的药物等。特别是对于孕妇、高血压患者、糖尿病患者等特殊人群，更要详细告知身体情况，以便施灸者能够根据具体情况调整艾灸的方案和操作方法，确保艾灸的安全和有效。

三、面部艾灸美容操作方法

1. 面部艾灸的手法

（1）回旋灸：将艾条点燃后，在穴位上方 2~3cm 处，以穴位为中心，进行顺时针或逆时针旋转。回旋灸的温度较为均匀，能够较好地刺激穴位，适合面积较大的穴位区域，如额头、脸颊等。回旋灸能够扩大艾灸的作用范围，促进面部经络的气血流通。

（2）温和灸：将艾条点燃后，在穴位上方 2~3cm 处，保持固定不动。温和灸的温度相对稳定，适用于面部大部分穴位，如印堂、四白、迎香等。此手法温度较为稳定，不容易烫伤皮肤，能温和地刺激穴位，促进面部气血循环。

（3）雀啄灸：将艾条点燃后，像小鸟啄食一样，一上一下地在面部穴位上方移动，每次接触皮肤的时间短暂，使皮肤有温热感但不致烫伤。移动速度可根据受灸者的感受进行调整。对于一些比较敏感的穴位或局部有疼痛、不适的部位较为适用，如眼部周围的穴位。雀啄灸的刺激强度较大，能够激发穴位的经气，缓解局部的不适症状。

2. 技巧要点

（1）控制距离和温度：在进行面部艾灸时，一定要严格控制艾条与皮肤的距离，避免距离过近导致烫伤。同时，要根据受灸者的感受及时调整温度，若感觉过热，可适当抬高艾条或暂停片刻。

（2）注意观察皮肤反应：在艾灸过程中，要密切观察受灸者面部皮肤的变化，如出现发红、瘙痒、起疹子等异常情况，应立即停止艾灸，并采取相应的处理措施。

（3）把握时间：面部艾灸的时间不宜过长，一般每个穴位艾灸5~10分钟即可。过长时间的艾灸可能会导致皮肤过度受热，引起不适。

（4）配合呼吸：在艾灸过程中，受灸者可以配合深呼吸，放松身心，使艾灸的效果更好地发挥。操作者也可以根据受灸者的呼吸节奏调整艾灸的手法和力度。

（5）循序渐进：对于初次进行面部艾灸的人，应从较短的时间和较低的温度开始，逐渐适应后再适当延长时间和提高温度。避免一开始就进行高强度的艾灸，引起不适。

四、身体艾灸美容操作方法

1. 艾灸的操作体位

（1）仰卧位

1）适用情况：适用于艾灸腹部、胸部、面部等部位的穴位。例如，艾灸关元、气海、膻中等穴位时，受灸者采取仰卧位，可使穴位充分暴露，方便操作者进行艾灸操作。

2）优点：受灸者较为舒适，身体放松，便于长时间保持。同时，仰卧位可以使腹部肌肉放松，有利于艾灸的热力更好地渗透到穴位和经络中。

3）注意事项：在仰卧位时，要注意调整头部和颈部的位置，避免过度后仰或弯曲引起不适。同时，要确保床铺或按摩床的舒适度，避免过硬或过软。

（2）俯卧位

1）适用情况：适用于艾灸背部、腰部等部位的穴位。如艾灸肾俞、脾俞、命门等穴位时，受灸者采取俯卧位，可使背部的穴位充分暴露，方便操作者进行艾灸操作。

2）优点：俯卧位可以使背部肌肉放松，有利于艾灸的热力更好地渗透到穴位和经络中。同时，受灸者可以将头部转向一侧，保持呼吸通畅，避免压迫面部。

3）注意事项：在俯卧位时，要注意调整胸部和腹部的位置，避免过度压迫，影响呼吸。同时，要确保床铺或按摩床的舒适度，避免过硬或过软。

（3）坐位

1）适用情况：可用于艾灸头部、颈部、肩部及上肢的穴位。例如艾灸百会、风池、肩井、合谷等穴位时，受灸者可采取坐位。尤其适用于在办公室或外出时进行简单的艾灸美容护理。

2）优点：操作灵活方便，不受场地限制。对于一些需要经常活动或不能长时间保持卧位的人来说，坐位是一个较好的选择。

3）注意事项：选择舒适的座椅，保持正确的坐姿，避免弯腰驼背。确保艾灸过程中的安全，防止艾灰掉落烫伤皮肤。

2. 身体艾灸的操作方法

（1）间接灸

1）温和灸：将艾条点燃后，距离皮肤2~3cm处进行熏烤，使局部有温热感而无灼痛为宜。这种方法适用于身体大部分穴位，操作简单，温度较为稳定，不容易烫伤皮肤。

2）回旋灸：点燃艾条后，在穴位上方2~3cm处，以穴位为中心，进行顺时针或逆时针方向的旋转移动。回旋灸能够扩大艾灸的作用范围，增强对穴位的刺激。

3）雀啄灸：将艾条点燃后，像小鸟啄食一样，一上一下地在穴位上方移动，每次接触皮肤的时间短暂，使皮肤有温热感但不致烫伤。雀啄灸的刺激强度较大，适用于一些对艾灸反应较弱的人。

4）隔物灸：在艾炷和皮肤之间放置一些介质，如姜片、蒜片、盐等，然后将艾炷放在介质上进行艾灸。不同的介质有不同的功效，如姜片具有温通散寒的作用，蒜片具有解毒消肿的作用，盐具有补肾固精的作用。隔物灸可以增强艾灸的效果，同时也可以避免艾炷直接接触皮肤引起烫伤。

5）灸盒灸：将艾条插入灸盒中，点燃后放在身体相应的穴位上。灸盒可以固定艾条，避免直接接触皮肤，减少烫伤的风险。同时，灸盒可以同时对多个穴位进行施灸，提高效率。

（2）直接灸

1）瘢痕灸：将小如麦粒的艾炷直接置于穴位皮肤上点燃施灸，直至艾炷燃尽，除去灰烬后再更换新的艾炷继续施灸。一般每个穴位灸5~7壮，甚至更多。由于施灸后局部皮肤会烫伤、化脓，待愈合后会留下瘢痕，所以称为瘢痕灸。

2）无瘢痕灸：将中等大小的艾炷置于穴位皮肤上点燃施灸，当顾客感觉灼痛时，即用镊子将艾炷夹去或压灭，更换新艾炷再灸。

五、艾灸美容后的护理

1. 艾灸美容后的皮肤护理

（1）面部清洁：艾灸后，应等待皮肤温度恢复正常后再进行清洁。一般建议在艾灸后30分钟至1小时后进行清洁。

使用温和的洁面产品，避免使用刺激性强的洗面奶或香皂。清洁时，用温水轻轻冲洗面部，避免用力揉搓。对于身体其他部位的皮肤，可以使用温水和柔软的毛巾进行擦拭。

（2）肌肤保湿：清洁后，应及时为皮肤补充水分，保持皮肤的滋润。可以使用保湿喷雾、爽肤水等产品，轻轻喷在面部或身体皮肤上，然后用手轻轻拍打至吸收。

涂抹保湿乳液或面霜，选择适合自己肤质的保湿产品，如干性皮肤可以选择滋润型的乳液或面霜，油性皮肤可以选择清爽型的产品。对于眼部周围的皮肤，可以使用专门的眼部保湿产品，如眼霜等。

（3）防晒：艾灸后的皮肤较为敏感，容易受到紫外线的伤害。因此，在外出时应做好防晒措施，避免阳光直射。

2. 艾灸美容后的生活注意事项

（1）饮食方面：艾灸后，应避免食用辛辣、油腻、刺激性食物，如辣椒、生姜、大蒜、油炸食品等。这些食物容易刺激肠胃，影响身体的消化吸收功能，进而影响艾灸的效果。

多吃新鲜的蔬菜水果，如苹果、橙子、黄瓜、西红柿等。这些食物富含维生素和矿物质，有助于补充身体所需的营养，促进皮肤的新陈代谢。

适量摄入富含蛋白质的食物，如鸡蛋、牛奶、鱼肉等。蛋白质是皮肤的重要组成部分，摄入足够的蛋白质可以保持皮肤的弹性和光泽。

（2）生活作息方面：保持良好的作息习惯，避免熬夜。充足的睡眠可以促进身体的恢复和新陈代谢，有助于提高艾灸的效果。尽量在晚上11点前入睡，保证每天有7~8小时的睡眠时间。同时，要注意睡眠环境的安静和舒适，避免噪声和光线的干扰。

（3）适量运动：适当的运动可以促进身体的血液循环，增强身体的免疫力，有助于提高艾灸的效果。可以选择一些适合自己的运动方式，如散步、瑜伽、太极拳等。这些运动方式较为温和，不会对身体造成过大的负担。运动时间不宜过长，一般每次运动 30~60 分钟即可。运动后要及时补充水分，避免脱水。

（4）保持心情舒畅：保持心情舒畅，避免情绪波动过大。不良的情绪会影响身体的内分泌系统，进而影响皮肤的健康。可以通过听音乐、阅读、旅游等方式来放松心情，缓解压力。同时，要学会调整自己的心态，积极面对生活中的各种挑战。

六、艾灸美容常见问题与处理

1. 烫伤处理

（1）紧急处理方法：若在艾灸过程中发生烫伤，应立即停止艾灸，并迅速将烫伤部位用流动的冷水冲洗 15~20 分钟，以降低局部温度，减轻疼痛和组织损伤。冲洗后，用干净的纱布或毛巾轻轻覆盖烫伤部位，避免摩擦和感染。若烫伤部位出现水疱，不要自行挑破，以免引起感染。应及时就医，由专业医师进行处理。

（2）后续护理：轻度烫伤可涂抹烫伤药膏，并进行包扎。在此期间，要保持烫伤部位清洁干燥，避免沾水和摩擦。按照医师的嘱咐按时更换药膏和敷料，观察烫伤部位的恢复情况。若出现红肿加重、疼痛加剧、渗液增多等异常情况，应及时复查。在烫伤恢复期间，要避免食用辛辣、刺激性食物，以免影响伤口愈合。同时，要注意休息，避免过度劳累，促进身体的恢复。

2. 过敏反应及应对

（1）过敏症状

1）皮肤发红、瘙痒：这是比较常见的过敏症状，可能是由于对艾绒、艾灸烟雾或其他艾灸材料过敏引起的。

2）呼吸困难、胸闷：严重的过敏反应可能会导致呼吸道症状，如呼吸困难、胸闷等。这可能是由于对艾绒中的某些成分过敏，引起呼吸道痉挛所致。

3）头晕、恶心、呕吐：少数人在艾灸后可能会出现头晕、恶心、呕吐等症状，这可能是由于艾灸引起的身体不适或过敏反应。

（2）应对措施

1）立即停止艾灸：立即停止艾灸，并远离艾灸环境，避免再次接触过敏原。

2）观察症状：观察过敏症状的严重程度，如果症状较轻，可以先观察一段时间，看是否自行缓解。如果症状持续不缓解或加重，应及时就医。

3）就医治疗：如果过敏症状较为严重，如出现呼吸困难、胸闷、头晕等症状，应立即就医。医师会根据过敏的严重程度进行相应的治疗，如给予抗过敏药物、吸氧等。

4）预防过敏：为了避免过敏反应的发生，在进行艾灸前，可以先进行皮肤过敏测试。将少量艾绒或艾灸材料涂抹在手腕内侧或耳后等皮肤较薄的部位，观察 24~48 小时，看是否出现过敏症状。如果有过敏史，应提前告知医师，并在医师的指导下进行艾灸。

（凡　蕾　宋宪元）

本章练习

一、填空题

1. 艾灸美容基于中医的(　　)和(　　)。
2. 艾灸通过刺激经络上的穴位，起到(　　)、(　　)、(　　)的作用。
3. 艾灸关元、气海、三阴交等穴位可以调节女性(　　)。
4. 艾灸大椎、命门、足三里等穴位可以增强皮肤的(　　)。
5. 艾灸神门、内关、涌泉等穴位可以提升(　　)。
6. 艾灸美容可采用的工具包括(　　)、(　　)、(　　)。

二、判断题

1. 艾灸美容只适用于面部。(　　)
2. 艾灸对经络只有温通作用。(　　)
3. 艾灸能缓解压力相关的皮肤问题。(　　)
4. 艾灸大椎穴能提高人体免疫力。(　　)
5. 艾灸不能加速皮肤损伤修复。(　　)
6. 艾灸不能改善情绪对皮肤的影响。(　　)
7. 艾灸关元、气海等穴位对男性没有作用。(　　)
8. 艾灸美容操作前不需要受灸者准备。(　　)
9. 艾灸不会引起过敏反应。(　　)

三、问答题

1. 请简述艾灸美容的具体功效有哪些?
2. 简述艾灸美容操作中面部艾灸的手法有哪些?
3. 艾灸美容后需要注意哪些护理事项?

第十三章
艾灸抗衰

【学习目标】

1. 理解艾灸抗衰的机理、熟悉对应的穴位以及涉及的灸法。
2. 掌握人体各系统的艾灸抗衰方案。
3. 通过学习，熟悉艾灸抗衰的应用场景，了解艾灸过程中可能出现的意外情况和处理方法，具备制订个性化抗衰方案的能力，具备观察与评估艾灸抗衰效果的能力。

第一节　艾灸抗衰机理

衰老，又称老化，通常是指在正常状态下生物发育成熟后，随年龄增加，自身机能减退，内环境稳定能力与应激能力下降，结构、组分逐步退行性变，趋向死亡，不可逆转的现象。中医认为人的衰老变化是肾气衰或者五脏之气虚衰，都是精气的衰退。在追求健康与美丽的道路上，人们不断探索各种方法以延缓衰老，而中医的方法强调养生和保养精气，倾向于尊重人的自然属性。艾灸作为中医传统疗法的重要组成部分，与这种内涵相符，迄今已有数千年的历史，孟子（公元前372~289年）在《孟子·离娄》中说："七年之病，求三年之艾"。艾灸抗衰，也是历史悠久。《本草从新》说："艾叶苦辛，生温，熟热，……通十二经，走三阴，理气血，……以之灸火，能透诸经而除百病。"艾灸具有温通经络、活血逐瘀的作用，通过腧穴和经络来调和气血，可以起到延缓衰老的作用。

一、艾灸的抗衰机理

艾灸，就是将艾叶晒干，搓取艾绒，制成艾条或艾炷，置于选定的穴位上方点燃，点燃后产生的温热和药力，直接或间接作用于人体穴位或特定部位，以达到温通经络、散寒除湿、行气活血、扶正祛邪的目的。在临床上常用于养生和美容，具有良好的效果。艾灸可以改善面部皱纹、雀斑、黄褐斑、眼睑下垂等衰老现象，也可改善人体免疫、泌尿、生殖等系统因功能衰退引发的病症。从艾灸的作用机制而言，艾灸抗衰老的机理主要基于中医的经络学说和气的理论，其核心理念在于通过温热刺激作用于人体的特定穴位，以达到调和气血、扶正祛邪、疏通经络、活血化瘀的效果，从而控制和延缓衰老的发生。

（一）调和气血

1. 原理 中医认为，“气”是推动生命活动的核心力量，与血相互依存，共同滋养身体。气血调和是健康的关键。艾灸通过艾绒燃烧时产生的温热刺激，同时使用的艾叶本身具有温经散寒的作用，温热效应和药物作用施加于相应穴位，可以有效调和气血，提升正气。

2. 效果 艾灸的温热作用能促进气血在经络中的流动，使气的运行更顺畅，从而推动血的循环，实现气血的调和。这种调和作用有助于维持机体的生理平衡，延缓衰老过程。

（二）扶正祛邪

1. 原理 可以分为扶正和祛邪两个方面。

（1）扶正主要是艾灸能够刺激人体的经络系统，激发和调动人体自身的抗病能力，增强免疫系统的功能，提高机体的抵抗力；也能够通过对特定穴位的刺激，调节和改善脏腑的功能，使其达到平衡状态；还能够疏通经络，促进血液循环，使气血运行更加顺畅，气血充足、运行畅通是保持身体健康、延缓衰老的重要基础。

（2）祛邪则主要是通过温热作用温通经络，驱散寒邪；通过活血化瘀的作用来改善气滞血瘀的症状，从而起到延缓衰老的作用；艾灸可以促进身体的新陈代谢，加速体内毒素的排出，毒素的积累是导致身体衰老的重要因素之一，因此排出毒素对于延缓衰老具有重要意义。

2. 效果 艾灸的扶正祛邪作用在于调整气血和虚实，激发人体平衡调节机制，有助于提升机体的整体健康水平，减少疾病的发生，从而延缓衰老过程。

（三）疏通经络

1. 原理 中医认为，经络是气血运行的通道，许多疾病的共同特征就是“不通则痛，痛则不通”。艾灸通过燃烧艾叶产生的温热刺激，直接作用于人体的经络和穴位，推动气血在经络中的流动，从而消除瘀堵。

2. 效果 艾灸的疏通经络作用能够改善机体的微循环，促进新陈代谢，有助于排出体内的废物和毒素，保持机体的清洁和健康。

（四）活血化瘀

1. 原理 艾灸的温热刺激能够促进局部血液循环，加速血液的流动和代谢，从而消除血液中的瘀血和毒素。第一是调节免疫功能，艾灸能够调节人体的免疫功能，提高机体的抵抗力，通过增强 T 细胞的免疫反应，可以使下降的免疫功能得以改善，从而抵抗和减弱各种致衰老因素对机体的影响；第二是调节内分泌系统，艾灸可以提高垂体 - 肾上腺皮质系统的功能，纠正内分泌紊乱，延缓内分泌腺功能的衰退；第三是抗氧化作用，艾灸能够增强体内抗氧化酶的活性，如超氧化物歧化酶（SOD），同时降低丙二醛（MDA）等氧化产物的含量，从而调节自由基的静态平衡，减少自由基对细胞的损伤，达到延缓衰老的目的；第四是改善微循环，艾灸可以改善微循环功能，如降低全血黏度、全血还原黏度等血液流变学指标，这有助于增加组织细胞的营养供应和促进代谢产物的排出，从而保持细胞的活力和功能；第五是促进细胞代谢，艾灸还可以增强皮质细胞的活动能力，促进细胞内各种酶的代谢恢复平衡，逐步稳定细胞内环境，降低血液尿素氮、肌酐含量等，有助于细胞的修复和再生。

2. 效果　活血化瘀作用有助于改善机体的营养供应和废物排出，增强组织的修复和再生能力，延缓组织的老化过程。例如，艾灸神阙和双侧足三里可以观察到老年男性血浆睾酮上升，女性睾酮下降，同时男性和女性的雌二醇均显著上升，这有助于延缓衰老过程。

（五）调节内分泌

1. 原理　内分泌系统通过分泌各种激素调节人体的新陈代谢、生长发育、生殖衰老等生理过程。当内分泌系统出现紊乱时，如雌激素水平下降、胰岛素分泌异常等，会加速人体的衰老过程，表现为皮肤松弛、骨质疏松、免疫力下降等症状。艾灸通过温热效应，温通经络，促进血液循环，有助于改善微循环障碍，减少血瘀现象，从而调节内分泌系统的功能；艾灸通过刺激特定的穴位，如关元、气海、三阴交等，能够调节脏腑的气血运行，促进内分泌腺体的正常分泌；艾灸能够增强机体的免疫功能，提高身体的抵抗力，减少因内分泌失调引起的各种疾病，从而延缓衰老过程；艾灸通过调和气血，平衡阴阳，有助于维持内分泌系统的稳定，减缓衰老进程。

2. 效果　内分泌系统的平衡对于维持机体的生理功能和代谢活动至关重要。艾灸的调节作用有助于保持内分泌系统的稳定，减少因内分泌失调而引起的各种衰老症状。

二、艾灸抗衰的理论学说

艾灸抗衰有其临床研究支持。现代医学研究发现，艾灸在抗衰老方面具有一定的作用。例如，温和艾灸法可以调节老年患者的血清超氧化物歧化酶（SOD）等抗衰老相关指标，从而达到抗衰老的目的。这些研究为艾灸抗衰的机理提供了科学依据。艾灸抗衰有着不同的学说，包括中医理论学说、现代医学研究学说以及临床实践经验学说。这些学说从不同的角度和层面揭示了艾灸在延缓衰老方面的作用机理和疗效。

（一）中医理论学说

1. 肾气亏虚与抗衰老

（1）核心观点：中医认为，肾气亏虚是机体衰老的根本原因。《医学正传》中提到："肾元盛则寿延，肾元衰则寿夭。"因此，补肾是延缓衰老的关键。

（2）作用机制：艾灸肾俞等穴位可以补益肾气、调和阴阳，从而延缓衰老。肾俞作为肾之背俞穴，是肾气转输、输注之处，艾灸此穴可以直接作用于肾脏，达到补肾益气的效果。

2. 经络与气血理论

（1）核心观点：中医认为，经络是气血运行的通道，气血调和是健康的关键。艾灸通过温热刺激作用于人体的特定穴位，可以调和气血、疏通经络，从而维持机体的生理平衡和代谢活动。

（2）作用机制：艾灸的温热作用可以促进气血在经络中的流动，消除瘀滞和病邪，保持机体的清洁和健康。同时，艾灸还可以提升正气，增强机体抵抗外邪的能力。

（二）现代医学研究学说

1. 抗氧化与自由基清除

（1）核心观点：现代研究表明，体内抗氧化酶（如SOD）活性的下降和自由基的增多是导致衰老的重要因素。艾灸可以通过提高抗氧化酶的活性和降低自由基的含量来延缓衰老。

（2）作用机制：艾灸产生的温热刺激可以激活抗氧化酶的活性，增强机体清除自由基的能力。例如，艾灸足三里、神阙等穴位可以提高中老年人SOD活性，降低MDA的含量，调节自由基的静态平衡。

2. 内分泌系统调节学说

（1）核心观点：艾灸可以调节内分泌系统的功能，改善激素分泌和平衡状态，从而延缓衰老。

（2）作用机制：艾灸可以刺激下丘脑-垂体-肾上腺皮质系统（HPA轴）等内分泌系统的活动，促进激素的分泌和调节。例如，艾灸可以改善女性的雌激素水平，缓解更年期症状，延缓衰老。

3. 免疫系统增强学说

（1）核心观点：艾灸能够增强机体的免疫功能，提高免疫细胞的活性和数量，从而抵抗外界病原体的侵袭和延缓衰老。

（2）作用机制：艾灸的温热刺激可以激活免疫细胞的活性，促进免疫因子的释放和传递。例如，艾灸可以提高T细胞的免疫反应能力，增强机体的细胞免疫和体液免疫功能。

（三）临床实践经验学说

1. 衰老症状改善学说

（1）核心观点：临床实践经验表明，艾灸可以显著改善患者的衰老症状，如腰膝酸软、畏寒肢冷、疲倦无力、健忘、夜间尿频等。

（2）作用机制：艾灸通过温热刺激作用于人体的特定穴位，可以调和气血、疏通经络、补益肾气等，从而改善衰老症状并延缓衰老过程。

2. 生理指标变化学说

（1）核心观点：临床实验研究发现，艾灸抗衰老的疗效可以通过生理指标的变化来评估。例如，血清SOD、血红蛋白、胆固醇、三酰甘油等生理指标的变化可以反映艾灸对机体健康的影响。

（2）作用机制：艾灸的温热刺激可以促进机体内部环境的稳定和代谢活动的正常进行，从而改善生理指标并延缓衰老过程。

第二节　艾灸抗衰方案

艾灸抗衰的效果因人而异，具体效果还需根据个体情况和艾灸方案来确定。艾灸可以借助火的阳热属性和艾叶的芳香温通药性以升血中之气、通气中之滞，通过刺激穴位激发经气并由经络内达脏腑，具有温通经络、活血化瘀、回阳固脱、益气升阳、防病保健等作用。很多古代医家都提倡用艾灸延缓衰老，如宋代窦材在《扁鹊心书》中提出“保命之法，灼灸第一……人于无病时常灸关元、气海、命门、中脘……虽未得长生，亦可保百余年寿矣”。现代研究也表明艾灸具有抗衰老作用，主要穴位有足三里、悬钟、肾俞、命门、百会、大椎、关元、神阙等，其作用机制主要包括抗炎、抗氧化应激损伤、抑制端粒缩短、抑制细胞周期停滞、调节免疫功能、改善血液流变学等，涉及皮肤功能、记忆认知功能、免疫系统功能、生殖系统功能、泌尿系统功能以及关节功能的衰老等。

一、头面部的抗衰方案

（一）面部皱纹

1. 穴位选择　对于不同的情况，应选用不同的穴位。针对鱼尾纹多，选太阳、丝竹空等穴位；额纹选阳白、印堂等穴位；笑纹选地仓、下关、颊车等穴位。

2. 施灸方案　将艾条一端点燃，点燃端对准面部的穴位，距穴位 2~3cm 处进行熏灸，每次选 2~3 个穴位，各灸 5 分钟左右，至皮肤产生红晕为度。切取厚 0.3cm 的鲜姜 1 片，中心用针穿刺数孔后置于脐上，姜片上置中艾炷（如黄豆大）点燃施灸，至艾炷全部烧完再换一艾炷，每次 3~5 壮，至局部皮肤产生潮红为度，每晚 1 次。

（二）脱发

人体机能的衰退会导致肾、肝、脾等脏腑的功能失调以及气血、湿热、瘀血等问题，进而成为脱发的影响因素。具体来说，肾虚导致精血不足，不能滋养毛发，《黄帝内经·素问·上古天真论篇》云：“……肾气实，发长齿更，……肾气衰，发堕齿槁”。血虚则使头发失去营养而枯萎脱落；湿热蕴结则阻塞毛囊，影响头发生长；瘀血阻络则阻碍营养供应，《医林改错》云：“头发脱落，各医书皆言伤血，不知皮里肉外血瘀，阻塞血路，新血不能养发，故发脱落”。肝风内动、血热等因素也可能导致脱发。针对性地进行艾灸可改善脱发症状。

1. 穴位选择　艾灸改善脱发的常用穴位包括百会、四神聪、肾俞、肝俞、足三里等。百会位于后发际正中上 7 寸，当两耳尖直上，头顶正中，具有开窍醒脑、回阳固脱的作用，对脱发有一定的改善效果；四神聪在百会前、后、左、右各旁开 1 寸处，因共有四穴，故名四神聪，有助于改善头皮血液循环，促进毛发生长；肾俞位于背部第 2 腰椎棘突下，旁开 1.5 寸，艾灸此穴能益精补肾，对肾虚引起的脱发有显著疗效；肝俞位于背部第 9 胸椎棘突下，旁开 1.5 寸，艾灸此穴具有很好的疏肝理气、固发润发之功；足三里虽然不直接作用于头皮，但足三里是胃经的重要穴位，艾灸足三里可以健脾和胃，增强机体气血生化之源，从而间接促进毛发生长。

2. 施灸方案　点燃艾条或艾炷，对准穴位进行悬起灸或雀啄灸。悬起灸即将艾条悬于穴位上方一定距离进行熏烤；雀啄灸则是将艾条上下快速移动，如雀啄食般进行艾灸。每穴灸 5~10 分钟，具体时间可根据顾客体质和病情灵活调整。春夏季可隔日 1 次，秋冬季可每日 1 次。灸至局部皮肤泛红或有温热感为度，避免烫伤皮肤。

（三）白发

艾灸在改善气血不足、温通经络、促进局部血液循环等方面具有一定效果，《诸病源候论·毛发病诸候》云："血盛则荣于头发，故须发美；若血气衰弱……不能荣润，故须发秃落"，故艾灸对因气血不足等原因导致的白发有一定的改善作用。

1. 穴位选择 艾灸改善白发的常用穴位包括百会、肾俞、足三里、血海以及风池、肝俞等。百会是诸阳之会，艾灸此穴能起到补气活血、乌发养发的作用；艾灸肾俞可调节肾脏气血运行，促进头部血液流通，有助于改善头发颜色；艾灸足三里可促进血液循环和身体新陈代谢，改善下肢气血瘀滞，从而辅助缓解头发颜色发白；血海位于大腿内侧、膝盖的正前方，艾灸此穴可调节膝盖位置血液运行，有助于改善脾脏湿气过重造成的症状，间接影响头发颜色；此外，还可以考虑艾灸风池、肝俞等穴位，以进一步疏通经络、促进气血运行。

2. 施灸方案 采用艾条灸，将艾灸条的一端点燃，对准所选穴位，保持一定距离（一般为 2~3cm）施灸，以免烫伤皮肤。每个穴位施灸时间一般为 10~15 分钟，可根据个人耐受程度和感受适当调整。施灸过程中注意观察皮肤颜色变化，如有红晕、温热感为正常反应；如出现疼痛、起疱等异常情况应立即停止施灸并寻求专业医师帮助。

（四）老年斑

艾灸具有活血化瘀、祛风散寒和刺激新陈代谢等功效，有助于改善皮肤微循环，促进新陈代谢，减少黑色素在皮肤中的沉积，从而达到淡化老年斑的目的。

1. 穴位选择 艾灸改善老年斑，常选择三阴交、血海、肝俞、脾俞、胃俞、足三里等。艾灸三阴交具有健脾和胃、补益肝肾的作用，对于改善老年斑有一定效果；艾灸血海具有化痰祛湿、运化气血的功效，有助于促进局部血液循环，缓解老年斑；肝俞、脾俞、胃俞等穴位与肝脏、脾脏、胃腑的经络相连，艾灸这些穴位可以调理脏腑功能，促进气血运行，对老年斑有一定的改善作用；艾灸足三里可以健脾益气、生化气血，对于改善面部色斑也有一定帮助；此外，还可以根据具体情况选择其他相关穴位进行艾灸，如中脘、关元、阳池、阳陵泉、悬钟等。

2. 施灸方案 采用直接灸，将艾绒直接放在皮肤上进行燃烧，但需注意火候和温度，避免烫伤皮肤；还可采用悬起灸，将艾条点燃后，在距离皮肤一定距离的位置进行温热刺激。

（五）黄褐斑

黄褐斑的形成往往与肝郁气滞、肝胃不和或阴阳失调等因素有关，《医宗金鉴·外科心法要诀》中有云："由忧思抑郁，血弱不华，火燥结滞而生于面上，妇女多有之。"因此，艾灸时选择的穴位应能疏肝解郁、调理气血、调和阴阳，以达到淡化黄褐斑的效果。

1. 穴位选择 艾灸改善黄褐斑的常用穴位有血海、三阴交、太冲、关元、神阙、足三里以及其他如肝俞、脾俞、肾俞等背俞穴，另外也可选择黄褐斑局部。

2. 施灸方案 使用艾灸改善黄褐斑时，可以采用艾条温和灸、隔姜灸等灸法。卧前取 1 支艾条，点燃后在面部黄褐斑局部施灸，艾条距皮肤 2~3cm，至局部皮肤产生红晕，自觉有温热感，施灸10分钟左右，施灸时小心艾灰掉落烫伤皮肤。

（六）眼睑下垂

眼睑下垂的原因多种多样，主要包括脾肾亏虚、气血虚弱等。在《诸病源候论·雎目候》有云："目是脏腑血气之精华，若血气虚、其皮缓纵，垂复于目，则不能开，此呼雎目。"《银海指南·气病论云》中也提到："中气不足，为眼皮宽纵。"眼睑下垂与脾肾功能不足、气血虚弱有直接关系。

1. 穴位选择　改善眼睑下垂的常用穴位分面部穴位和远端穴位。

（1）面部穴位：有攒竹、鱼腰、阳白、丝竹空、四白等，这些穴位位于眼部周围，直接刺激这些穴位可以促进眼部血液循环，增强眼部肌肉的力量。

（2）远端穴位：有足三里、三阴交、百会、涌泉等。三阴交为足太阴、足少阴、足厥阴三经之会穴，具有健脾益胃、升举阳气的作用，对于眼睑下垂，尤其是轻症者，灸三阴交可有一定的改善效果；百会位于头顶正中线与两耳尖连线的交点处，为督脉要穴，具有升阳举陷的作用，艾灸百会可提升阳气，有助于改善眼睑下垂；涌泉位于足底前部凹陷处，为肾经井穴，具有补肾壮阳、引火归原的功效，与百会配合使用，可增强艾灸效果；足三里为胃经合穴，具有健脾益气、通经活络的作用，艾灸足三里可补益气血，为改善眼睑下垂提供全身性的支持。

2. 施灸方案

（1）艾条灸：将艾条一端点燃，艾火距穴位2~3cm，保持位置恒定，灸至皮肤潮红为度。可以选择面部穴位和远端穴位交替进行，每次灸5~10分钟，每日1次，6次为1个周期，周期间休息2天。

（2）隔姜灸：将鲜姜切成0.3cm厚的薄片，中心处用针穿刺数孔，置于穴位上。在姜片上放置艾炷，点燃后施灸，当顾客感觉灼热时，更换艾炷。每穴每次灸3壮，灸后注意避风寒。

（七）眼袋

艾灸特定穴位可以改善因肾虚和脾虚引起的眼袋；也可改善与眼部血液循环不畅、血液回流受阻有关的眼袋问题，通过温热刺激眼部周围的穴位和经络，能够有效加速眼部周围的血液循环，促进血液淤积物的排出，减少眼部水肿，从而淡化眼袋，同时也可以促进眼部周围皮肤细胞的新陈代谢，加速细胞更新，提高皮肤弹性和光泽度，进一步改善眼袋问题。

1. 穴位选择　艾灸改善眼袋问题的常用穴位包括足三里、脾俞、三阴交、攒竹、太阳穴等。艾灸足三里可以起到燥化脾湿、生发胃气等功效，从而改善因脾虚引起的眼袋问题；艾灸脾俞能够健脾和胃，加快体内水液的代谢，有助于消除眼袋水肿；三阴交是肾经、脾经、肝经交会的部位，艾灸此穴可以改善因肾虚或脾虚引起的眼袋；艾灸攒竹具有清利头目的功效，对去除眼袋也有一定效果；艾灸太阳穴具有疏风解表、宁心安神的功效，配合其他穴位使用可以增强去眼袋效果。

2. 施灸方案　采用艾条灸，将艾条一端点燃，对准所选穴位进行悬起灸，使局部皮肤产生温热感。每个穴位灸5~10分钟，以皮肤出现红晕为度。每日或隔日灸1次，具体频次可根据顾客体质和病情调整；也可采用隔物灸，在所选穴位上放置姜片或蒜片，再点燃艾条进行艾灸。可按照从上到下的顺序施灸，即先灸头部穴位（如攒竹、太阳穴），再灸下肢穴位（如足三里、三阴交等穴）。每周施灸 2~3 次，持续一段时间以观察效果。

应用举例

张女士，40 岁，公司文员。主诉与现病史：工作需要频繁加班，需长期面对电脑工作，数月前注意到眼角鱼尾纹增加明显。近 2 个月尝试了多种眼部护理产品，未见改善。判断：长期用眼过度，缺乏规律性的眼部保养，导致眼周气血循环差，促成鱼尾纹增多。根据上述情况实施艾条灸。

1. 艾灸方法　艾条灸。

2. 取穴

（1）丝竹空：位于眉梢的凹陷处，侧坐位时，面部瞳子直上，眉梢凹陷中即可找到。

（2）太阳穴：位于眉梢与目外眦之间，向后约一横指的凹陷处。

3. 灸法实施　将点燃的艾条对准穴位，保持适当的距离（一般为 2~3cm），使局部皮肤感受到温热感。每次艾灸时间约为 10 分钟，并根据个人耐受程度适当调整。施灸过程中未出现不适。施灸频率：隔天进行一次。

4. 艾灸效果　整个艾灸过程顾客均能够承受。一个疗程（1 月）后该顾客表示鱼尾纹有所淡化，艾灸过程中眼部感到温热舒适，眼部疲劳感明显减轻。

二、记忆认知功能的抗衰方案

（一）改善记忆功能

记忆力减退多与肾虚、心虚、气血虚等因素有关。《医碥·卷四》有云：“在下为肾，在上为脑，虚则皆虚。”肾与脑之间的密切关系，肾精充盛则脑髓充盈，肾精亏虚则髓海不足，进而影响记忆力；《黄帝内经·调经论》中提到：“血并于上，气并于下，心烦惋善怒；血并于下，气并于上，乱而喜忘。”血气运行失常会导致记忆力减退（喜忘）；《黄帝内经·灵枢》中有记载：“人之善忘者，何气使然？上气不足，下气有余，肠胃实而心肺虚，虚则营卫留于下，久之，不以时之上，故善忘。”强调了心肺功能对记忆力的影响。因此，改善记忆功能，在艾灸上应强调补肾填精、养心安神和益气养血等。

1. 穴位选择　艾灸足三里、悬钟、百会、神阙、肾俞等穴位可以改善记忆功能。

2. 施灸方案　将艾条对准所选穴位，保持一定距离（避免烫伤），进行悬起灸或雀啄灸。每个穴位施灸时间一般为 10~15 分钟，可根据个人体质和感受适当调整。施灸过程中注意观察皮肤变化，如有红晕、温热感属正常现象；如出现疼痛、灼热难忍等不适症状，应立即停止施灸。施灸结束后，用消毒棉球轻轻擦拭穴位周围的残留艾灰，并注意保暖和休息。

（二）改善认知功能

认知功能障碍与多种因素有关，主要包括脏腑功能失调、气血亏虚、痰瘀阻络等。《黄帝内经·灵枢·经脉》有云："人始生，先成精，精成而脑髓生。"强调了肾精与脑髓生成的关系。《黄帝内经·素问·逆调论》也提到："肾不生，则髓不能满。"指出肾精在维持认知功能中的重要作用。

1. 穴位选择　针对认知功能的改善，可选择脾俞、膈俞、肾俞、足三里、悬钟、大椎、命门、百会、神阙、关元等穴位进行艾灸。

2. 施灸方案

（1）益髓艾炷灸：根据艾灸改善目标，准确选取益髓相关的命门、肾俞、关元等穴位。用手指按压穴位，感受其酸胀感，确定穴位位置。在施灸部位涂抹少量大蒜汁或凡士林，以增加艾炷的黏附性。如需间接灸，则先在穴位上放置间隔物（如生姜片、附子饼等），并固定好。点燃艾炷的顶部，待其充分燃烧后置于穴位上。注意控制艾炷与皮肤的距离，避免过近导致烫伤。若为直接灸，当艾炷燃至顾客感到明显灼痛时，应及时移除艾炷，并更换新艾炷继续施灸。若为间接灸，则可根据需要调整间隔物的厚度和艾炷的数量。

（2）天灸：根据艾灸目标选取大椎、命门等穴位，同时选择合适的药物，如白芥子、细辛等，并研磨成细末或捣烂成泥状。准备好胶布、麝香膏、甘油（用于调和药物）等辅助材料。将所选药物适量与适当的液体（如水、醋、甘油等）调和成糊状或泥状。用温水或酒精棉球清洁所选穴位及其周围皮肤，保持皮肤干燥。使用胶布或麝香膏在穴位上固定一小块区域，中间剪一小孔以暴露穴位。将调好的药物适量置于小孔中，或直接敷贴于穴位上。用油纸或纱布覆盖药物，再用胶布或麝香膏固定，以防止药物脱落和污染衣物。敷灸时间一般为1~3小时。以局部皮肤灼热疼痛为度，但不宜过长，以免发生严重灼伤。敷灸过程中注意观察顾客反应和局部皮肤情况。如出现局部灼热难受或起疱等反应，应及时去除药物并处理。疱破后可用万花油等涂抹患处，以促进愈合。

三、免疫系统功能的抗衰方案

《黄帝内经》有云："真气从之，精神内守，病安从来。"艾灸能激发人体的正气，增强免疫细胞的活性，增强补体系统，提高机体的免疫功能，有效抵御外界病邪的侵袭，减少疾病的发生，从而达到延缓衰老的效果。

（一）增强免疫细胞活性

1. 穴位选择　可增强免疫细胞活性的穴位有多个，艾灸足三里、关元、气海、大椎、膈俞、命门等穴可以促进人体新陈代谢、调节脏腑功能、沟通气血，进而增强免疫细胞活性。

2. 施灸方案　足三里可采用温和灸，定点灸。每日一灸，每次灸3~15分钟，最好在每晚临睡前灸。足三里能健脾胃，强健脾胃有助于激活免疫力，加强新陈代谢，排除人体内浊气。关元宜采用回旋灸（左右方向平行往复或反复旋转施灸）。每日一灸，每次灸5~15分钟，以皮肤红润为度。气海可采用温和灸或回旋灸，每日灸1~2次，每次灸10~15分钟。大椎可以直接灸，每次灸20分钟，至皮肤红晕为度。

（二）增强补体系统

灵龟八法开穴灸可以增强补体系统，抑制炎症反应，调节免疫平衡，进而增强机体的免疫功能。

1. 穴位选择 采用灵龟八法开穴灸。灵龟八法所选取的穴位是与奇经八脉相交会的八个十二正经的腧穴。这八个穴位分别是：照海（通阴跷脉）、列缺（通任脉）、外关（通阳维脉）、足临泣（通带脉）、内关（通阴维脉）、公孙（通冲脉）、后溪（通督脉）、申脉（通阳跷脉）。

2. 施灸方案 对于灵龟八法开穴灸，开穴至关重要。通过记忆歌诀，结合顾客来店之日、时的干支，推算开穴。这里给出一般性的穴位配对的示例，即胆经活跃时可开照海和列缺、肝经活跃时可开列缺和照海、肺经活跃时可开外关和足临泣、大肠经活跃时可开申脉和后溪、胃经旺盛时可开内关和公孙、脾经工作时可开公孙和内关、心经活动旺盛时可开申脉和后溪、小肠工作时可开足临泣和外关、膀胱经活跃时可开照海和列缺、肾经最活跃时可开列缺和照海。以上穴位选择仅为示例，并非固定不变。在实际应用中，应根据顾客来店的具体时间（日、时干支）进行准确推算。确定开穴后，选择合适的灸材，如艾炷、艾条等，并进行适当的加工和准备。按照确定的穴位进行艾炷或艾条灸。

不同人体的气血盛衰和穴位开阖规律可能存在差异，因此在应用灵龟八法开穴灸时，需要充分考虑个体差异进行灵活调整。

四、生殖系统功能的抗衰方案

生殖系统衰老往往伴随着内分泌的紊乱，尤其是女性卵巢功能衰退时，雌性激素分泌减少，会出现一系列衰老症状。艾灸可以通过刺激特定的穴位来调节内分泌系统，促进激素的分泌和平衡，从而延缓生殖系统的衰老。

1. 穴位选择 艾灸关元、气海、三阴交、血海等穴位，可培元固本、温阳益气、调和气血、滋阴补肾、补血养血，改善生殖系统老化的状态。

2. 施灸方案 艾灸前可喝一杯温开水，加 2~3 个红枣更佳，有助于补充体内水分和气血，避免艾灸过程中出现头晕等不适。

（1）直接灸：将艾条点燃后，对准穴位进行悬起灸。注意保持适当的距离，避免烫伤皮肤。每个穴位艾灸时间不少于 15 分钟，腰腹部穴位可适当延长至 30 分钟。

（2）隔姜灸：将姜片切成薄片，放在穴位上，再将艾炷点燃放在姜片上进行艾灸。姜片具有温中散寒的作用，与艾灸结合可增强效果。

（3）温和灸：保持艾条与皮肤之间的距离适中，以感到温热舒适为度。避免过近导致烫伤，过远则效果不佳。

五、泌尿系统功能的抗衰方案

艾灸特定穴位可延缓肾功能减退、减轻年龄增长带来的肾损伤，有益于温肾健脾、调经养血、祛湿利水，并可改善泌尿系统衰老引起的尿频、尿急、尿失禁等症状。

1. 穴位选择 针对泌尿系统抗衰，一般选择肾俞、关元、气海、曲骨、三阴交、足三里等穴位。

2. 施灸方案　所有穴位均可采用温和灸，在距穴位皮肤 2~3cm 进行熏灸，使局部有温热感而无灼痛。每个穴位施灸 10~15 分钟，以局部皮肤红晕为度。也可采用隔姜灸等隔物灸。对于关元、气海等穴位，宜采用回旋灸，艾条点燃端与皮肤保持一定距离，但不固定，而是向左右方向平行往复或反复旋转施灸。先灸背部穴位（如肾俞），再灸胸腹部穴位（如关元、气海），最后灸四肢穴位（如三阴交）。

应用举例

刘先生，45 岁，公务员。主诉与现病史：五年来受前列腺炎困扰，伴有尿频、尿急、尿痛等症状，且伴有腰部酸痛、下肢乏力等寒湿症状。经中医辨证，诊断为寒湿瘀阻型前列腺炎，并伴有肾气不足。

1. 艾灸方法　艾炷隔姜灸曲骨穴。

2. 取穴　曲骨穴位于腹部前正中线，耻骨联合上缘的中心点处。

3. 灸法实施　将生姜切成约 0.3cm 厚的薄片，放置在曲骨穴上。点燃艾炷，置于姜片上进行艾灸，保持适宜的温热感，避免烫伤。艾灸时间每次 15 分钟，根据顾客的耐受度和反应进行调整。艾灸频次安排：隔日 1 次，10 次为 1 个周期，根据病情调整周期次数。

4. 艾灸效果　经过 2 个周期的隔姜灸保健后，顾客的前列腺炎症状得到明显缓解，尿频、尿急、尿痛等症状减轻。同时，顾客的腰部酸痛和下肢乏力等症状也有所改善，整体身体状况有所提升。

六、运动系统的抗衰方案

随着年龄的增长，人体骨骼系统容易受寒邪侵袭，导致关节疼痛、僵硬等问题，艾灸的温热作用，可以温经散寒，缓解因寒邪引起的骨骼系统不适，同时，通过刺激穴位可疏通经络，促进气血运行，为关节相关的骨骼系统提供充足的营养，从而改善其功能状态。

1. 穴位选择　针对改善关节功能的艾灸抗衰，常用的穴位包括肾俞、命门、足三里、阳陵泉等，这些穴位具有补肾强骨、温阳散寒、调理气血的作用。

2. 施灸方案

（1）温和灸：将艾条点燃后，对准穴位进行悬起灸，保持适当的距离，避免烫伤皮肤。每个穴位艾灸时间一般为 15~30 分钟，具体可根据个人耐受度进行调整。

（2）循环灸：可以针对多个穴位进行循环灸，如先灸肾俞，再灸命门，然后灸关元等，以加强整体效果。

（3）隔姜灸：将姜片切成薄片，放在穴位上，再将艾炷点燃放在姜片上进行艾灸。

（4）特殊疗法：除常规艾灸外，天灸疗法可通过经络的传导和调整，温经散寒、疏通经络、活血通脉，可有效延缓骨骼系统的衰老。可选用具有温补阳气、活血化瘀、强筋健骨作用的中药材，如杜仲、续断、补骨脂、牛膝等作为艾灸药物。将选定的药物贴敷在相应的穴位上，通过药物的温热刺激和持续作用，达到保健目的。贴敷时间应根据顾客的具体情况和药物的性质来确定，一般为数小时至数天不等。

七、缓解衰老引起不适症状的方案

（一）提高老年人的血清褪黑素水平，调节免疫功能及血脂水平，抑制脂质过氧化反应，可改善老年人腰膝酸软、失眠、食欲不振、疲倦乏力、多梦、大便溏薄、便秘等症状。

1. 穴位选择　艾灸神阙可以改善老年人的上述症状。

2. 施灸方案　施灸前，应首先评估老年人的身体状况，确保其无艾灸禁忌证，如皮肤破损、感染、过敏等。将艾条点燃后，置于灸盒中或用手持法进行艾灸。确保艾条与皮肤保持适当的距离，避免烫伤。艾灸神阙的时间一般以 20~30 分钟为宜。具体时间可根据老年人的体质和感受进行调整。若老年人感觉局部有灼热感或不适，应及时调整艾条与皮肤的距离或缩短艾灸时间。建议每周艾灸 2~3 次，以避免过于频繁导致上火。同时，可根据老年人的具体情况和艾灸效果进行调整。

（二）调节老年人的血脂水平，改善血液流变学，提高血清超氧化物歧化酶、血红蛋白水平，抑制细胞周期停滞，可以改善腰膝酸软、畏寒肢冷、夜尿频、精神不振、气短而喘等衰老症状。

1. 穴位选择　艾灸肾俞、关元等穴可以改善老年人的上述症状。

2. 施灸方案　施灸前，对老年人的身体状况进行全面评估，确保其无艾灸禁忌证，如皮肤破损、感染、出血倾向等。对于患有严重心脏病、高血压等慢性疾病的老年人，应在专业医师指导下进行。采用隔姜灸法，取新鲜生姜一块，切成厚约 0.3cm 的薄片，中间用针穿刺数孔，置于肾俞穴上。然后点燃艾条，对准姜片进行艾灸。每次艾灸时间建议为 10~15 分钟，具体可根据顾客的体质和感受进行调整。若患者感觉局部有灼热感或不适，应及时调整艾条与皮肤的距离或缩短艾灸时间。建议每周艾灸 2~3 次，以避免过于频繁导致上火。同时，可根据顾客的具体情况和艾灸效果进行调整。

（三）改善肾虚老年人的性激素水平及腰膝酸软、畏寒肢冷、夜尿频、疲倦乏力、气短而喘、健忘、齿摇等衰老症状。

1. 穴位选择　艾灸神阙可有效改善老年人的上述症状。

2. 施灸方案　采用隔药脐灸。根据老年人的具体情况和中医辨证，选择合适的中药粉末，如具有温补肾阳、益精填髓等功效的药物。药物应研成极细粉末，以便更好地渗透皮肤。将适量中药粉末填入肚脐内，填满即可，不宜过多或过少。药物应紧贴皮肤，避免留有空隙。在填好药物的肚脐上放置艾炷或点燃艾条进行艾灸。艾炷直接灸时，可将燃烧的艾炷直接悬在脐中上方约 1cm 处施灸；艾条温和灸时，可手持艾条在肚脐上方进行回旋灸或雀啄灸。艾灸过程中应注意保持艾火与皮肤的距离适中，避免烫伤。每次艾灸时间建议为 15~30 分钟，具体可根据老年人的体质和感受进行调整。若老年人感觉局部有灼热感或不适，应及时调整艾火与皮肤的距离或缩短艾灸时间。建议每周艾灸 2~3 次，以避免过于频繁导致上火。同时，可根据老年人的具体情况和艾灸效果进行调整。

第三节　艾灸抗衰操作

一、艾灸操作前准备

（一）选择合适的艾灸方式及器具

1. 工具选择　根据艾灸的方式（如艾条灸、艾炷灸、隔物灸等），选择合适的艾灸工具，并确保它们干净、卫生、无损坏。

2. 辅助工具　准备好治疗盘、火柴、线香、弯盘、灰盒、软毛刷、消毒棉等辅助工具，以便在艾灸过程中使用。

（二）确定施灸部位及穴位

1. 穴位选择　根据需要选择合适的穴位进行艾灸，并确保穴位的位置准确。可以参考中医书籍或咨询专业中医师的意见。

2. 穴位清洁　在施灸前，用酒精棉球或清水清洁施灸部位的皮肤，去除污垢和油脂，以确保艾灸效果。

（三）环境准备与身心调适

1. 环境选择　选择一个温暖舒适、干净卫生、避风寒、光线充足且通风良好的环境进行艾灸。这样可以确保艾灸过程中的舒适度和安全性。

2. 关闭门窗　由于艾灸时不能吹到风，因此在艾灸前应关好门窗，避免房间内通风或开空调。

3. 避免空腹或饱腹　饭后不宜马上艾灸，应等待至少 1 小时后进行。同时，避免在空腹状态下进行艾灸，以防止身体虚弱引起晕厥等反应。

4. 放松心情　艾灸前应尽量放松心情，避免紧张或情绪波动，以确保“神定”状态，有利于艾灸效果的发挥。

（四）准备个人物品

1. 温开水　艾灸前喝一杯温开水，有助于促进机体排毒并避免上火。

2. 更换衣物　穿着宽松舒适的衣物，以便在艾灸过程中调整姿势和暴露施灸部位。

二、艾灸抗衰具体操作方法

（一）温和灸法

1. 点燃艾条　将艾条的一端点燃，并等待其充分燃烧，产生稳定的热量和药力。

2. 固定艾条　手持艾条的中上部，将艾条燃烧端对准施灸的穴位，保持与皮肤之间的距离在 2~3cm。这个距离应根据个人感受进行调整，以局部有温热感而无灼痛为宜。

3. 温和刺激 将艾条悬于穴位上方，固定不移，让艾条产生的热力和药力温和地刺激穴位。施灸过程中，可以根据个人感受适当调整艾条与皮肤之间的距离和角度。

4. 控制时间 每次施灸的时间应控制在10~15分钟，以局部皮肤出现红晕为度。如果皮肤已经出现了红晕或者顾客感觉过于灼热，可以停止施灸并适当休息。

（二）雀啄灸法

1. 选取穴位 根据顾客的病情和需要选择合适的穴位施灸。穴位的选择应准确无误，可参考中医书籍或咨询专业中医师。

2. 点燃艾条 使用火柴或酒精灯将艾条的一端点燃，等待其充分燃烧，产生稳定的热量和药力。

3. 施灸操作

（1）施灸者手持艾条的中上部，将艾条燃烧端对准所选穴位。

（2）采用类似麻雀啄食般的一起一落、忽近忽远的手法进行艾灸。艾条燃烧端与皮肤的距离应保持适当，既要有足够的热力刺激，又要避免烫伤皮肤。

（3）施灸过程中，艾条燃烧端与皮肤的距离应不断变化，给予施灸局部以变量刺激。这种变化可以模仿雀啄食的动作，使艾热能够深入穴位，达到温通经脉、行气活血的效果。

4. 控制灸量

（1）灸至皮肤出现红晕、有温热感而无灼痛为度。一般每次艾灸时间为5~10分钟，但具体时间应根据顾客的感受和病情进行调整。

（2）若遇到小儿或局部知觉减退者，施灸者应以示指和中指置于施灸部位两侧，通过手指感知顾客局部受热程度，以便随时调节施灸时间和距离，防止烫伤。

5. 清除艾灰 施灸过程中，要及时用软毛刷或纸巾清除艾条上的灰烬，以免影响热效或造成安全隐患。

（三）回旋灸法

回旋灸法的操作主要有两种方法：平面回旋灸和螺旋式回旋灸。

1. 平面回旋灸

（1）将艾条点燃端先在选定的穴位或局部进行熏灸测试，直至局部产生灼热感。

（2）确定好适当的距离后，在此距离上做平行往复回旋施灸。即将艾条点燃的一端在施灸的皮肤上进行前、后、左、右的周旋移动，而不是将艾条固定于穴位上方。

（3）每次艾灸时间一般为20~30分钟，以局部潮红为度。根据病灶范围，可适当延长艾灸时间。

2. 螺旋式回旋灸

（1）将艾条燃着端反复从离穴位或病灶最近处开始，由近及远呈螺旋式施灸。

（2）此法适用于局部较小的痛点以及改善急性病症，其热力较强。

（3）施灸至局部出现深色红晕为宜。

三、艾灸后调理与效果评估

（一）局部反应及处理措施

艾灸后局部反应的观察及处理是确保艾灸效果和顾客安全的重要环节。

1. 常见局部反应

（1）皮肤潮红：施灸后，局部皮肤出现均匀、淡红至深红色的潮红，属于艾灸的正常反应。无须特殊处理，但可涂抹适量的护肤霜以保持皮肤湿润。

（2）红疹：灸后皮肤出现红疹，可能是灸量过大或过敏反应。适当减少灸量或避免使用艾灸，必要时就医。

（3）水疱：灸后皮肤可能出现水疱，古称“灸花”，是湿气或其他毒素外排的表现。小的水疱无须处理，可自行吸收；大的水疱需在严格无菌操作下引流减压，并包扎避免感染。

（4）皮肤瘙痒：灸后局部皮肤瘙痒，可能是正邪相争或过敏反应。避免在相同部位反复施灸，可适当使用一些抗过敏药物或咨询医师。

（5）局部发凉：施灸后局部皮肤感觉发凉，说明此处的经络不通，阳气到达不了。加强艾灸局部发凉部位及所处经络，促进气血流通。

（6）烫感：灸时感到皮肤烫，可能是经络有瘀堵现象，艾热无法渗透。继续艾灸，同时注意多敲打、按揉经络穴位，帮助疏通。

2. 特殊反应及处理

（1）化脓：灸后伤口处化脓，属湿热或寒湿外排现象。保持伤口清洁，避免感染，必要时可涂抹消炎药膏。

（2）风邪外排感：灸后膝盖等处有向外冒风感或发麻感，属风邪外排现象。继续艾灸，注意保暖，避免受风。

（3）酸胀麻痛：灸后出现酸胀麻痛的感觉，属“气冲病灶”，是正气疏通瘀阻的表现。适当加大灸量，重点艾灸疼痛部位，促进气血运行。

3. 注意事项

（1）灸后应密切观察局部反应，如有异常应及时处理。

（2）灸后应保持皮肤清洁干燥，避免感染。

（3）灸后可能会感到口渴，应适量饮水以补充体液。

（4）灸后应注意休息，避免过度劳累影响效果。

（5）对于不确定的反应或症状持续加重的情况，应及时咨询医师并就医。

（二）全身反应调整建议

艾灸后，由于个体差异和灸法的不同，可能会出现各种全身反应。

1. 常见全身反应及处理措施

（1）疲劳、嗜睡：可能是艾灸后气血流通加快，身体需要休息来适应这种变化。适当休息，保证充足的睡眠，避免过度劳累。

（2）口渴、咽干：艾灸后体内阳气增加，可能导致上焦有虚火。适当饮水，可以多喝水或喝一些滋阴润燥的饮品，如蜂蜜水、菊花茶等。同时，可以加灸曲池、合谷、太溪等，以清虚降火。

（3）头晕、头胀：可能是下焦部位经络堵塞，艾灸补进的气血全涌到脑部，加上原本脑部经络不通所致。头部和手臂进行适当刮痧、按摩，以缓解头部不适。同时，艾灸时要循序渐进，避免灸量过大。

（4）出汗过多：艾灸后气血流通加快，体内湿气、寒气等通过汗液排出体外。注意补充水分，避免脱水。如果出的是冷汗，说明体内寒湿较重，应继续艾灸以排出寒湿。

（5）恶心呕吐：可能是灸量过大或过敏反应。停止艾灸，并观察症状是否缓解。如果症状持续或加重，应及时就医。

（6）失眠、烦躁：可能是灸量过大或灸后正气与邪气相争所致。减少灸量或停止艾灸一段时间，同时可以进行一些放松身心的活动，如散步、听音乐等。

（7）月经异常：艾灸可能影响到女性的内分泌系统，导致月经提前、推后或经量变化等。继续观察，如果月经异常持续较长时间或伴有其他不适症状，应及时就医。

（8）排尿增多：艾灸后体内毒素、寒邪从身体排出的一种表现。继续施灸，并可加灸肾俞、膀胱俞等穴位以促进排毒。

（9）上火：可能是体质热或灸量大、配穴不合理所致。加灸足三里、三阴交、涌泉等下焦穴位，以引火归原。同时，要控制好灸量和频率，避免过度艾灸。

2. 注意事项

（1）观察反应：艾灸后应密切观察全身反应，如有异常应及时处理。

（2）饮食调整：艾灸后应避免食用生冷寒凉的食物和饮品，以免损伤脾胃阳气。可以多吃一些温补的食物，如红枣、桂圆、姜茶等。

（3）保暖：艾灸后身体毛孔张开，容易受凉，因此要注意保暖，避免受风寒侵袭。

（4）避免过度劳累：艾灸后身体需要休息来适应气血流通的变化，因此要避免过度劳累和剧烈运动。

（5）专业指导：如果在进行艾灸时遇到不确定的问题或反应持续加重的情况，应及时咨询专业医师或资深艾灸师的建议。

（三）效果评估标准及方法

艾灸抗衰的评估标准及方法涉及多个方面，包括临床症状改善、生理指标变化，以及顾客的主观感受等。以下是对这些评估标准及方法的详细阐述。

1. 临床症状改善

（1）衰老症状评估：通过观察顾客接受艾灸调理前后衰老症状的变化来评估其抗衰老效果。包括皮肤松弛、皱纹增加、体力下降、记忆力减退等常见衰老表现。如果艾灸后这些症状有所改善或缓解，则表明艾灸具有一定的抗衰老作用。

（2）生活质量评估：采用生活质量量表等工具，评估顾客在艾灸调理前后日常生活能力、精神状态、社交活动等方面的变化。生活质量的提升也是艾灸抗衰老效果的一个重要体现。

2. 生理指标变化

（1）抗氧化酶活性：血清超氧化物歧化酶（SOD）等抗氧化酶的活性随年龄增长而下降，导致清除自由基的能力减弱，从而促进衰老。艾灸可通过提高这些酶的活性来增强机体清除自由基的能力，从而延缓衰老。因此，检测血清SOD等抗氧化酶的活性变化可以作为评估艾灸抗衰老效果的一个生理指标。

（2）血脂水平：高血脂是衰老过程中的一个常见问题，与动脉硬化等心血管疾病的发生密切相关。艾灸可通过降低血清总胆固醇、三酰甘油等血脂水平来降低动脉硬化风险，从而延缓衰老。因此，检测血脂水平变化也是评估艾灸抗衰老效果的一个重要方面。

（3）褪黑素含量：褪黑素是脑部松果体分泌的一种激素，具有抗氧化作用，能够清除体内的自由基并防止细胞氧化损伤。随着年龄增长，松果体逐渐萎缩，褪黑素分泌减少，从而加速衰老过程。艾灸可通过刺激松果体分泌褪黑素来延缓衰老。因此，检测褪黑素含量变化也是评估艾灸抗衰老效果的一个有效方法。

3. 顾客主观感受　顾客的主观感受也是评估艾灸抗衰老效果的一个重要方面。顾客可以通过填写问卷调查或进行口头反馈来表达自己在接受艾灸调理前后的主观感受，包括身体状况、精神状态、睡眠质量等方面的变化。这些反馈可以作为评估艾灸抗衰老效果的重要参考依据。

4. 具体评估方法

（1）临床试验：通过设计严谨的临床试验来评估艾灸抗衰老效果是最直接、最准确的方法。临床试验需要设定明确的纳入标准、排除标准、干预措施和观察指标等，并严格按照试验方案执行以确保结果的可靠性和有效性。

（2）实验室检测：通过采集顾客的血液、尿液等样本进行实验室检测，以评估艾灸调理前后生理指标的变化情况。实验室检测具有客观、准确、可重复等优点，是评估艾灸抗衰老效果的重要手段之一。

（3）问卷调查：通过设计合理的问卷调查来收集顾客的主观感受信息，以评估艾灸抗衰老效果对顾客生活质量的影响。问卷调查需要涵盖多个方面内容，包括身体状况、精神状态、睡眠质量等，并采用科学的方法进行统计分析以得出可靠结论。

四、艾灸抗衰的适应证与禁忌证

（一）适应证

1. 改善气血循环　艾灸能够通过热力作用，促进人体的气血循环，使气血更加顺畅。这对于改善因气滞血瘀所引起的器官缺血问题具有显著效果。气血的顺畅流通有助于改善面色萎黄、暗沉无光等衰老迹象，从而起到抗衰老的作用。

2. 调节内分泌　艾灸可以通过对特定穴位的刺激，调节人体的内分泌系统，平衡体内激素水平。这对于因内分泌失调而引起的衰老现象，如皮肤松弛、皱纹增多等，具有一定的改善作用。

3. 增强免疫力　艾灸能够激发人体的正气，增强机体的免疫功能。免疫力的提升有助于抵抗外界病原体的入侵，减少疾病的发生，从而延缓衰老过程。

4. 缓解身体疲劳　艾灸还具有抗疲劳的功效。它通过促进体内的新陈代谢，加速废物的排出，使身体得到放松和恢复。这对于缓解因工作、生活压力等因素引起的身体疲劳、精神不振等症状具有积极作用。

除此之外，艾灸通过对特定疾病的改善，起到抗衰老的作用。对于女性而言，艾灸可以用于改善因寒凝血滞引起的痛经、闭经等症状。这些症状的改善有助于调节女性的内分泌和气血循环，从而起到抗衰老的作用。对于气虚下陷、脏器下垂等疾病（如胃下垂、子宫脱垂等），艾灸可以作为辅助手段，通过增强气机的升提作用，改善脏器的下垂状况，从而延缓因脏器下垂引起的衰老过程。

（二）禁忌证

1. 体质与病理禁忌

（1）阴虚阳亢体质：阴虚阳亢体质的人体内虚火较旺，阴液不足。艾灸具有温补阳气的作用，若对这类人进行艾灸，可能会进一步耗伤阴血，增加虚火，从而加重病情。具体表现如有口苦、口渴、咽干、鼻干、口腔溃疡、咳血、吐血、高热神昏、抽风等热证症状的顾客，应避免艾灸。

（2）实火体质：体内火力较大，艾灸容易导致上火，加重实火症状，如口舌生疮、咽喉肿痛等。

2. 特殊人群禁忌

（1）孕妇：孕妇的腹部和腰骶部禁止艾灸，因为艾灸产生的热量和刺激可能对胎儿造成不良影响。同时，孕妇在怀孕期间应避免任何可能对胎儿造成潜在危害的治疗手段。

（2）高热、中暑患者：艾灸会产生热量，对于已经处于高热或中暑状态的患者，艾灸可能会加重病情，甚至引发其他并发症。

（3）心脏病、高血压患者：心脏病和高血压患者在病情不稳定时禁止艾灸。即使在病情稳定期，也需要在医师的指导下进行艾灸，以防出现意外情况。艾灸可能会引起心脏负担增加或血压升高，对这类患者的健康构成威胁。

（4）皮肤破损或感染：艾灸会产生高温刺激，如果顾客有皮肤病或皮肤损伤（如湿疹、烧伤、溃疡等），艾灸可能会加重病情或引起感染。

3. 部位禁忌

（1）面部及五官：面部、五官等部位不宜进行艾灸，因为艾灸产生的热量可能会烫伤皮肤，形成瘢痕，影响美观或造成其他损伤。

（2）关节部位：关节部位不宜直接进行艾灸，尤其是避免采用瘢痕灸（即直接灸至化脓），因为关节活动频繁，容易影响灸疮的愈合。

（3）重要脏器部位：乳房、生殖器、大血管处等重要脏器或敏感部位也应避免艾灸，以防发生意外。

4. 其他禁忌

（1）空腹或过饱：在空腹或过饱的状态下进行艾灸可能导致身体不适，因此应避免在这些时段进行艾灸。

（2）极度疲劳或恐惧：对于极度疲劳或对艾灸有恐惧心理的顾客，应谨慎进行艾灸，以防出现晕灸等不良反应。

（3）对艾叶或艾烟过敏：少数顾客可能对艾叶或艾烟产生过敏反应，如出现这种情况应立即停止艾灸并就医处理。

艾灸抗衰的施灸方案应综合考虑选穴、施灸方法、施灸周期及注意事项等多方面因素，并结合个人体质和需求进行个性化调整。除了艾灸本身以外，还应结合良好的生活习惯、合理的饮食结构和适当的运动锻炼等综合手段来达到抗衰效果。保持充足的睡眠、均衡的饮食、适量的运动以及积极的心态都是抗衰老的重要因素。

（武雅琼　宋宪元）

本章练习

一、单选题

1. 艾灸抗衰在中医中属于哪个范畴？（　　）

A. 内治法　　B. 外治法

C. 心理治疗　　D. 物理治疗

2. 以下哪个穴位常用于艾灸抗衰老？（　　）

A. 太阳　　B. 关元

C. 鱼际　　D. 风池

3. 艾灸作为中医传统疗法之一，被认为在促进人体健康、延缓衰老方面有着积极作用。下列关于艾灸抗衰的叙述中，哪一项是正确的？（　　）

A. 艾灸主要通过高温直接杀死体内老化细胞，从而实现抗衰老效果

B. 艾灸的温热作用能促进血液循环，增强新陈代谢，有助于排除体内毒素和废物，间接起到抗衰老作用

C. 艾灸能够恢复身体功能的衰退，是抗衰老的万能疗法

D. 艾灸时产生的烟雾富含抗氧化物质，可直接被皮肤吸收

4. 艾灸的哪些功效可以起到抗衰作用？（　　）

A. 清热解毒　　B. 温通经络、调和气血、扶正祛邪

C. 镇静安神　　D. 舒筋活血

二、填空题

1. 艾灸抗衰的原理是利用灸火的（　　）和药物的双重作用，通过经络传导，深入脏腑，调和气血，扶正祛邪，达到人体抗衰的目的。

2. 艾灸抗衰施灸时，每个穴位每次施灸时间一般控制在（　　）分钟，不宜过长。

3. 艾灸抗衰老的穴位中，（　　）位于后背部第 2 腰椎棘突下旁开 1.5 寸，具有温补肾阳、补肾强腰的作用。

4. 艾灸抗衰老的作用原理主要包括热力渗透、（　　）和经络传导三个方面。

5. 常用的艾灸抗衰老穴位有神阙、（　　）、足三里等。

三、问答题

1. 简述艾灸抗衰老的主要机制。
2. 如何正确进行艾灸抗衰操作？

四、案例分析题

案例描述：张女士，45 岁，自述近期感觉皮肤松弛、皱纹增多，希望通过艾灸进行抗衰老调理。请为她设计一套简单的艾灸抗衰老方案。

参考答案

第一章

一、单选题

1. B　2. B　3. C　4. B　5. B　6. A　7. B　8. D

二、填空题

1. 具有一定的交流、理解、判断能力　视力、色觉、嗅觉、温觉正常　手指、手臂灵活，动作协调
2. 提升公众健康水平　传承与发展中医药文化
3. 健康意识
4. 88.5%
5. 3
6. 八
7. 国家职业标准目录

第二章

一、单选题

1. D　2. C　3. B　4. D　5. C　6. C　7. A　8. B

二、填空题

1. 为人民健康服务
2. 职业纪律　职业责任　职业义务　职业良心
3. 热爱中医，传承精华　钻研技术，创新技法　平等待人，尊重隐私　关爱健康，服务周到
4. 平等待人　尊重隐私

5. 健康状况 病情
6. 关爱健康

第 三 章

一、单选题

1. B 2. B 3. C 4. B 5. C 6. B 7. C 8. D 9. C 10. C 11. C 12. A 13. B 14. B 15. B

二、判断题

1. × 2. × 3. √ 4. √ 5. × 6. × 7. × 8. √ 9. × 10. √

三、问答题

1. 使用紫外线进行消毒时，应注意以下安全事项：①使用时应确保无人处于照射场所，以防止对人体的伤害；②不应使紫外线光源直接照射到人；③避免直视紫外线光源以防眼睛受伤；④不应在易燃、易爆的场所使用。

2. 选择适合的消毒剂来消毒皮肤时，应考虑消毒剂的杀菌效能、对人体的安全性，通常选择温和、无刺激、有效的消毒剂，如浸有碘伏消毒液原液的无菌棉球擦拭 2 遍；碘酊原液擦拭 2 遍，作用 1~3 分钟稍干后 75% 乙醇脱碘；用 75% 乙醇溶液擦拭 2 遍，作用 3~5 分钟；有效含量≥2g/L 氯己定 - 乙醇 70% 溶液擦拭 2 遍；其他合法、有效的皮肤消毒产品，遵循说明书使用。

3. 预防晕灸不良反应的措施包括：确保顾客在灸前休息充足，避免空腹或刚吃饱时进行艾灸；选择有经验、技术娴熟的艾灸师进行操作；保持艾灸环境的通风和舒适；了解顾客的体质和心理状态，对于体质虚弱或精神紧张的顾客应特别注意。处理晕灸不良反应时，应立即停止艾灸，让顾客平卧并抬高下肢，必要时给予温开水或糖水，保持环境安静且空气流通，密切观察顾客生命体征，必要时及时就医。

4. 预防艾灸过敏的措施包括：选择优质艾绒，保持皮肤清洁，对有过敏史的顾客预先做皮试，避免在皮肤破损、炎症等异常情况下施灸。处理艾灸过敏时，应立即停止艾灸，避免搔抓，必要时可外用激素类药膏或口服抗过敏药物。若症状严重或持续不缓解，应及时就医。

5. 无论哪种烫伤都需要急救处理。烫伤后应立即用冷水冲洗受伤部位，以减少热量进一步损伤皮肤。冲洗时间至少 10~15 分钟。轻轻擦拭受伤部位，避免搓揉。然后用干净、柔软的布料覆盖伤口，避免感染。如有必要，可用绷带轻轻包扎。切勿涂抹牙膏、油脂等物质。如果烫伤严重，应立即就医。

第 四 章

一、单选题

1. C　2. D　3. C　4. B　5. D　6. D　7. D　8. B　9. B　10. B

二、填空题

1. 平等就业和选择职业　获得劳动安全卫生保护
2. 八　四十四
3. 质量保障　价格合理
4. 提供消费信息和咨询服务　受理投诉调查调解
5. 一个月内
6. 三十日　三日
7. 保护优先　损害担责
8. 火灾预防　应急救援
9. 县级
10. 县级
11. 服务质量

第 五 章

一、单选题

1. B　2. E　3. A　4. D　5. A　6. E　7. C　8. B

二、多选题

1. ABD　2. ACD　3. AD　4. ABCD　5. BCDE　6. ABCD　7. ABD　8. ABC

三、名词解释

1. 组织：是由形态、功能相近或相似的细胞通过细胞间质构成人体的组织，包括上皮组织、结缔组织、肌组织和神经组织。

2. 器官：不同的组织按一定的规律构成，具有一定形态并能实现一定生理功能的结构，称为器官，如心、肝、肺、肾等。

3. 系统：若干器官、组合起来共同完成某种特定的生理功能，即构成系统，人体有运动系统、消化系统、呼吸系统、泌尿系统、生殖系统、内分泌系统、免疫系统、循环和神经系统九大系统。

4. 解剖学姿势：身体直立、两眼正视前方，上肢下垂、下肢并拢，手掌和足尖向前。

5. 表皮：位于皮肤的浅层，由角化的复层扁平上皮构成。

6. 真皮：位于表皮深面，由致密结缔组织组成，与皮下组织相连，可分为乳头层和网织层两层。

7. 皮脂腺：皮脂腺大多位于毛囊和竖毛肌之间，为泡状腺，导管多开口于毛囊上段。皮脂腺分泌皮脂，排至毛囊上部或皮肤表面，有润滑皮肤、保护毛发和抑菌的作用。

8. 小汗腺：小汗腺属于重要的汗腺之一，它遍布全身，在掌跖额部、腋部等处最为丰富，只有少数部位没有，如唇红区、包皮内侧、龟头、阴蒂。

第 六 章

一、单选题

1. A　2. D　3. C　4. C　5. E　6. E　7. C　8. C　9. C　10. C

二、判断题

1. √　2. ×　3. ×　4. ×　5. ×　6. √　7. √　8. √　9. ×　10. ×

三、问答题

1. 五行的特性分别为："木曰曲直"，引申为凡具有生长、升发、条达、舒畅等类似性质或作用的事物和现象，归属于木。"火曰炎上"，引申为凡具有炎热、升腾、光明等类似性质或作用的事物和现象，归属于火。"土爰稼穑"，引申为凡具有承载、受纳、生化等类似性质或作用的事物和现象，归属于土。"金曰从革"，引申为凡具有沉降、肃杀、收敛、变革等类似性质或作用的事物和现象，归属于金。"水曰润下"，引申为凡具有滋润、下行、寒冷、闭藏等类似性生质或作用的事物和现象，归属于水。

2. 气的温煦作用是指阳气温煦人体的作用，主要体现于：①温煦机体，维持相对恒定的体温。②温煦脏腑、经络、形体、官窍，维持其正常生理活动。③温煦精、血、津液，维持其正常运行、输布与排泄。

3. 答案：人在出生以后为后天。因为人在出生后，主要依赖脾胃从饮食物中消化吸收水谷精微输送到脏腑和人体各部分以保证生长、发育的需要，所以说脾胃为"后天之本"。

4.（1）寒为阴邪，易伤阳气：感受寒邪，或寒邪外袭肌表，或直中于里，最易损伤人体阳气。常见恶寒无汗，脘腹冷痛，蜷卧肢冷等症。

（2）寒性凝滞主痛：寒邪伤人，易使气血津液凝结、经脉阻滞，经脉气血运行不畅，甚或凝结阻滞不通，不通则痛。故疼痛是寒邪致病的重要临床表现。

（3）寒性收引：寒邪侵袭人体，可使气机收敛，腠理、经络、筋脉收缩而挛急，常见无汗、脉紧，挛急作痛，屈伸不利等症。

第 七 章

一、单选题

1. D 2. D 3. D 4. C 5. D 6. D 7. E 8. A 9. B 10. C 11. A 12. C 13. B 14. E 15. D 16. E 17. B 18. C 19. C 20. B 21. D 22. C 23. C 24. B 25. B 26. C 27. B 28. C 29. B 30. A 31. B 32. B 33. B 34. A 35. D 36. A 37. C 38. A 39. C 40. D

二、填空题

1. 督脉
2. 浮络
3. 循经取穴
4. 手厥阴心包经
5. 足之三阳，从头走足；足之三阴，从足走腹
6. 冲脉　任脉　督脉
7. 胸腹
8. 经别
9. 阴脉之海
10. 十二经脉
11. 十二经脉
12. 督脉　带脉　阳维脉
13. 太渊　阳陵泉　膈俞　大杼　悬钟　膻中　章门　中脘
14. 列缺　足少阴肾经
15. 足临泣
16. 输穴
17. 16　阴维脉　阳维脉
18. 9　8　5　18
19. 太溪　阳池
20. 会阴　长强

三、判断题

1. × 2. × 3. × 4. √ 5. × 6. × 7. √ 8. × 9. × 10. √ 11. × 12. √ 13. × 14. × 15. √ 16. × 17. √ 18. × 19. √ 20. √

第 八 章

一、单选题

1. B 2. B 3. B 4. C 5. B 6. C 7. C 8. B 9. C 10. C 11. B 12. B 13. C 14. E 15. E 16. C 17. C 18. B 19. C 20. D 21. A 22. C 23. C 24. A 25. C 26. A 27. B 28. C 29. B 30. C 31. B 32. C 33. B 34. B 35. B 36. A 37. C 38. B 39. C 40. D

二、判断题

1. √ 2. × 3. × 4. × 5. × 6. √ 7. √ 8. × 9. √ 10. √ 11. × 12. √ 13. × 14. √ 15. × 16. × 17. √ 18. √ 19. × 20. × 21. √ 22. √ 23. √ 24. √ 25. × 26. √ 27. × 28. √ 29. × 30. × 31. × 32. × 33. √ 34. × 35. √ 36. × 37. × 38. × 39. √ 40. ×

三、问答题

1. 艾灸在改善慢性疼痛方面有着广泛的应用，主要适应证包括风湿性关节炎、颈肩腰腿痛、慢性胃痛、痛经等。其原理在于艾灸通过燃烧艾叶产生的温热效应，能够深透肌肤，促进局部血液循环，缓解肌肉紧张与痉挛，减轻局部炎症反应，从而达到活血化瘀、温经散寒、通络止痛的效果。此外，艾灸还能激发人体的正气，增强免疫力，对于改善疼痛伴随的全身症状也有一定帮助。

2. 艾灸在中医妇科中的常见适应证包括宫寒不孕、月经不调（如寒凝血瘀型）、痛经、产后腹痛及恶露不绝等。其作用机理主要体现在以下几个方面：一是艾灸的温热效应能够温阳散寒，改善子宫及盆腔内环境，促进血液循环，从而缓解因寒凝引起的各种妇科症状；二是艾灸能够活血化瘀，帮助排除体内瘀血和毒素，调节女性内分泌，恢复正常的月经周期和经量；三是艾灸还能温补肝肾，益气养血，增强机体抵抗力，为女性生殖系统提供充足的营养和能量支持，从而达到调理与保健的双重效果。

3. 隔物灸是中医传统艾灸疗法的一种特殊形式，它是指在施灸部位与艾炷（或艾条）之间隔以某种物品（称为“隔物”），再点燃艾炷进行灸治的方法。隔物灸的特点在于通过不同的隔物材料，可以产生不同的调理效果，从而达到更加精准和个性化的调理目的。

常用的隔物材料包括姜片、蒜片、附子饼、食盐等。姜片辛温发散，能增强艾灸的温中散寒作用，适用于脾胃虚寒、风寒感冒等；蒜片具有解毒消肿的功效，常用于改善皮肤感染性疾病；附子饼则能温阳逐寒，适用于阳虚寒凝之症；食盐则能清热凉血，适用于热证或需要局部降温的情况。通过选择合适的隔物材料，并结合艾灸的温热效应，隔物灸能够在保留艾灸效果的基础上，进一步拓宽其保健范围和应用领域。

第 九 章

一、单选题

1. C　2. C　3. A　4. C　5. C　6. B　7. C　8. B　9. C　10. B

二、填空题

1. 艾绒
2. 陈年
3. 隔姜灸　隔蒜灸　隔盐灸
4. 15~30
5. 保暖　受寒　吹风
6. 圆锥形
7. 温和灸　回旋灸　雀啄灸
8. 纯净粗
9. 灰白
10. 3~5

三、问答题

1. 选择优质艾绒可以从以下几个方面考虑。

（1）看颜色：优质艾绒颜色呈土黄色或金黄色，含杂质少。如果颜色发黑或发绿，可能是劣质艾绒。

（2）闻气味：优质艾绒有淡淡的艾草香味，不刺鼻。如果有霉味、异味或刺鼻的化学气味，可能是劣质艾绒。

（3）摸质地：优质艾绒柔软细腻，容易成型。如果手感粗糙、发硬，可能是劣质艾绒。

（4）看燃烧情况：优质艾绒燃烧缓慢，火力温和，不易熄灭，燃烧后的灰烬呈灰白色，细腻柔软。如果燃烧过快、火力过猛、灰烬发黑或有杂质，可能是劣质艾绒。

（5）选择正规渠道购买：选择有信誉的商家和品牌，确保购买到优质的艾绒。

2.（1）施灸前要向顾客说明艾灸的方法和注意事项，消除顾客的紧张情绪。

（2）施灸的环境要安静、舒适、温暖，避免顾客受风着凉。

（3）要根据顾客的体质、病情和穴位的特点选择合适的艾灸方法和灸量，避免过度施灸。

（4）空腹、过饱、极度疲劳、醉酒、大汗淋漓时不宜艾灸。

（5）体质虚弱、孕妇、经期妇女应在医师指导下进行艾灸。

（6）艾灸时要注意防火安全，避免艾绒燃烧引发火灾。

（7）艾灸后不要立即洗澡，避免受寒，一般建议艾灸后 2~4 小时后再洗澡。

（8）施灸过程中要注意观察顾客的反应，如出现头晕、恶心、心慌等不适症状，应立即停止施灸，并采取相应的处理措施。

3. 保持适当的距离，注意观察顾客反应和皮肤颜色变化；对于感觉迟钝的顾客要特别小心；可以在施灸部位垫一层纱布等防护物。

4. 禁忌包括：过饥、过饱、极度疲劳、醉酒者不宜艾灸；高热、昏迷、抽搐等急症患者不宜艾灸；孕妇腹部和腰骶部不宜艾灸；皮肤破损、过敏者不宜艾灸；某些热性病、阴虚火旺体质人群不宜艾灸。

四、实操题（略）

第 十 章

一、填空题

1. 上部　下部　头部　四肢
2. 温通经络　调和气血　扶正祛邪　防病保健　缓解疲劳　美容养颜　调理脏腑
3. 直接灸　间接灸　温针灸　悬起灸　温灸器灸
4. 保暖　补充水分　休息　饮食调养
5. 经络痹阻　外感风寒表证　阳虚病证　中气下陷
6. 2~3cm　10~15
7. 一切灸法主治病症　保健类灸疗法
8. 瘫痪　风寒湿痹
9. 昏厥急救　小儿疾患　胎位不正　无乳
10. 疾病症状改善评估　心理健康状态评估　生理功能指标恢复评估　艾灸不良反应评估　疗效维持时间评估　顾客灸后体验感　客观指标检测

二、判断题

1. ×　2. ×　3. √　4. ×　5. ×　6. √　7. ×　8. √　9. √　10. ×　11. ×

三、问答题

1.（1）温和灸：将艾条的一端点燃，对准应灸的腧穴部位或患处，距离皮肤 2~3cm 进行熏烤，使顾客局部有温热感而无灼痛为宜，一般每穴灸 10~15 分钟，至皮肤红晕潮湿为度。（2）回旋灸：点燃艾条，悬于施灸部位上方约 3cm 高处，艾条在施灸部位上左右往返移动，或反复旋转进行艾灸。使皮肤有温热感而不至于灼痛。一般每穴灸 10~15 分钟，移动范围在 3cm 左右。（3）雀啄灸：置点燃的艾条于穴位上方约 3cm 高处，艾条一起一落，忽近忽远上下移动，如鸟雀啄食样。

2.（1）适宜人群。①寒性体质者：表现为经常感到手脚冰凉、怕冷、易感冒等；②妇科疾病患者：妇科问题如痛经、月经不调，宫寒不孕，产后修复等；③脾胃虚弱者：表现为消化不良、食欲不振、胃痛、腹泻等；④免疫力低下者：容易生病、免疫力低下的人群；⑤疼痛患者：如顽固性头痛、周身疼痛；⑥更年期人群：女性经期紊乱、情绪不稳、骨质疏松、关节疼痛等；⑦亚健康状态人群：如容易气虚、疲劳、乏力等症状。

（2）适应证。①经络痹阻。适用于寒凝气滞、经络痹阻引起的各种病证。②外感风寒表证。如风寒感冒引起的咳嗽、发热等症状。③阳虚病证。包括脾阳虚和肾阳虚等。④中气下陷。胃下垂、子宫脱垂、脱肛等脏器下垂。⑤部分热证。根据中医“热因热用”的理论，部分热证在必要时也会采用艾灸调理。⑥乳痈初期。缓解乳痈症状。⑦保健作用。增强体质、预防疾病、保健养生。

3. 灸后方案优化是指实施艾灸后，根据实际的艾灸效果，针对艾灸调理方案中辨证选穴、艾灸方法、艾灸量、艾灸周期等方面的再优化。优化是建立在灸效评估基础上进行个体化方案的调整，从灸后评估与证型的调整、优化辨证选穴、优化艾灸方法、优化艾灸量。

第十一章

一、填空题

1. 后下部　后腹部　后四肢
2. 隔姜灸　隔蒜灸　隔盐灸
3. 新鲜　纵向　0.2~0.5　三棱针
4. 新鲜独头　0.2~0.3
5. 疮头
6. 知痛　不知痛
7. 厚　薄
8. 孕妇的腹部和腰骶部　高热　昏迷　身体极度衰竭
9. 0.4　0.5　0.8
10. 艾火循经　正邪交战　内邪外出

二、判断题

1. √　2. √　3. ×　4. √　5. √　6. √　7. √　8. √　9. √　10. √

三、问答题

1.（1）隔姜灸的作用机理主要包括以下几个方面。

1）温热刺激：艾叶燃烧时产生的温热效应能扩张局部毛细血管，增加血液循环，促进新陈代谢，加速组织修复和细胞再生。这种温热刺激可以缓解肌肉紧张、痉挛，减轻疼痛和不适感。

2）生姜的药理作用：生姜含有姜辣素、姜烯等成分，具有温经散寒、解表通络、祛湿止痛等功效。在隔姜灸时，生姜的有效成分可通过温热刺激和皮肤渗透，发挥其药理作用，增强艾灸的效果。

3）经络穴位调节：艾灸作用于特定的经络穴位，能够调节经络气血的运行，疏通经络，调和阴阳，调整脏腑功能，从而达到防病保健的目的。

4）神经调节：温热刺激和穴位刺激可以通过神经传导，影响中枢神经系统和自主神经系统的功能，调节神经内分泌系统，从而改善机体的生理和病理状态。

（2）隔蒜灸的作用机理主要包括以下几个方面。

1）大蒜辛温，具有解毒、杀虫、行滞的功效，隔蒜灸将蒜的渗透性、药性和灸的温通作用进行结合，可达到杀菌和消炎的功效，起到控制局部炎症感染、局部发热的效果，而且还可以加速局部血液循环和新陈代谢功能，增强组织修复能力。

2）大蒜的药理作用：大蒜含有大蒜素等多种生物活性成分，具有抗菌、消炎、抗病毒等作用。隔蒜灸时，大蒜的有效成分可通过皮肤渗透和吸收，发挥相应的药理效应。

3）经络穴位调节：通过对特定穴位进行艾灸刺激，调节经络气血的运行，调整脏腑功能，从而达到防治疾病和预防保健的目的。

2. 所谓的灸后反应指的是在艾灸后，被灸部位或全身所出现的各种生理现象。常见的灸后反应主要有：排风寒反应、排痰湿反应、排郁气反应、排火热邪毒反应、排瘀血反应、与睡眠有关反应、病情加重或者旧疾复发、上火等。

3. 艾灸师应从以下几个方面对顾客进行灸后调养指导：观察灸后效果、是否出现明显的灸感；对艾烟进行正确处理；自我观察艾灸后身体反应；注意保暖，避免接触冷水；注意饮食调养，饮食宜清淡，易消化，避免生冷、油腻和刺激性食物，可适当多吃温热补气的食物；充分休息，保持心情舒畅，避免情绪波动，放松身心；灸后出现皮肤瘙痒、红肿、起水疱等症状，避免搔抓，防治感染；出现头晕、乏力，应平卧休息。

第十二章

一、填空题

1. 经络学说　脏腑理论
2. 疏通经络　调和气血　平衡阴阳
3. 内分泌系统
4. 免疫力
5. 睡眠质量
6. 艾绒　艾条　灸盒

二、判断题

1. ×　2. ×　3. √　4. √　5. ×　6. ×　7. ×　8. ×　9. ×

三、问答题

1. 艾灸美容的具体功效包括改善皮肤血液循环、调节皮肤油脂分泌、平衡激素水平、缓解压力相关的皮肤问题、增强皮肤免疫力、加速皮肤损伤修复、改善情绪对皮肤的影响、提升睡眠质量。

2. 面部艾灸的手法有回旋灸、温和灸、雀啄灸。回旋灸是将艾条在穴位上方左右移动或反复旋转，适合面积较大的穴位区域；温和灸是将艾条点燃后在穴位上方保持固定不动，适用于面部大部分穴位；雀啄灸是将艾条像小鸟啄食一样一上一下地在面部穴位上方移动，适用于一些比较敏感的穴位或局部有疼痛、不适的部位。

3. 艾灸美容后的护理事项包括皮肤护理和生活注意事项。皮肤护理方面，要等待皮肤温度恢复正常后进行清洁，使用温和的洁面产品，清洁后及时为皮肤补充水分并做好防晒。生活注意事项方面，饮食上应避免食用辛辣、油腻、刺激性食物，多吃新鲜蔬菜水果和富含蛋白质的食物；保持良好的作息习惯，避免熬夜；适当运动，选择适合自己的运动方式且运动时间不宜过长；保持心情舒畅，避免情绪波动过大。

第十三章

一、单选题

1. B　2. B　3. B　4. B

二、填空题

1. 温和热力
2. 10~15
3. 肾俞
4. 药物作用
5. 关元（或其他正确答案，如命门、肾俞等）

三、问答题

1. 艾灸抗衰老的主要机制在于其温通经络、调和气血、扶正祛邪的功效。通过艾灸特定穴位，如肾俞、关元、太溪等，可以激发人体自身的修复能力，改善脏腑功能，调节内分泌系统，促进新陈代谢，从而达到抗衰老的效果。此外，艾灸还能增强机体免疫力，提高人体对疾病的抵抗能力，有助于保持身体的健康状态。

2. 正确进行艾灸抗衰操作，需要注意以下几点。

（1）选择合适的穴位：根据个体情况和需求，选择合适的穴位进行艾灸，如肾俞、关元、太溪等。

（2）掌握好灸量和火力：艾灸时火力不宜过猛，避免烫伤皮肤；同时，灸量也要适中，以皮肤出现红晕为度。

（3）注意艾灸时间：每个穴位每次施灸时间一般控制在 10~15 分钟，不宜过长或过短。

（4）保持良好状态：艾灸前要保持身体和精神的放松状态，避免在疲劳或饥饿状态下进行艾灸。

（5）灸后注意事项：艾灸后要注意保暖和休息，避免立即洗澡或进行剧烈运动；同时，注意观察身体反应，如有不适应及时就医。

四、案例分析题

针对张女士的情况，可以设计以下艾灸抗衰老方案。

（1）穴位选择：神阙、关元、足三里。神阙位于腹部，具有温阳固脱、健脾和胃的功效；关元位于下腹部，是任脉与足三阴经的交会穴，具有补肾壮阳、温通经络的作用；足三里位于小腿外侧，是胃经的重要穴位，具有健脾和胃、补中益气的功效。

（2）施灸方法：采用温和灸法，将艾条点燃后悬于穴位上方 2~3cm 处，使局部产生温热感及红晕。每个穴位施灸 5~10 分钟，以皮肤微红为度。

（3）施灸时间：建议每日或隔日施灸一次，连续施灸一个月为一个周期。可根据个人情况适当调整施灸频率和周期。

（4）注意事项：施灸前注意皮肤清洁和保暖；施灸过程中保持艾条稳定，避免烫伤；施灸后适量补充水分和休息；注意观察皮肤反应和身体变化，如有不适应立即停止施灸并咨询专业医师。